实用口腔粘接修复技术图谱

Practical Atlas of Adhesive Biotechnology in Prosthetic Dentistry

主　编　姜　婷

编　者（以姓氏笔画为序）

二阶堂　澈

孔宁华

田上　顺次

刘凌宜

姜　婷

人民卫生出版社

主编简介

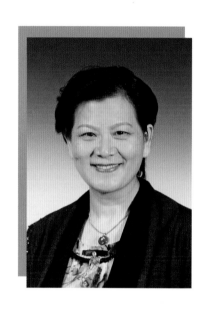

姜 婷

教授、主任医师、博士研究生导师，就职于北京大学口腔医院口腔修复科。

曾任中华口腔医学会副秘书长及国际交流部部长、亚洲修复学院理事。从事口腔修复学的医疗、教育、研究工作及临床咬合、口腔粘接修复、骨组织工程再生等方面研究。在国内外杂志发表专业论著60余篇，获得北京市科技三等奖两次。主编和参编专业书籍15部，包括《全口咬合重建》《实用口腔粘接修复技术》等。2015年获评北京大学医学部优秀教师和口腔医院先进工作者。拥有国家专利。

编者简介

二階堂 澈

东京医科齿科大学研究生院教授,齿学部龋病学和牙体修复学教授。

孔宁华

博士、主治医师,美国华盛顿大学牙学院访问学者,就职于首都医科大学附属北京安贞医院口腔科。

刘凌宜

博士、主治医师,就职于北京大学口腔医院第二门诊部修复科。

田上 顺次

东京医科齿科大学齿学部部长和研究生院院长,兼任日本口腔医学会会长。国际著名的龋病学和牙体修复学专家,在国际牙科学界尤其是牙齿粘接保存学界具有重要影响力,并在多个国际专业学术组织和学术期刊中担任职务。

《实用口腔粘接修复技术》序之摘要

摘自：《实用口腔粘接修复技术》张震康序

作者：张震康（教授，中华口腔医学会创会会长）

本书和一般教材不同，着重在临床应用，因此编者对操作步骤描述详细，指出操作要点和成功的关键。部分内容为一步操作配合一张图片、照片或线条图解，使读者更容易学习和理解。很多章节为编者自己的病例，附有修复前、后效果对照照片，更能使人信服。在文字的编写和版面安排上也有特色，如把关键点框出，使人对要领一目了然。数百幅精美照片更为本书增光添彩。

本书主编姜婷是北京大学口腔医院口腔修复科教授、主任医师和研究生导师，一直在口腔修复科的临床、教学和科研工作参与一线。早年在日本取得博士学位后，在著名的日本东京医科齿科大学从事口腔修复学和口腔材料学的研究工作多年，后又赴美国深造。姜婷教授积累了深厚的基础理论知识和丰富的临床实际经验，对口腔粘接材料颇有研究。从本书数百篇参考文献可知她一直站在这一学科研究和实践的前沿。本书的主要编者二阶堂 澈和田上 顺次是日本口腔修复和粘接技术领域里的知名教授。刘凌宜博士和孔宁华硕士是姜婷教授指导的研究生。本书也可以说是作者自己研究成果的展示。

本书是我国口腔粘接修复技术方面的第一部专著，也是我国第一部有关口腔粘接技术完整的知识体系和技术修复工艺操作的示范。对各科口腔医师，研究生和口腔医学生将是有益的参考书。本书的出版将进一步推动口腔粘接修复技术的规范化应用，为广大患者造福。

2008 年 3 月 16 日

摘自:《实用口腔粘接修复技术》王兴序

作者:王兴(教授,中华口腔医学会名誉会长)

本书详细介绍了粘接材料和口腔临床工作中各种粘接技术的具体应用。其中包括各种粘接材料的特点及研究进展,粘接剂选择的标准,各种粘接修复对粘接剂的要求,在牙体牙髓缺损的粘接修复,固定义齿修复、可摘义齿修复、美容齿科中的粘接技术,牙周夹板固定中的粘接技术以及烤瓷冠崩瓷修理中的粘接技术等。作者还对市场上常见的树脂粘接剂和树脂水门汀的类型和特点作了介绍。我相信这对临床口腔医师和口腔医学生来说都将是一本会提供实际帮助的具有重要价值的参考书。我愿向读者推荐这本书,希望它为我国临床口腔医师正确了解粘接材料和正确掌握粘接技术提供帮助。希望我国口腔医师能利用国际上粘接材料和粘接技术研究的最新成果,不断提高临床工作水平,造福广大患者。

2008 年 3 月 19 日

摘自:《实用口腔粘接修复技术》冯海兰序

作者:冯海兰(教授,曾任中华口腔医学会口腔修复学专业委员会主任委员)

传统的牙体缺损修复和牙列缺损的固定义齿修复都是以强调固位形为主、粘接力为辅的理论,而粘接修复却实现了以粘接力为主的固位方式。由此引出了牙体预备的量和要求都与传统方式不同。其直接结果是,不需要预备标准洞形,不需要去除所有倒凹,总而言之,就是可以少磨牙甚至不磨牙,这无疑对患者和医师都是非常好的。尽量保护口腔剩余组织的健康是口腔修复的基本原则之一,而传统的固定义齿修复是要以牺牲部分基牙的健康牙体组织为代价的,有了粘接桥修复方式,就可以减少这种代价,所以粘接修复是实现"微创修复"的基本方法。粘接修复又是实现美容修复的重要手段,当牙齿颜色不理想、形态有些微小差异时,使用瓷贴面粘接修复就可以获得非常好的效果。那么,应用粘接修复可以少磨牙,是否对临床操作要求不高呢? 并不是。如果临床医师不按照粘接技术和材料的要求去做,不仅修复体没有长期使用寿命,而且还会因粘接剂残留、悬突等问题,使基牙牙周受损害。总之,对于粘接修复有很多新理论、新技术需要大家去学习。

因此,姜婷教授的书选题很好,加之她多年潜心研究,努力临床实践,还有国外同事的帮助,使得此书既有理论,也有临床实际,图文并茂。相信会给读者很多帮助。我衷心祝愿这本书出版成功!

2008 年 3 月 28 日

序

《实用口腔粘接修复技术》于 2008 年正式出版发行。在出版之前，关于口腔粘接修复的专著，尤其是结合临床实际应用的相关书籍非常缺乏，而《实用口腔粘接修复技术》一书比较系统的归纳了当时口腔粘接修复的现状，为从事牙体缺损、牙列缺损的口腔修复的临床工作人员提供了一定的理论和实践参考。

10 年过去了，无论是树脂粘接相关理论、树脂粘接材料，还是粘接技术均有了很大的变化和进步。关于牙本质粘接界面的老化退变和牙本质粘接抗老化方面的深入研究，使得更耐久、更具有粘接力的粘接材料的开发成为可能；分层充填技术、大块树脂充填技术、邻面壁抬升技术使得牙体缺损充填的操作更简化、效果更确实可靠；微创牙科的理念更加深入人心，由此，少磨牙或不磨牙的部分全瓷贴面修复和后牙高嵌体修复得到了更多关注并逐渐得到普及；氧化锆全瓷材料的美学性能和机械性能的提升，使前后牙的美学修复和无金属化修复成为现实；电子和信息化技术的发展，使 CAD/CAM 技术及 3D 打印技术飞速发展，在临床中得到了越来越多的应用。因此，非常有必要对口腔粘接修复的最新成果和应用发展进行一个实时的整理。通过 10 年的积累，我也有了更丰富的临床经验和典型病例，可以更好地运用临床资料和大量的临床病例照片，直观地给读者展示树脂粘接在口腔修复中的各种临床应用。

人民卫生出版社的编辑们非常及时地察觉了广大口腔工作者们学习口腔粘接修复技术的强烈愿望，邀请我进行《实用口腔粘接修复技术图谱》的撰写和改编工作。本书在《实用口腔粘接修复技术》基础上有所添加，而且进行了比较全面的改写，更换了 95% 以上的旧照片，对粘接修复的发展现状加以补充，内容上有很大的变化，希望能够反映目前的应用水平。另外，在校稿之际，适逢口腔修复专业词汇第 9 版(The Glossary of Prosthodontic Terms Ninth edition，GPT-9)时隔 12 年在口腔修复杂志(*The Journal of Prosthetic Dentistry*，2017)上正式更新发表。GPT-9 增加了很多关于种植修复、数字化技术、口颌面功能的内容，另有一些概念更加明确。因此，我对书中一些词汇的定义(例如骀面部分冠)进行了及时的修正，力争和国际最新理念保持一致。但是，科学是不断发展的，本书的改编依然受到时间的限制，不可避免的有疏漏之处。希望能够展示发展中的脚步和揭示今后的潜力，并在今后的改版时得到及时更正。

2017 年 12 月于北京

目　录

第一篇

口腔粘接修复的相关理论和树脂粘接剂

第一章

粘接修复的常见粘接面及修复和充填材料

粘接(adhesion)是指两个不同的物体在接触时发生的相互作用,粘接力是指粘接剂与被粘接物表面之间通过界面相互吸引产生的连续作用力。

口腔医学中的粘接是指开发并利用高分子有机粘接材料进行龋齿预防、牙体及牙列缺损修复、松动牙粘接、正畸粘接等口腔科治疗所涉及的技术。

口腔粘接修复(adhesive dentistry)是将各种材质的修复材料通过粘接材料固定到牙齿表面结构或其他修复材料上,达到牙体缺损、牙列缺损的修复或治疗效果。近年来,通过粘接全瓷材料到基牙上进行牙齿颜色、形态、排列等美学修复也很普及。粘接修复的特点是:①微创,最大限度保存牙体组织;②在具有充分面积的釉质上粘接;③用树脂粘接材料进行粘接;④不强调机械固位形,因此无需预备过多牙体组织;⑤多用牙色修复体,可选色、可配色;⑥美观性强;⑦在材料和技术上有不断发展进步的趋势。

粘接修复中常见的修复和充填材料及被粘接的牙齿表面结构如图1-0-1所示。

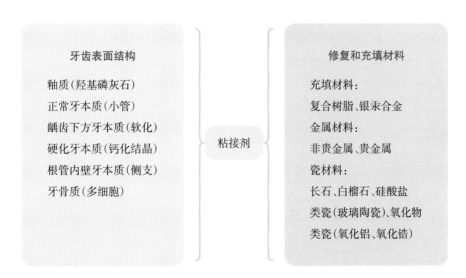

图 1-0-1　常见的被粘接的牙齿表面结构及修复和充填材料示意图

第一节　牙齿表面结构

一、釉质

釉质（enamel）是被覆于牙冠部牙本质的身体中最坚硬的组织。其组成主要为磷酸钙的结晶——羟基磷灰石，占容积的95%。它的有机成分非常少，有少量的几种蛋白质（包括釉基质蛋白）、微量碳水化合物、脂质和水。釉质的构造表现为从釉牙本质交界处直到釉质表面的釉柱，釉柱在釉质表面下呈垂直排列，达釉牙本质交界附近排列复杂。釉柱直径平均5μm，越接近釉质表面越粗，其分布密度约为4万根/平方毫米。釉质内无细胞结构，缺损后不能自行修复（图1-1-1）。

釉质是粘接固位固定义齿（俗称粘接桥）、松动牙粘接固定、美学性贴面修复、正畸装置粘接等处置时的主要粘接牙面。釉质和树脂的粘接技术已经比较成熟，可以达到较高的粘接强度。

釉质发育不全变色、牙体组织部分缺损的病例，在去除表浅釉质结构（厚度0.5mm）后，将热压铸瓷的唇侧贴面用树脂粘接系统粘接在釉质上，恢复前牙形态和美观（图1-1-2）。粘接时用磷酸酸蚀处理釉质表面，然后使用表面处理剂和粘接剂，最后用光固化树脂粘接水门汀糊剂粘接瓷贴面。

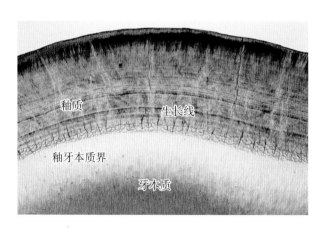

图1-1-1　釉质表面结构（北京大学口腔医院高岩教授供图）

二、牙本质

牙本质（dentin）是牙的主体结构，也是粘接修复中最常见的牙齿结构。牙本质的结构和釉质有很大区别。牙本质的20%由胶原纤维组成，另含有10%的水分。胶原纤维呈规则走行并互相交织，其上有羟基磷灰石结晶沉着。牙本质内有直径1~3μm的牙本质小管，由牙髓腔外层起呈放射状分布到整个釉牙本质交界处。越接近牙髓腔，牙本质小管越多。接近釉牙本质交界处的牙本质小管的密度约为2万根/平方毫米，牙本质深处为4.5万根。牙本质小管中有位于牙髓腔内的造牙本质细胞的突起和组织液。组织液受内外组织压力的影响，具有流动性（图1-1-3）。

牙本质是最常见的粘接界面，牙体表面和嵌体、全冠等修复体发生粘接的多数界面在牙本质上，但是牙本质的树脂粘接强度低于釉质。

不美观的上颌前牙旧烤瓷冠拆除后基牙表面为牙本质，用全瓷冠重新修复，活髓牙选择用生物安全

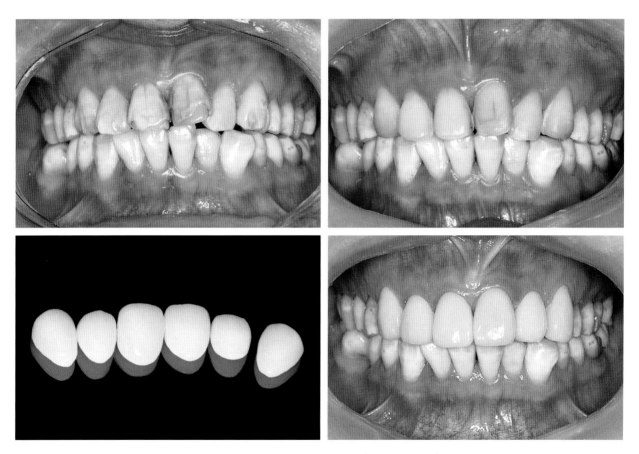

图 1-1-2　典型的釉质粘接修复（全瓷贴面修复）

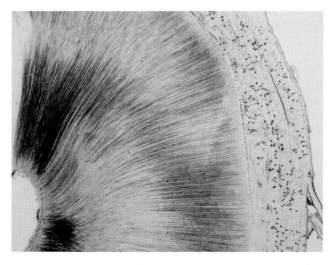

图 1-1-3　牙本质结构（北京大学口腔医院高岩教授供图）

性高、半通透、美观性好的树脂粘接系统粘接全冠。粘接前牙面不酸蚀,但是需涂布表面处理剂和粘接剂,
用双重固化(光 + 化学引发固化)树脂粘接系统粘接(图 1-1-4)。

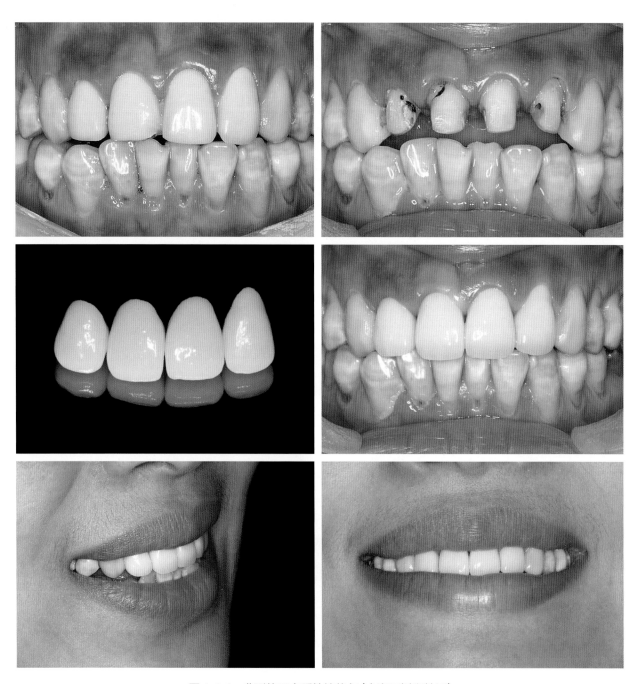

图 1-1-4 典型的牙本质粘接修复(全瓷冠树脂粘固)

三、龋齿下方牙本质

龋齿下方牙本质是龋齿下方受影响的牙本质(图 1-1-5)。其分为细菌侵害层(又称混浊层)及不含细
菌的软化层。软化层的结构特点呈现透明状,又称透明层。混浊层内含大量细菌,表现为变色、脱钙、质软,
胶原纤维被破坏,是不能再钙化的组织,龋齿治疗时必须先去除干净。而透明层不含细菌,牙本质小管中

充满结晶性的钙化物,将牙本质小管封闭,属于机体防御反应。胶原纤维的框架没有改变,可再钙化,应该保留。浅龋或中龋的透明层下方为健康牙本质。临床中可使用龋齿染色检测液(caries detector)对牙本质层加以鉴别区分。

染色的牙本质属于必须去除的细菌侵害层,不染色的透明层和健康牙本质应该得到最大限度的保留。透明层的管间牙本质的结晶构造受到细菌产酸的影响发生了变化,致使透明层的硬度低于健康牙本质。临床中龋齿下方牙本质粘接的情况较为常见,但是透明层的结构和组成变化使其粘接强度低于健康牙本质。需要选用提高粘接强度的粘接方法,如提高酸蚀时间,使用经典三步法粘接(酸蚀—表面处理—粘接处理)等,但是这些提高粘接强度的方法又恰恰增加了对牙髓的刺激性,所以在具体使用时要选择对牙髓刺激性小的粘接系统。

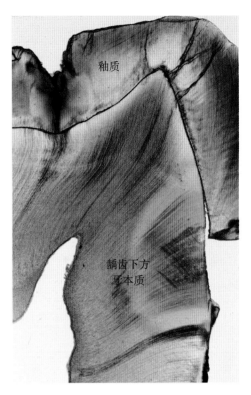

图 1-1-5　龋齿下方牙本质结构(北京大学口腔医院高岩教授供图)

四、硬化牙本质

临床中常见咬合面明显磨耗达深层牙本质及牙颈部楔形缺损的情况(图 1-1-6),此时,其下方的牙本质常表现为硬化牙本质。硬化牙本质也是一种修复性牙本质(图 1-1-7),属于牙髓组织的防御性反应。机体试图形成阻挡屏障,保护牙髓细胞不受外界刺激的破坏。修复性牙本质的结构不同于正常牙本质,牙本质小管中充满钙化结晶,堵塞牙本质小管。牙本质通常呈现出较强的透明性,表面光滑质硬。硬化牙本质的粘接强度明显下降,如果不能正确选择粘接方法和材料,则容易发生充填体的脱落或修复体边缘的微渗漏。对于硬化牙本质的粘接性能,有不少研究提示,适当延长磷酸酸蚀时间、采用激光酸蚀等方法,可以提高粘接强度。粘接系统的使用,要尽量选择经典的三步法或两步法预处理及相应的粘接材料。

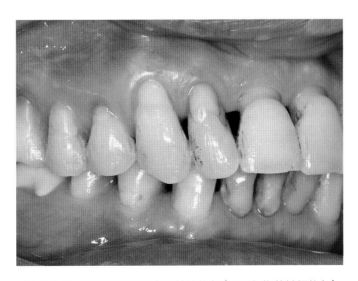

图 1-1-6　典型的硬化牙本质粘接修复(牙颈部楔状缺损修复)

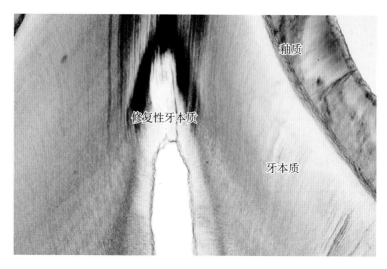

图 1-1-7 修复性牙本质结构(北京大学口腔医院高岩教授供图)

五、根管内壁牙本质

经过根管治疗的牙体缺损在修复时经常需要先进行桩核修复。各种材质的桩需要粘接在根管内壁的牙本质上。

根管内壁的牙本质小管潮湿,有许多侧支根管口,粘接强度容易受到影响(图 1-1-8)。经过根管治疗后,根管壁有可能残留各种治疗和充填的药物及材料,如丁香油、牙胶糊剂,影响树脂粘接糊剂的渗入和聚合。因此,在进行桩的根管预备时,需彻底去除根充糊剂,并用乙醇和水反复清洗根管壁;在进行桩的粘接前,需要清洁根管并进行干燥(图 1-1-9)。

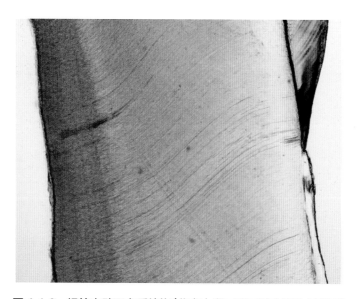

图 1-1-8 根管内壁牙本质结构(北京大学口腔医院高岩教授供图)

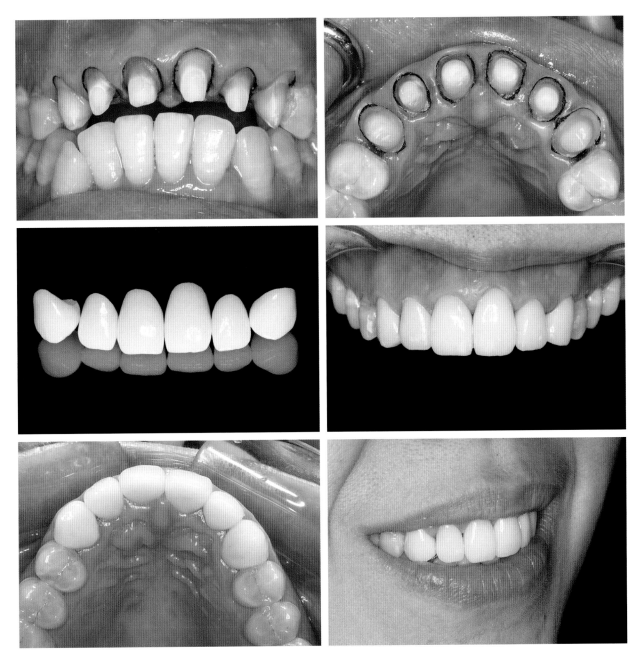

图 1-1-9　典型的根管内壁牙本质粘接修复

玻璃纤维桩粘接到根管内壁后树脂核恢复牙冠大体形态，加强固位形态后用全瓷冠进行修复

六、牙骨质

　　牙骨质(cementum)为覆盖在牙根部牙本质表面的骨样组织，也可认为是牙周组织的一部分。借牙周膜纤维和牙槽骨组织相连接。牙骨质富于细胞结构，表面潮湿，粘接强度低下(图 1-1-10)。

　　临床中牙根暴露、牙颈部及牙根面缺损的树脂充填，常涉及牙骨质表面的粘接。由于粘接强度较低，容易造成充填体或表面修复体的脱落。根面暴露后尤其是下颌切牙的根面暴露，颜色发暗，影响前牙美观效果。其用树脂贴面或瓷贴面修复，粘接效果均不持久，仍需研究临床上更加行之有效的粘接方法。

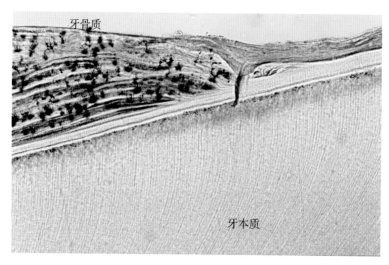

牙骨质

牙本质

图 1-1-10　牙骨质表面结构（北京大学口腔医院高岩教授供图）

第二节　修复和充填材料

一、复合树脂类

（一）复合树脂

复合树脂（composite resin）是由无定形二氧化硅、玻璃、结晶体、有机树脂填料颗粒和（或）短纤维，通过偶联剂与基质黏合而增强的高度交联的聚合物材料（表 1-2-1）。

表 1-2-1　复合树脂的基本组成

组成		成分	作用
树脂基质	基础树脂	Bis-GMA/UDMA 等	使材料成形且具有一定强度
	稀释剂	TEGDMA 等	调节材料的稀稠度，以增加填料量
无机填料	填料颗粒	胶体 SiO_2、玻璃、石英等	增强材料的强度、模量、硬度
	偶联剂	有机硅烷	增强无机相和有机相的结合
引发系统	化学固化型	BPO+DHET	产生自由基，引发加成聚合反应
	光固化型	CQ+ 胺 + 光照	
其他成分	阻聚剂	2,6- 二叔丁基对甲苯酚	防止材料的预聚合
	着色剂	金属氧化物	调节材料的色泽

1. 树脂基质（resin matrix）　由基础树脂和稀释剂组成，现在应用最广泛的基础树脂是 2,2- 双［(2- 羟基 -3- 甲基丙烯酰氧基 - 丙氧基) 对苯基]丙烷 {2,2-bis［4 (2-hydroxy-3methacryloyloxy-propyloxy)-phenyl] propane}，俗称双酚 A 双甲基丙烯酸缩水甘油酯（bisphenol A glycidyl dimethacrylate，Bis-GMA）。最常用的稀释剂是双甲基丙烯酸二缩三乙二醇酯，俗称双甲基丙烯酸三甘油酯（triethylene glycol dimethacrylate，TEGDMA）。

2. 无机填料（inorganic filler）　复合树脂中无机填料的作用是增加复合树脂的刚性、硬度、强度，减小热胀系数及聚合收缩率等。填料的粒度大小、粒度分布、折光指数、在树脂中所占的体积百分比、X 线阻射性及硬度等都会对复合树脂的性能产生很大影响。

根据填料粒度的差异,又将复合树脂分为以下几种:

(1) 大颗粒型(macro filled composite resin):又称传统型复合树脂(traditional composite)。填料量70~80wt.% 或60~65vol.%。其填料粒度分布较广,粒度较大,平均粒度直径为20~30μm,甚至可达50μm。这种材料耐磨性较差,易着色,且表面粗糙,因此现在已经很少使用。

(2) 超微填料型复合树脂(micro filled composite):也被称为第2代复合树脂。使用胶体 SiO_2 作为无机填料。填料粒度直径为0.04~0.4μm。但因为这种填料的比表面积大(约$50m^2/g$),所以树脂中填料含量很小,只有35~60Wt.%。为了增加该材料的填料量,常用经硅烷处理过的胶体 SiO_2 有机填料(organic filler),使树脂的填料量达80wt.%。超微填料型复合树脂表面光洁度高,美观性能较好,常用于修复光滑面的缺损(Ⅲ类、Ⅴ类洞及龈下区)。但因其无机填料含量较低,机械性能较差,而有机填料与树脂基质结合强度较低,修复体会发生片状剥脱。

传统型和超微型复合树脂均没有X线阻射性。

(3) 混合填料型复合树脂(hybrid composite):由平均粒径为1~5μm的小颗粒(占85%~95%)和超微填料(占5%~15%)组成,填料含量可达80Wt.% 以上。因此,该材料不但具有高于传统型复合树脂的物理机械性能,而且有较好的表面光洁度。所以,该材料既可以用于后牙承力区,又可以用于前牙的美观修复。在混合填料型复合树脂中经常加入含重金属盐的玻璃粉,因此复合树脂具有适当的X线阻射性(radiopacity)。按照填料粒度的大小,可以将产品分为小粒子混合填料型(microhybrid)(平均粒度为0.7~3.0μm)复合树脂和大粒子混合填料型(macrohybrid)复合树脂(平均粒度为3~5μm)。

(4) 纳米级填料型复合树脂(Nano filled composite):纳米技术是指单位尺寸在0.1~100nm的物质体系的应用技术。纳米颗粒可以提高材料的韧性、刚度和强度。可作为补强增韧剂来发挥作用。口腔复合树脂中常用的纳米颗粒有氧化硅、氧化钽及钡玻璃等。

在树脂基质中加入填料之前,要对填料进行活化处理,目的在于使无机填料和有机树脂基质牢固的结合在一起,当材料受力时,应力即可以在基质和填料中均匀的传递,从而起到增强的效果。通常使用偶联剂对无机填料表面进行处理。偶联剂是一种双功能分子(difunctional molecule),它既能与无机填料表面的羟基反应形成硅氧键,又能与树脂基质发生聚合反应,进而把两种物质结合在一起。最常用的偶联剂是有机硅烷类偶联剂(organic silane),如 γ- 甲基丙烯酰氧丙基三甲氧基硅烷(γ-methacrylixypropyl trimethoxy silane,γ-MPS)。使用偶联剂可以增强材料的物理机械性能,防止水分子沿填料和树脂的界面渗入,提高材料的水解稳定性。

3. 固化体系(curing system)　复合树脂是由自由基通过加成聚合反应固化成形的。该反应可以由化学活化系统引发,也可以由光或热引发。根据固化体系的不同,可将复合树脂分为三类:化学固化型复合树脂(chemical curing composite)、光固化型复合树脂(light curing composite)、双重固化型复合树脂(dual-curing composite)。

(1) 化学固化型复合树脂:一般为双糊剂型。一种糊剂中含有过氧化物引发剂,最常用的是过氧化苯甲酰(benzoperoxide,BPO),含量约为1%;另一种糊剂中含有叔胺促进剂,最常用的是 N,N′- 二羟乙基对甲苯胺(N,N′-dihyroethyl-P- toluidine,DHET)。使用时将两种糊剂均匀调和,引发剂和促进剂发生氧化还原反应可以迅速分解产生自由基,在室温下即可引发单体的聚合反应。但是化学固化型复合树脂在双糊剂调和时会有气泡混入,因此固化后的孔隙率达2%~5%,同时由于氧气对聚合反应的抑制作用,气泡周围的树脂聚合不全,影响了复合树脂的性能,而且双糊剂调和后反应即开始,不能精确的控制工作时间,因此现在这种材料的应用逐渐减少。

(2) 光固化型复合树脂:一般为单糊剂型,含有树脂基质、填料和光引发剂等成分。光引发体系由光敏剂（photo sensitizer，photo initiator）和促进剂（accelerator，activator）的混合物组成。常用的光敏剂是樟脑醌（camphorquinone，CQ），可以吸收波长 400~500nm 的可见光。促进剂通常为有机胺，如 N，N- 二甲胺基甲基丙烯酸乙酯。光敏剂和促进剂的混合物在未暴露于光线时不发生反应，当接受了适当波长的可见光后，光敏剂很快处于激发状态，与促进剂发生反应生成自由基，进而引发加成聚合反应。复合树脂中光敏剂的含量一般少于 0.2Wt.%，促进剂的含量为 0.15Wt.%。单糊剂型复合树脂使用方便，不需要调和，且固化时间可以控制，因此应用比较广泛。但光固化型复合树脂固化的最大厚度是 2mm，牙体缺损较大时必须分层充填。聚合收缩的方向朝向光源，因此修复体边缘易产生缝隙而出现边缘微漏。此外，光固化聚合对光源强度要求较高，必须定期测试光固化灯的输出功率。

（3）双重固化型复合树脂的引发体系：由过氧化物、樟脑醌和叔胺共同组成，因此通过外部能源（如光源、热源）可以使其固化，同时又可以通过化学反应激发聚合反应而固化。该材料同时具有化学固化型复合树脂和光固化复合树脂的优点，既便于控制工作时间，又能达到可见光不能到达的部位，材料的固化程度也不受影响。

4. 树脂的表面结构　树脂表面结构为树脂基质和掺杂于其中的无机填料，无机填料越大，表面越粗糙；反之，无机填料小则表面易磨光和抛光，但是耐磨性能下降。所以应该有不同尺寸的无机填料来掺杂使用，通过增加无机填料的容积百分比而增加材料的物理性能。树脂和树脂类粘接材料的化学组成相似，容易被误以为具有很好的粘接性，但是实际并非如此。树脂材料的表面能比其他修复材料表面能低，表面张力低，容易污染，所以需要用具有高反应功能基（COO 基、CO 基、OH 基）的物质处理，以提高粘接性能。

（二）硬树脂

硬树脂（hard resin）用于在石膏模型上通过间接法制作嵌体、高嵌体、树脂冠等修复体或在金属支架上分层堆积制作树脂饰面时常用的树脂材料。硬树脂是在复合树脂的基础上发展而来的，其树脂基质的网状结构更加致密，无机填料的含量更高。聚合方式多数为光固化，通过专用的大能量光聚合机和真空加压，增加树脂的聚合程度和密度，提高树脂的耐磨度和压缩强度。

（三）瓷化树脂

瓷材料具有杰出的硬度、耐磨性、通透性和美观性，但是缺乏韧性；而树脂材料具有较高的韧性和抗挠曲强度，但是其他物理强度远远低于瓷材料，如与瓷材料相比耐磨性差、硬度低、美观性差、容易着色、表面光洁度差。为了提高硬树脂的强度和耐磨性能，在树脂基质中加入了微细瓷粉（如 PFS 填料）作为填料，称为瓷化树脂或类瓷树脂（resin-matrix ceramics，如 Ceramage，松风），使树脂的光通透性和散射性能接近于天然牙，提高了材料的耐磨性能和强度，并能减少对对颌牙釉质的磨耗。瓷化树脂可用于前牙单冠、树脂贴面、后牙嵌体、后牙高嵌体等修复体的制作（图 1-2-1），但是还缺乏长期的临床效果观察报道。

二、金属类

金属是由金属元素的结晶体组成的固体物质。临床中可见非贵金属、半贵金属、贵金属、高贵金属、钛及钛合金、银汞合金等被粘接面。

（一）非贵金属

口腔修复体中常见的非贵金属（unprecious metal，non-noble metal）主要有镍铬合金和钴铬合金。

镍铬合金中根据用途不同分为铸造用合金和金属烤瓷用合金。铸造合金中镍占 64%~68%，铬占 10%~22%，还包含一些铜、铝、钨等金属元素。镍铬合金的熔点为 1455℃，硬度为 175~300 维氏硬度单位（VHN）。抗挠曲强度高（58 000psi），弹性系数高（$29×10^6$psi），抗咬合力强，主要用于嵌体和冠桥修复。作为金属烤瓷基底冠的镍铬合金，其硬度更高（VHN357），弹性系数为 $31×10^6$psi，抗挠曲强度更高（116 000psi）。镍铬合金铸造收缩大，物理性质较贵金属类差，硬度高，操作性差，不易调磨，抗腐蚀性能差。

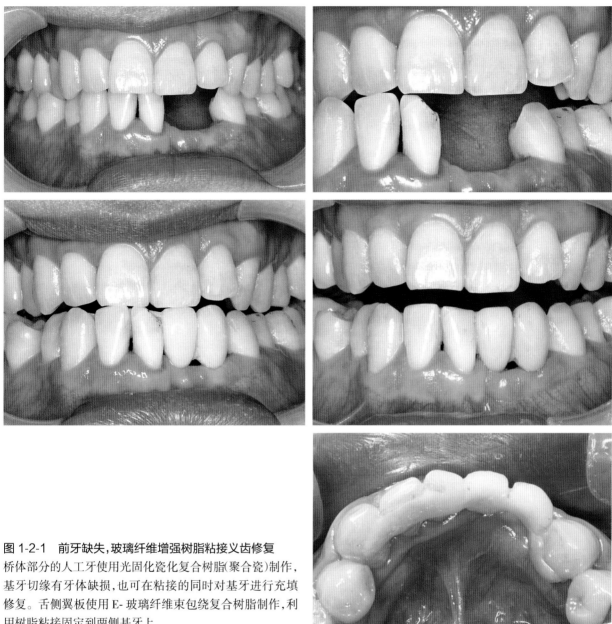

图 1-2-1　前牙缺失，玻璃纤维增强树脂粘接义齿修复
桥体部分的人工牙使用光固化瓷化复合树脂(聚合瓷)制作，基牙切缘有牙体缺损，也可在粘接的同时对基牙进行充填修复。舌侧翼板使用 E- 玻璃纤维束包绕复合树脂制作，利用树脂粘接固定到两侧基牙上

钴铬合金中钴的含量占到 54%~65%，铬占 24%~32%，还有钼、铝、硅、钨、锰、锡等元素。熔点为 1380℃，硬度为 335 维氏硬度单位(VHN)。钴铬合金的各方面物理性能都要优于镍铬合金，耐腐蚀性和抗变形能力高于镍铬合金。适用于需要对抗弯曲力的义齿金属大支架修复。

非贵金属表面容易形成氧化膜，可以和粘接树脂的粘接性单体发生亲和反应。

(二) 贵金属

贵金属(precious metal，noble metal)为高含量的黄金和铂金(白金族)的混合物，为了调整硬度、熔点和机械性能，混合了少量其他金属元素。如铁、锌可增加硬度；铟、铁、锡可促进硬化膜的形成，有助于烤瓷和金属的熔接。

金合金根据含量多少可呈黄金色到淡黄色。具有良好的生物相容性、延展性好、铸造精度高、边缘适合性好、硬度适中、加工性能良好，是理想的后牙嵌体和冠桥的修复材料。用于冠桥固定修复时不易引起对𬌗牙的磨耗。

根据美国牙科协会(ADA)标准,铸造用金合金可以分成4类(表1-2-2)。

表 1-2-2　铸造用金合金的分类

	含金量	成分	特点	用途
Class 1	金和白金族重量比 83% 以上	金、钯、白金、少量铜、银	软,硬度 VHN60~90	单面嵌体,不常用
Class 2	金和白金族重量比 78% 以上,金 77%、钯 1%、银 13%	金、钯、白金、少量铜、银	中硬,硬度 VHN90~120	近𬌗远中面洞形(MOD)等复杂嵌体,常用
Class 3	金和白金族重量比 78% 以上,金 74%、钯 4%、银 12%	金、钯、白金、少量铜、银	硬,硬度 VHN120~150	嵌体、单冠、固定桥桥体,最为常用
Class 4	金和白金族重量比 75% 以上	金、铜、银和少量白金	超硬,淬火处理硬度 VHN150 以上;硬化处理 VHN220 以上	冠、固定桥、局部义齿金属支架

由于经济的原因不能选择高含量金合金时,有低含量金合金产品,其金和白金族重量比为45%~60%,仅能用作嵌体、单冠的材料。

另外,在日本等国家普遍使用白金加金合金,含有白金、金、钯、银、铜等元素。也分为高含量(含金65%~78%)、中含量(含金55%~60%)、低含量(含金30%~48%)产品。金含量越低,硬度越大(VHN160~240以上)。

烤瓷用金合金也根据含金量多少分为高含量高贵金属(金 84%~89%、白金 10%~12%、钯、银少许)和中含量贵金属(金 72%~78.5%、白金 7%~10%、钯 8%~10%、银少许)。高贵金属合金硬度为 VHN140~230,弹性系数为 $13×10^6$ psi,抗挠曲强度为 65 000psi,贵金属合金硬度为 VHN200~270。合金的颜色、合金和烤瓷粉的兼容性、金属强度等均是选择合金时要考虑的因素。

高贵金属合金成本高,造成修复体价格上升。作为金合金的替代物,市场上有不少半贵金属产品如金钯银合金(金 49.6%、钯 24.5%~30%、银 13%~19%)、钯金银合金(钯 72%~77%、金 4%~6%、银 5.8%~7.2%)等。高贵金属合金的硬度适于操作,延展性好,研磨性好,抗腐蚀好,但弹性系数低,抗变形力较小,费用高。金钯合金费用适中,有足够的强度,较为常用。主要从经济考虑时可选用钯合金。但是含银量多的合金容易引起瓷的黄 - 绿色变色。

贵金属表面不容易形成氧化膜,粘接效果差于非贵金属。贵金属成分含量越多,粘接强度也越低。可以使用专用的贵金属表面处理剂进行表面改性,增加树脂粘接强度。

(三) 钛(钛合金、纯钛)

纯钛(titanium,Ti)呈银白色,比重轻,密度为 $4.5g/cm^3$,硬度高。钛的熔点是口腔科用金属中最高的,可高达 1668℃;并且生物相容性优良,不易引起组织反应,是最常用的埋置于体内的生物材料。钛是口腔种植体的首选材料,也被用于金属支架的制作,尤其是全口义齿金属基托的制作。钛的表面容易与氧、氮等元素产生化合反应,形成致密而反应性低的氧化膜或氮化膜。这种膜对钛本身具有保护作用,钛具有良好的稳定性和耐腐蚀性。由于熔点高,易氧化,铸造时需要特殊的非活性气体环境,铸造和加工困难。

钛合金的组成是 Ti-6Al-4V 钛铝钒合金。硬度更高,且具有形状记忆特性。

钛合金是粘接效果不肯定的金属之一。

三、瓷类

瓷(ceramic,porcelain)材料具有良好的美观性和很高的生物相容性。主要用于各种美学修复,如嵌体、贴面、全冠、瓷桩核、种植体的瓷基台等修复和正畸用托槽等应用。

市场上不断涌现出多种瓷材料,名称繁杂。虽然有很多种分类,但尚没有统一的分类系统。瓷的类型主要按照其成分微结构和加工工艺区分。类型不同其结构特点、压缩强度、挠曲强度、透明性、美学表现、粘接性能和粘接方式也不同。全瓷材料的强度和韧性越高,其半透明性和美学性能越低。近年的文献建议按照其基质分类,可分为玻璃基质陶瓷(glass-matrix ceramics)、多晶类陶瓷(polycrystalline ceramics)、树脂基质陶瓷(resin-matrix ceramics)。玻璃基质陶瓷即为修复中常用的硅酸盐类瓷,也称可酸蚀瓷(被氢氟酸酸蚀);多晶类陶瓷主要指不含硅酸盐基的氧化物类陶瓷,如氧化铝瓷(alumina ceramics)和氧化锆瓷(alumina ceramics),属于不可酸蚀瓷;树脂基质瓷主要指含有有机大分子化合物和瓷粉填充物的类瓷材料,增加了材料的韧性和弹性(图1-2-2)。

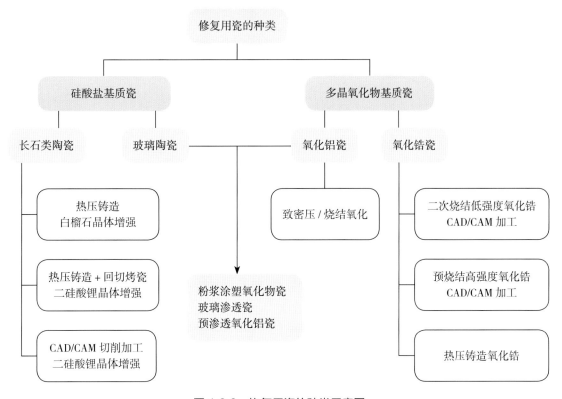

图 1-2-2　修复用瓷的种类示意图

硅酸盐类瓷(silicate glass-ceramics)富含玻璃样硅基质,呈结晶、玻璃等多相构造,包括传统长石瓷和玻璃陶瓷。可通过粉浆涂塑(如 In-Ceram)或失蜡热压铸造(如 IPS Empress)的方式加工制成修复体,具有较低的渗透温度(1000℃)。氧化物类瓷具有强度高,不含或含少量氧化硅(玻璃相),结构为单一相或单一成分(90%),具有很高的渗透温度(1400℃以上)的特点。可通过致密加压渗透(如 Procera)、计算机辅助切削高强度材料(如 Everest)、计算机辅助切削预渗透材料(如 Cercon、Everest)等方式加工成修复体的基底冠、支架或一体化修复体。

(一)硅酸盐类瓷

硅酸盐类瓷具有良好的透光性和美观性,可直接用于瓷贴面、瓷嵌体、前牙单冠等修复,它的美学表现力强于氧化铝瓷和氧化锆瓷,但强度和韧性低于氧化铝和氧化锆等氧化物瓷。

长石瓷是以碱性长石($K_2O \cdot Al_2O_3 \cdot 6SiO_2$)为原材料,其粉末经高温烧结或熔融热压铸造制成修复体。通透性高,具有良好的美观性能和耐磨性能,并具有很高的生物相容性,被广泛用于冠桥、嵌体、瓷贴面的修复及人工牙、正畸托槽的制作。

组成长石的元素为 K∶Al∶Si∶O＝1∶1∶3∶8。氧元素占大多数，主要是以氧化物的形式存在。长石在烧结后呈现玻璃状，表面积的半数以上被氧离子占据。所以瓷表面呈现强的负极性，容易吸收空气中的水分，表面形成氰酸基（—OH）层。氰酸基带极性，与水和粘接性单体的亲和性好。但是表面容易受到污染，阻碍粘接效果，所以在粘接时需要尽量清洁并干燥瓷的表面。

临床比较普及应用的硅酸盐类全瓷修复体材料为 IPS Empress 系列（Ivoclar Vivadent）。热压铸瓷 IPS Empress Ⅱ（白榴石增强长石，Leucite reinforced feldspar）在临床中获得了良好的美学修复效果，它的第 3 代产品 IPS e.max（二硅酸锂玻璃陶瓷，lithium disilicate glass-ceramic，LS2）在提高原有强度的基础上，还可在铸瓷体上进行回切，并用粉浆涂塑的方法进行补瓷，从而修正修复体的形态和进行饰色（图 1-2-3）。它具有四种以上的透明性和色调，在前牙全瓷修复中，既能满足一定的负荷要求，又比较美观通透，是前牙较理想的修复材料。在铸瓷贴面的应用中，最薄可达到 0.3mm 的厚度，在全瓷冠的修复中要求厚度为 1.0~1.5mm。

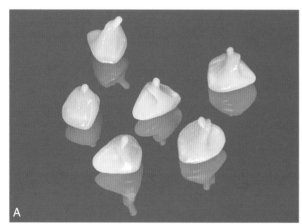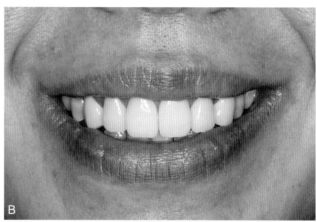

图 1-2-3　热压铸造玻璃陶瓷全冠
A. 铸造后舌侧铸道还未切除　B. 6 颗上颌前牙热压铸瓷全冠粘接后

随着口腔数字化技术的发展，CAD/CAM 设计并切削形成的修复体可以达到更高的精度。二硅酸锂玻璃陶瓷（LS2）经过改良成为可配合 CAD/CAM 切削成型技术的 IPS e.max CAD。它具有多种透明度和颜色，为专供计算机辅助切削用的瓷块。二硅酸锂玻璃陶瓷在未烧结前呈蓝色，比较柔软，易切削，计算机辅助切削成形后经过烧结和快速结晶，强度增加到 360MPa，表现出接近天然牙的颜色、透明感和亮度（图 1-2-4）。适用于超薄贴面（0.4mm）、贴面、嵌体（高嵌体）、前牙冠、前牙三单位固定桥的修复。

（二）氧化物类瓷

临床常用的氧化物类瓷是氧化铝瓷和氧化锆瓷。氧化铝瓷主要包括玻璃渗透氧化铝瓷（如 In-Ceram Alumina，Vita zahnfabrik，Bad sackingen，Germany）和致密烧结的高纯度氧化铝瓷（如 Procera Allceram，Nobelbiocare，Gutenberg，Sweden）两种。氧化锆瓷（如 Everest，Kavo；Vita Plus，3M）为氧化钇部分稳定的四方多晶氧化锆成分，加工工艺有两种：热压铸造（Empress Cosmo，Ivoclar Vivadent）和 CAD/CAM 计算机辅助设计和加工制作（如 Vita Plus，3M）。计算机辅助设计和加工制作（CAD/CAM）是以激光扫描或接触复制的方式将基牙预备后的工作模型的外形数据传输到计算机中，再经过专用软件处理和计算机设计，用计算机控制精密机床加工切削出修复体的内层基底冠或修复体本体，再通过常规粉浆涂塑的方式堆积硅

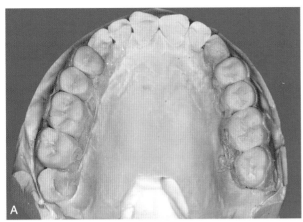

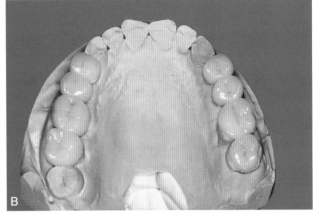

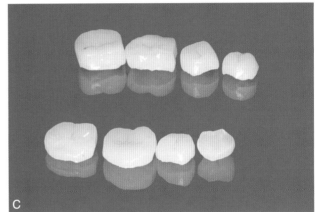

图 1-2-4　CAD/CAM 切削制作的二硅酸锂玻璃陶瓷（IPS e.max CAD）殆面部分冠
A.把蓝色瓷块切削成设计好的修复体形态,尚未烧结,戴入并固定在工作模型上　B.烧结后,戴入工作模型,色调和透明度接近天然牙　C.完成的殆面部分冠各个面观

酸盐类瓷粉,并烧结形成外层个性化修复体的最终形态和进行饰色。

　　纯的氧化物类瓷在口腔科应用的初期呈现不透明的瓷白色,多用于各类修复体的基底层的制作,必须在其上用玻璃陶瓷形成修复体的形态,成为双层修复体,并通过饰面瓷层的色调和透光效果提高美学效果。但是由于氧化锆基底冠上的粉浆涂塑烤瓷饰面容易发生崩瓷缺损,这种修复方式逐渐被通过计算机辅助设计和加工(CAD/CAM)方式切削而成的一体化氧化锆全瓷冠(CAD/CAM anatomic contour zirconia ceramics crown)或嵌体代替,但是需要通过外染色提高其美学效果。而前牙依然选用氧化锆基底冠上烤瓷的双层修复体(图 1-2-5)。随着材料学的飞速发展,近年来氧化锆瓷的通透性和美学表现力得到明显改善,有低通透和高通透的多种产品应用,甚至有色调渐变瓷块的问世,用以满足不同色调牙齿和牙冠不同部位不同色调变化的要求。

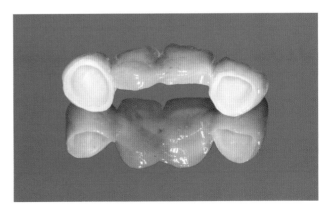

图 1-2-5　氧化锆基底烤瓷饰面的前牙固定桥

1. 氧化铝瓷　氧化铝瓷的成分为纯的 α 型氧化铝粉末。通过烧结或干压的方法制成修复体的基底层,在其上通过常规粉浆涂塑方法完成烤瓷饰面(图 1-2-6)。

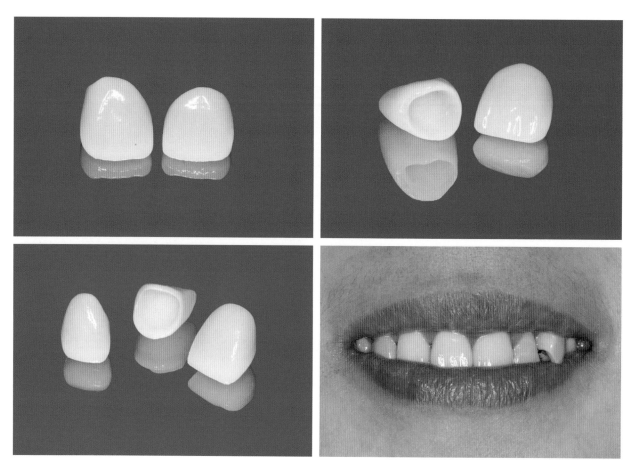

图 1-2-6　氧化铝基底烤瓷饰面全瓷冠(Procera Allceram)

采用玻璃渗透氧化铝陶瓷制作修复体的方法是将氧化铝陶瓷粉末(In-Ceram Alumina)和专用液体混合后,采用粉浆涂塑法涂抹到专用代型材料表面,放入专用炉内烧结成稳定的有多孔结构的基底层。氧化铝基底层具有一定硬度可以磨削调整形态。在多孔氧化铝基底层上涂抹调拌好的渗透玻璃粉浆(为氧化硅、氧化镧、氧化铝、氧化钙的混合物),放在锡箔上置入专用烤炉,在 1100℃ 下维持 4~6 小时渗透。玻璃粉在 1100℃ 融化,通过毛细管作用吸入并填满多孔基底层的空隙中,形成相互渗透相的复合体,使基底层的强度比渗透前提高 13 倍,由不透光变为透光,由单色变为牙本质色。

致密烧结的高纯度氧化铝陶瓷(Procera Allceram)是在 Nobel Biocare 设在全球的集中加工中心中,按照计算机传输的代型数据设计出基底层形状,再按照 20% 的放大比例将氧化铝粉末压制出基底层雏形,经过烧结后,收缩 20% 形成致密的氧化铝基底层。再通过快递邮送回各地的技工加工中心,涂抹饰瓷,完成修复体制作。

2. 氧化锆瓷　由于氧化锆瓷具有强度高、美观、制作工艺先进等优势,在临床中已经得到了普及。具有 3 种同素异型结构,即单斜相、四方相、立方相。氧化锆瓷的主要成分为氧化锆和能够将四方相氧化锆晶体稳定于室温条件下的稳定剂(氧化钇)。

　　氧化锆瓷块用于 CAD/CAM 工艺,通常有两种方法,即预烧结法(一次烧结法)和二次烧结制作法。预烧结法是使用产品出厂时烧结完成的氧化锆瓷块按照计算机设计的修复体形态切削成形。烧结完成的致密氧化锆瓷具有很高的强度,其硬度可达到 1200Hv。由于硬度大,机加工时对于磨头的磨耗大,切削较困难。而二次烧结法是将陶瓷坯体先进行低温烧结,形成气孔率为 50% 的低密度疏松结构瓷块,这种状态的瓷块疏松易于切割加工。在技工中心根据临床所需形态先通过计算机辅助设计和制作工艺以一定比例放大后切削成形,然后进行高温烧结 7 小时,瓷块按照预先测算好的比例收缩后,达到完全致密的最终状态。最后在氧化锆基底冠(全瓷冠等)或修复体本体(嵌体、贴面等)上进行硅酸盐类瓷的粉浆涂塑,完成修复体的最终形态及饰色(图 1-2-7)。

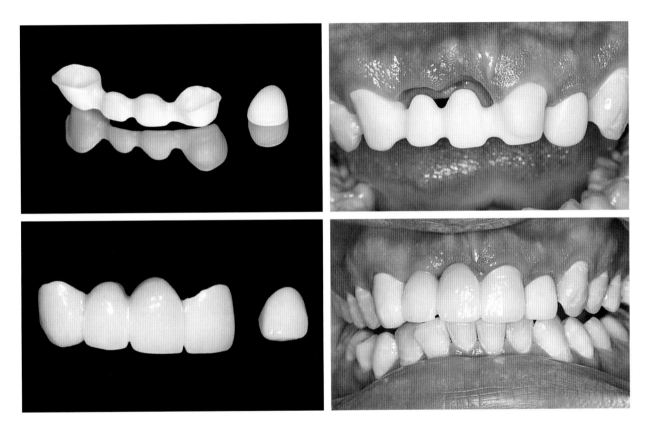

图 1-2-7　用 CAD/CAM 技术切削氧化锆全瓷固定桥支架(Everest,Kavo),在其上烤瓷后完成前牙修复

　　氧化锆还可用于增加玻璃陶瓷的强度和韧度,形成氧化锆增韧陶瓷。所谓氧化锆增韧陶瓷是在硅酸盐类陶瓷中添加一定的氧化锆而组成的复相陶瓷,包括两个类型:①氧化锆增韧玻璃渗透陶瓷(In-Ceram Zirconia),它是在玻璃渗透陶瓷的粉体中加入了稳定剂为氧化铈的氧化锆,主要成分为氧化铝;②氧化锆增韧铸造玻璃陶瓷(IPS Empress Cosmo),采用失蜡法热压铸造,将瓷块预热,在压力条件下压铸于成品氧化锆桩外,形成全瓷桩核。

　　氧化锆增韧陶瓷具有非常好的耐腐蚀性和化学稳定性,在常温下具有高的抗折强度和抗断裂韧性,具有出色的耐磨性能。

　　比较全瓷冠和金属烤瓷冠的外观,可见修复体的通透性和色泽表现略有不同,全瓷冠的美观性优良(图 1-2-8)。

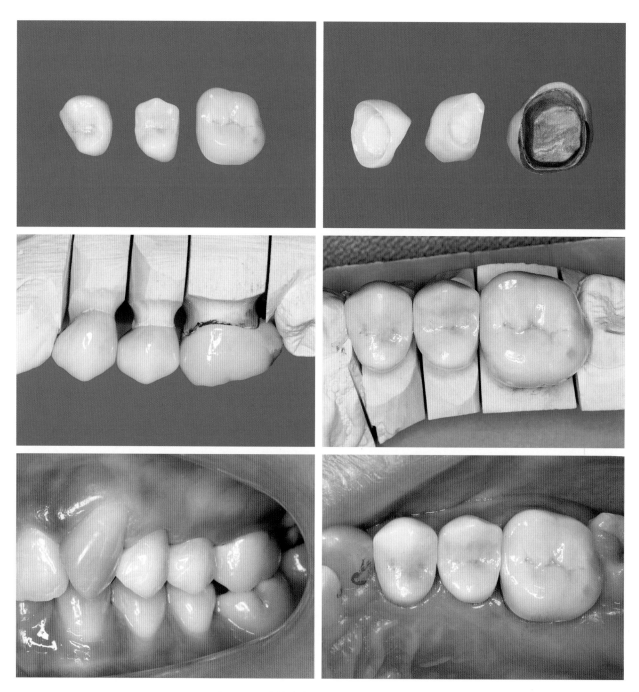

图 1-2-8 比较全瓷冠和金属烤瓷冠的外观

26 用金合金烤瓷冠修复,24、25 用氧化锆全瓷一体冠(Lava Plus,3M)修复,可见全瓷冠的美观性优良

（姜 婷 刘凌宜）

本章要点和临床应用提示

　　牙体组织表面的粘接面有釉质、正常牙本质、龋齿下方牙本质、硬化牙本质、透明牙本质、修复牙本质、牙骨质等,其具有不同的粘接强度,需要不同的粘接处理。其中釉质粘接强度最高,牙本质次之,牙骨质的粘接强度最低。因此,为了保证临床持久的粘接效果,应尽量在釉质上粘接。粘接面涉及的常用修复材料有复合树脂、非贵金属、贵金属、硅酸盐类瓷、氧化铝瓷、氧化锆瓷等。不同材料的粘接强度也有所不同。随着微创牙科和美学修复概念的普及,依赖树脂粘接固位的全瓷修复方式已经取得了肯定的良好临床效果,数字化技术的进步也催生了多种优良的全瓷修复材料。

参 考 文 献

1. The Glossary of Prosthodontic Terms Ninth Edtion.The Journal of Prosthetic Dentistry,2017,117(5s):e1-105.

2. Gracis S,Thompson VP,Ferencz JL,et al. A new classification system for all-ceramic and ceramic-like restorative materials. Int J Prosthodont,2015,28(3):227-235.

3. Helvey GA. Classifying dental ceramics:numerous materials and formulations available for indirect restorations. Compend Contin Educ Dent,2014,35(1):38-43.

4. Sarkis-Onofre R,Jacinto RC,Boscato N,et al. Cast metal vs. glass fiber posts:a randomized controlled trial with up to 3 years of followup. J Dent,2014,42(5):582-587.

5. Vermelho PM,Reis AF,Ambrosano GM,et al.Adhesion of multimode adhesives to enamel and dentin after one year of water storage. Clin Oral Investig,2016,7.

6. Baader K,Hiller KA,Buchalla W,et al.Self-adhesive Luting of Partial Ceramic Crowns:Selective Enamel Etching Leads to Higher Survival after 6.5 Years In Vivo. J Adhes Dent,2016,18(1):69-79.

7. Tirlet G,Crescenzo H,Crescenzo D,et al. Ceramic adhesive restorations and biomimetic dentistry:tissue preservation and adhesion. Int J Esthet Dent,2014,9(3):354-369.

8. Sanches RP,Otani C,Damião AJ,et al.AFM characterization of bovine enamel and dentine after acid-etching. Micron,2009,40(4):502-506.

9. Van Dijken JW,Pallesen U. Long-term dentin retention of etch-and-rinse and self-etch adhesives and a resin-modified glass ionomer cement in non-carious cervical lesions. Dent Mater,2008,24(7):915-922.

10. De Munck J,Van Landuyt K,Peumans M,et al.A critical review of the durability of adhesion to tooth tissue:methods and results. J Dent Res,2005,84(2):118-132. Review.

11. Marshall GW,Marshell SJ,Kinney JH,et al. The dentin substrate:structure and properties related to bonding. J Dent,1997,25:441-458.

12. Ciucchi B,Bouillaguet S,Holz J,et al. Dentinal fluid dynamics in human teeth. In vivo. J Endod,1995,21:191-194.

13. Gwinnett JA,Jendresen MD. Micro morphologic features of cervical erosion after acid conditioning and its relation with composite resin. J Dent Res,1978,57:543-547.

第二章

粘接材料的分类

本章将从水门汀到树脂粘接、从物理粘固到化学粘接来叙述粘接材料的分类。牙齿表面和修复体之间的粘接材料的粘接力主要从以下形式获得：

1. 粘接剂与被粘物体之间界面的相互吸附。
2. 粘接剂之间的化学结合。
3. 粘接剂和不平的被粘物体表面的机械嵌合力。
4. 两种物体之间的静电吸引力。
5. 牙本质层和树脂层之间形成混合层，并产生化学结合。
6. 金属表面形成作用膜和树脂化学结合。
7. 瓷表面通过偶联剂和树脂发生化学结合。

临床中常用的水门汀或粘接材料主要有氧化锌水门汀、磷酸锌水门汀、聚羧酸锌水门汀、玻璃离子体水门汀、树脂强化玻璃离子体水门汀，以及树脂粘接系统等（图2-0-1）。其中，氧化锌水门汀和磷酸锌水门汀属于无机类水门汀，其固位力的发挥主要依靠机械力；而聚羧酸锌水门汀、玻璃离子体水门汀、树脂强化玻璃离子体水门汀、树脂水门汀属于有机类水门汀，其粘接力的发挥除了机械固位力之外，还主要依靠分子间的化学结合。有机水门汀的粘接强度比无机水门汀有明显的提高。

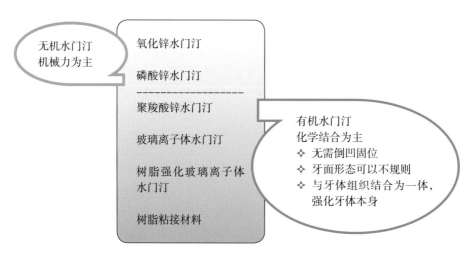

图2-0-1 常见的修复体粘接用水门汀示意图

一、氧化锌丁香酚水门汀

1. 组成 氧化锌丁香酚水门汀（zinc oxide-eugenol cement）是将氧化锌和丁香酚或其他改性物调和使用的一种水门汀。剂型为粉剂和液剂组成，或双糊剂型。经典的粉 - 液剂型组成见表 2-0-1。

表 2-0-1 氧化锌丁香酚水门汀的组成
（formula for a typical zinc oxide-eugenol temporary filling cement）

成分		质量百分比（%）	作用
粉剂（powder）	氧化锌（zinc oxide）	69.0	基质成分，消毒和收敛，与丁香油反应
	树脂（如松香）（resin）	29.3	增加黏性和韧性，减少脆性
	硬脂酸锌（zinc stearate）	1.0	增塑剂，加速固化
	醋酸锌（zinc acetate）	0.7	加速固化，增加强度
液剂（liquid）	丁香油（eugenol）	85.0	基质成分，与氧化锌反应
	橄榄油（olive oil）	15.0	增塑剂，增加黏性与韧性

由于氧化锌水门汀机械强度低，常在粉剂中加入增强填料，或在液剂中加入氧基苯甲酸来增加其机械强度。此外，由于液剂中的丁香酚是一种自由基聚合阻聚剂，作为暂封材料使用后，再使用树脂类粘接剂时，将影响树脂的聚合。因此又发展了一些改性的丁香酚水门汀。主要有以下几种：

（1）聚合物增强氧化锌水门汀（polymer reinforced ZOE）：粉剂中氧化锌占 80%，在粉剂中加入 20% 聚甲基丙烯酸甲酯（PMMA）以增加强度并减小溶解性，有的可以加入聚苯乙酸。液剂主要还是丁香酚。该水门汀强度高，粘接性强，可用于粘接固定修复体、垫底及暂时性充填材料。

（2）EBA- 氧化铝增强氧化锌丁香酚水门汀（EBA-aluminium reinforced ZOE）：粉剂包含 30% 氧化铝和 70% 氧化锌（W/W），还加入少量松香和共聚物以改进调和性能，减少脆性和薄膜厚度。液剂含 37% 丁香酚和 62.5% 的正乙氧基苯甲酸（ortho-ethoxybenzoic acid，EBA）。

（3）无丁香酚的氧化锌水门汀（non-eugenol zinc oxide cement）：丁香酚是自由基聚合的阻聚剂，会阻碍复合树脂的聚合反应。用丁香酸酯或 N- 己基香兰酸酯溶于正乙氧基苯甲酸中取代丁香酚，就形成了不含丁香酚的氧化锌水门汀。

2. 固化反应（setting reaction） 丁香油中含有 75% 的丁香酚，其结构中有正甲氧基团，该基团与粉剂中的氧化锌反应生成丁烯酸锌螯合物而固化。氧化锌丁香酚水门汀的固化反应公式如下：

3. 性能（properties）

（1）物理机械性能（physical and mechanical properties）：氧化锌丁香酚水门汀的压缩强度和拉伸强度都较低。导热系数与牙本质相似，可阻止热的传导，同时有一定的 X 线阻射作用。氧化锌水门汀的粘接力主要来自于机械嵌合力,粘接强度较低。

氧化锌丁香酚水门汀对牙髓的刺激性小,游离的丁香酚对暴露的牙本质和炎性牙髓都具有镇痛、安抚作用,并且可以促进继发性牙本质的生成。同时丁香酚还具有一定的抗菌作用,可以抑制细菌的侵入。但是丁香酚可能是一种潜在的致敏物。因为固化后的氧化锌丁香酚水门汀中的丁香酸锌易水解形成丁香酚和氢氧化锌,故其溶解性大,易溶于水和唾液,在蒸馏水中 24 小时溶解率为 1.5%。长期与唾液接触将逐渐被溶解破坏。

(2) 临床操作(clinic application):将双糊剂等比例在纸板上调和即可。粉 - 液剂型的,将粉剂依次加入液中,视稠度调节粉剂的加入量。EBA- 氧化铝改性的氧化锌丁香酚水门汀强度较高,应用不锈钢调刀在玻璃板上用力调和才可以。残留在器具上的丁香酚可以用橘子油(oil of orange)去除。

二、磷酸锌水门汀

1. 组成　磷酸锌水门汀(zinc phosphate cement)是最早用于修复体粘接的无机水门汀。由粉液双组分组成,粉剂的主要成分是氧化锌,液剂主要含正磷酸的缓冲液(表 2-0-2)。粉液调拌后发生反应而产生固化。

表 2-0-2　磷酸锌水门汀的组成

	成分	质量百分比(%)	作用
粉剂	氧化锌(zinc oxide)	75~90	基质成分,与酸反应
	氧化镁(magnesium oxide)	8~10	降低烧结温度,提高强度,减小溶解性
	二氧化硅(silica dioxide)	<2	增加强度
	氧化铋(Bi_2O_3)	<1	减缓凝固,增加延展性及光滑度
液剂	正磷酸(phosphorous acid)	45~55	基质成分,与金属氧化物反应
	水(water)	30~50	调节固化反应速度
	氧化铝(aluminum oxide)	2~3	与磷酸形成缓冲体系,延缓、调节固化反应速度
	氧化锌(zinc oxide)	0~3	同上

2. 固化反应(setting reaction)　为酸碱放热反应。固化反应放热并伴随体积收缩。粉液混合后发生反应公式如下:

$$2ZnO + 2H_3PO_4 + 4H_2O \longrightarrow 2ZnHPO_4 \cdot 3H_2O \longrightarrow Zn_3(PO_4)_2 \cdot H_2O + 3H_2O + 热量$$

3. 性能(properties)　室温下磷酸锌水门汀的操作时间为 3~6 分钟,固化时间为 5~14 分钟。通常临床使用冷的厚玻璃板调和磷酸锌水门汀,以延长工作时间,同时还可以改善水门汀的强度和耐溶解性。固化 1 小时后压缩强度可达最大强度的 2/3,1 天后完全固化。固化的水门汀长期浸泡在水中会发生侵蚀和可溶物质的析出。酸性环境会增加其溶解性。唾液略带酸性,且食物残渣的分解会产生乳酸或醋酸,这些都会使水门汀的溶解加速。溶解会使水门汀的强度降低,体积发生改变,粘接力也随之下降。

磷酸锌水门汀与牙齿之间的粘接主要是机械嵌合作用(mechanical interlocking)。凝固前磷酸锌水门汀为酸性物质,可使牙体组织脱钙形成粗糙表面,同时具有一定流动性的糊状水门汀渗入牙体组织和修复体的细微结构中形成机械嵌合力而结合。这种粘接力较低,对釉质和牙本质的粘接强度一般分别为 2MPa 和 1.5MPa。

磷酸锌水门汀调和时会释放游离磷酸,呈较强的酸性,pH 为 1~2,调和 3 分钟后 pH 为 3.5,1 小时后 pH 为 4,24 小时后 pH 可升到 6~7,48 小时接近中性。水门汀早期的游离酸渗透入牙本质小管内可刺激牙髓。因此当剩余牙本质较薄时,磷酸锌水门汀可能引发牙髓炎。动物实验表明,对于正常的牙髓组织,这种反应是可逆的,一般 5~8 周可以恢复;但如果牙髓组织已经受损,则该反应不可逆,会造成牙髓坏死。

粉液比越低,刺激性越大。

磷酸锌水门汀用于粘接修复体时稠度应较小,这样水门汀在修复体下的铺展良好,修复体就位也比较容易,理想的薄膜厚度应小于 $25\mu m$。薄膜厚度与粘接时施加在修复体上的力量大小有关,与修复体是否易于水门汀的排溢也有关。

三、聚羧酸锌水门汀

1. 聚羧酸锌水门汀(zinc polycarboxylate cement,zinc polyalkenoate cement,zinc polyacrylate cement)是含氧化锌的粉剂和聚丙烯酸溶液调和后发生硬化的具有化学键合作用的水门汀(表 2-0-3)。粉液调和后,碱性的氧化锌和酸性的聚丙烯酸发生中和作用,锌离子和羟基键合而发生硬化。未反应的羟基离子键和牙齿中的钙络合而产生粘接力。聚羧酸锌水门汀的粘接以机械固位力为主,同时具有化学粘接力。由于和钙发生络合,故和钙化程度高的釉质的粘接强度(3~10MPa)要高于和牙本质的粘接强度(2~6MPa)。因为粘接力的获得依靠足够多的未反应羟基基团浸润被粘体表面,所以粉液调和后要赶在还有未反应羟基离子键时和牙面接触,调和后要迅速使用。由于聚羧酸锌水门汀与牙体组织的粘接有赖于钙离子的存在,因此用 $CaCl_2$ 处理被粘牙体组织表面后,其粘接强度可提高。

表 2-0-3 聚羧酸锌水门汀的组成

	成分	质量百分比(%)	作用
粉剂(powder)	氧化锌(zinc oxide)	55~90	基质成分,与酸反应
	氧化镁(magnesium)	1~5	增加强度
	氧化铝(aluminum)	10~40	增加强度
	填料(filler)	少量	增加强度
	氟化物(fluoride)	少量	改善机械性能、防龋
液剂(liquid)	聚丙烯酸(polycarboxylic acid)	32~42	基质成分,与氧化锌反应
	水(water)	58~68	使酸解离
	磷酸二氢钠(sodium biphosphate)	少量	降低黏度,延缓固化反应
	衣康酸和酒石酸(itaconic and tartaric acid)		稳定液体,防止凝胶

2. 聚羧酸锌水门汀与各种口腔科铸造合金如不锈钢、钴 - 铬合金等,以及银汞合金、正畸托槽都有良好的粘接性。当铸造合金表面通过喷砂或酸蚀形成适当的粗糙度时,粘接效果较好,如果表面被污染时,会影响粘接效果。其机械嵌合力与粘接力所占固位力比例分别是 20.1% 和 79.9%。

3. 聚羧酸锌水门汀硬化开始后黏稠度迅速上升,容易造成冠粘接后抬高。硬化后呈现白色不透明状,美观性差,不适宜用在美容性修复体的粘接上。可溶于水,如冠边缘间隙较大,则容易发生沿修复体边缘的继发龋。

4. 性能　聚羧酸锌水门汀的机械强度不高,比磷酸锌水门汀高 40%。提高调和时的粉液比或在粉剂中加入氧化铝或氟化物可以提高压缩强度。在唾液中,该水门汀还能释放氟离子,有防龋的作用。该水门汀在唾液中的溶解率约为 1.42%,在水中的溶解度为 0.1%~0.6%,比磷酸锌水门汀低。当含有氟化物时,其溶解度有所增加。水门汀固化时发生收缩,收缩率比磷酸锌水门汀大,1 天后湿样本收缩 1%,14 天后干样本收缩 6%。

5. 聚羧酸锌水门汀在刚调和时酸性比磷酸锌水门汀稍大,但因聚丙烯酸中—COOH 基团的离解常数较小,仅发生弱解离(weakly dissociated),且因为该分子链较长,移动性较差,不易渗透入牙本质小管,因此对牙龈及牙髓的刺激很轻,多用于活髓牙的冠粘接。但不能促进继发性牙本质的生成。对暴露的牙髓有刺激性,可以引起不同程度的炎症,因此该水门汀不能用于直接盖髓。

四、玻璃离子体水门汀

1. 玻璃离子体水门汀(glass ionomer cement,GIC) 是含氟硅酸铝玻璃粉和聚羧酸液体在水分中混合后通过酸-羟基反应而固化的水门汀(表2-0-4)。聚羧酸中通常加入聚丙烯酸聚合体、马来酸、衣康酸等形成共聚物。因为含氟,所以理论上可以通过从水门汀中缓释氟而减少继发龋的发生。

表2-0-4 玻璃离子体水门汀粉剂的化学组成

成分	质量分数(%)	成分	质量分数(%)
二氧化硅(SiO_2)	29.0	氟化铝钠(Na_3AlF_6)	5.0
氧化铝(Al_2O_3)	16.6	氟化铝(AlF_3)	5.3
氟化钙(CaF_2)	34.3	磷酸铝($AlPO_4$)	9.8

液体成分是分子量为30 000~50 000的聚丙烯酸水溶液50%(W/W)及5%(W/W)的D-酒石酸(D-tartaric acid)。D-酒石酸是一种具有环状机构的羟基酸,它可以增加液剂的反应性,提高共聚物的分子量。D-酒石酸与粉剂中的金属离子形成结构稳定的酒石酸盐,可以降低水门汀的溶解性并提高固化后水门汀的压缩和拉伸强度。它还可以促进玻璃粉表面的Al^{3+}释放,并延长水门汀的工作时间。但当Al^{3+}达到一定浓度时,固化反应则迅速进行,使水门汀的固化时间缩短。为了得到更高分子量的聚合物,而不生成凝胶,又采用丙烯酸与衣康酸或马来酸的共聚物水溶液。衣康酸可以降低液体的黏度,并阻止分子间氢键结合而形成的凝胶。

2. 固化反应(setting reaction) 玻璃离子体水门汀的固化反应为酸碱中和反应,其反应公式如下:

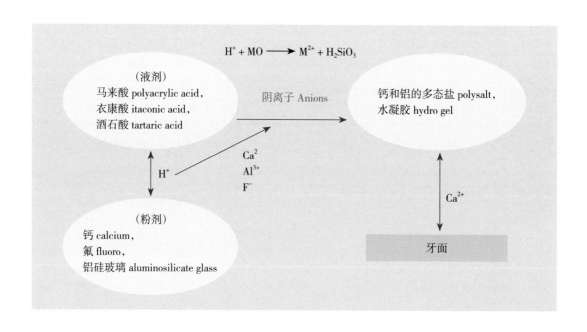

3. 与牙本质的粘接 玻璃离子体和牙面的结合主要是聚甲基丙烯酸内的羧酸基和牙齿内的钙离子发生反应的结果。

玻璃离子体本身有粘接性。所以无论在充填中还是在粘接时,操作步骤均可简化。而且操作熟练程度对粘接性能的影响很小,所以粘接效果比较恒定,变化小。

4. 性能 固化后的玻璃离子体具有氟的缓释性、材料自身的粘接性和良好的生物相容性。氟缓释后并不降低材料的物理性能。

五、树脂强化玻璃离子体水门汀

1. 在玻璃离子体的聚羧酸液体中加入 18%~20%（W/W）的树脂,主要成分甲基丙烯酸羟乙酯（HEMA）或 Bis-GMA 及引发剂,形成树脂强化玻璃离子体水门汀（resin-modified glass ionomer cement）。它兼具有玻璃离子体水门汀和复合树脂的特性,线胀系数低、收缩率低,长期释放氟,并且有良好的抗断裂性、耐磨性和易抛光性（表 2-0-5）。

表 2-0-5　树脂改性的玻璃离子体水门汀液体成分的组成及作用

成分	作用
聚羧酸	与玻璃粉反应,酸碱中和反应
甲基丙烯酸酯树脂,如 Bis-GMA	经聚合反应固化
甲基丙烯酸羟乙酯（HEMA）	共溶剂,参与聚合反应
水	使酸离子化,为酸碱反应的重要成分
引发剂	
维生素 C/H_2O_2 和硫酸铜系统	化学聚合固化体系
樟脑醌 / 乙基 4-N,N 二甲基氨基苯甲酸	光聚合固化体系

2. 固化反应（setting reaction）　树脂改性的玻璃离子体水门汀的固化反应为双重固化（dual-cure）,既有酸碱反应,又有光聚合反应。

（1）酸碱反应（acid-base reaction）:与传统的玻璃离子体水门汀固化反应相同,在粉液调和时反应即已发生。主要为铝硅酸盐玻璃与聚丙烯酸反应生成聚酸钙或聚酸铝水凝胶。

（2）聚合反应（polymerization）:甲基丙烯酸酯或甲基丙烯酸羟乙酯加上光引发剂及（或）化学引发剂经光固化及（或）化学固化形成聚甲基丙烯酸酯或甲基丙烯酸羟乙酯基质。聚丙烯酸水凝胶和聚甲基丙烯酸羟乙酯凝胶彼此缠绕形成网络状互穿聚合物。

这两种固化反应独立进行,互不干扰。粉液调和后酸碱反应就已经开始了,光照后光聚合反应开始,此时酸碱反应持续进行,直到聚合反应结束,酸碱反应仍在进行,但是由于受到聚合物网络结构生长的阻碍及水分的减少,使酸碱反应过程较传统玻璃离子体水门汀慢。

此类水门汀固化性能优于传统的玻璃离子体水门汀,可以根据需要控制光照时间,以延长操作时间,便于临床操作。

3. 性能（properties）

（1）物理机械性能（physical and mechanical properties）:固化后玻璃离子体水门汀压缩强度为 200MPa,拉伸强度为 20MPa。聚合反应使材料早期强度迅速增强,对水分不如传统型 GIC 敏感,因此固化时无需使用保护剂,材料固化后即可抛光。

该水门汀固化收缩率较大,约 1%,而传统玻璃离子体水门汀的固化收缩率仅为 0.1%~0.2%。

（2）粘接性能（bonding ability）:与牙本质的粘接力比传统玻璃离子体水门汀强 2~3 倍,将牙本质表面经 10% 聚酸处理后,粘接强度还可以增强。一般酸蚀时间为 30 秒,增加酸蚀时间不会提高粘接强度。其还可以直接与树脂粘接。光固化树脂加强型玻璃离子体水门汀不要求严格隔湿,酸蚀后被水或唾液污染仍有与传统的复合树脂相似的抗剪切强度,但酸蚀后干燥可降低粘接强度。酸蚀浓度对粘接强度影响不大,因此临床中可以采用 10% 的磷酸,以减少釉质的脱矿。若采用自酸蚀剂酸蚀,则釉质的溶解程度低,对釉质的损害轻。

(3) 生物学性能(biocompatibility)：可以释放氟离子,释氟性与玻璃离子体相似。固化早期释氟量较多,约 1ppm,而且可以从其他含氟物如含氟牙膏、含氟漱口液中吸收氟离子并再次释放氟,释氟量随着外界氟化物浓度的增高而增大。

该水门汀的抗折性、透明性和美观性均比传统玻璃离子体水门汀有显著改善。

六、树脂粘接材料

1. 树脂粘接材料(resin cement,resin luting agent)的分类和组成　树脂粘接材料包括以下几类:釉质酸蚀剂(acid etching)或釉质粘接剂(enamel adhesive)、牙本质调节剂(dentin conditioner)、牙本质表面预处理剂(dentin primer)、粘接剂(bonding,adhesive)、自酸蚀预处理剂(self-eching primer)、金属表面处理剂(metal primer)、瓷表面处理剂(硅烷偶联剂,silane coupling)、树脂粘接水门汀(resin cement,resin-based luting cement)等。树脂粘接系统的组成如图 2-0-2 所示。

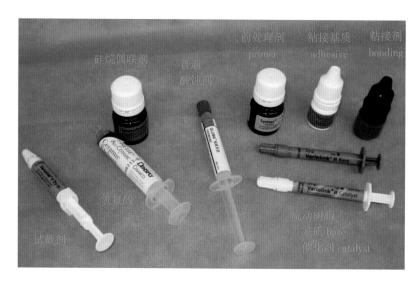

图 2-0-2　经典的树脂粘接系统

(1) 经典的釉质粘接剂:由酸蚀剂和粘接剂组成。

经典的酸蚀剂为 37% 的正磷酸水溶液或凝胶。粘接剂主要成分是双甲基丙烯酸酯。基础树脂为双酚 A 双甲基丙烯酸缩水甘油酯(Bis-GMA),稀释剂为双甲基丙烯酸二缩三乙二醇酯(TEGDMA)。有光固化型、化学固化型及双重固化型,双重固化型可以促进固化进程。

早期的釉质粘接剂主要用于釉质与合成高分子材料,特别是与复合树脂类材料的粘接。后来釉质粘接剂中加入功能性单体,如 4- 甲基丙烯酰氧乙基偏苯三酸酐(4-methacryloyloxy-ethyl trimellitate anhydride,4-META)、2- 甲基丙烯酰氧乙基苯基磷酸酯(2-methacryloyloxy ethyl phenyl phosphoric acid,Phenyl-P)及甲基丙烯酸 β- 羟基乙酯(β-hydroxy ethyl methacrylate,HEMA)等。这些功能性单体可以促进釉质与金属或陶瓷材料的粘接。釉质粘接剂已经发展成为全粘接(All-bonding)的通用型。

(2) 牙本质调节剂:是在粘接之前,对牙本质表面进行处理的液体,可以去除牙本质表面的玷污层(smear layer),并对其进行改性(modify)。主要成分为低浓度的磷酸(10%)、柠檬酸和三氯化铁的混合物(10-3 溶液)、马来酸及 EDTA 等。牙本质调节剂通常呈酸性,如果其既可以处理牙本质又可以酸蚀釉质,即为全酸蚀(all-etching)。

(3) 牙本质表面预处理剂:其作用是改变牙本质表面的化学性质,使亲水的牙本质和疏水的树脂之间更容易结合。其主要成分是带有双功能基团的化学偶联剂(di-functional chemical coupling agent),其中的丙烯酸酯基团与树脂具有亲和力,而亲水基团,如氨基、羟基及磷酸酯基团与牙本质具有亲和力。常用的功能性单体有甲基丙烯酸 β- 羟乙酯(HEMA)、4- 甲基丙烯酰氧乙基偏苯三酸酐(4-META)、2- 甲基丙烯酰氧乙基苯基磷酸酯(2-methacryloyloxy ethyl phenyl phosphoric acid,Phenyl-P)、N- 苯基甘氨酸 - 甲基丙烯酸缩水甘油酯(a condensation product of N-phenyl glycidyl methacrylate,NPG-GMA)以及其他甲基丙烯酸磷酸酯衍生物(methacrylated phosphate)。预处理剂呈现为透明的无色稀薄液体。用海绵球或微毛刷蘸满后涂抹于牙本质表面。

(4) 粘接剂:是淡黄色的、具有一定黏稠度的流动性树脂,可以渗入牙本质胶原纤维网内并固化于其中;其粘接强度可达 15~20MPa。通常把经典的粘接剂、调节剂和预处理剂分开的三组分牙本质粘接剂称为第 4 代粘接剂,把其中两组分合一的粘接剂称为第 5 代粘接剂,而三组分合一的粘接剂为第 6 代粘接剂。牙本质粘接剂的组成及主要成分如表 2-0-6。

表 2-0-6　牙本质粘接剂的组成及主要成分

组成	主要成分	作用
调节剂 / 酸蚀剂(conditioner/etchant)	磷酸(10% 或 32%~37%)	去除牙本质表面的污染层并修饰牙本质
	柠檬酸(10%)+ 三氯化铁(3%)	
	马来酸(10%)	
	EDTA(17%)	
预处理剂(primer)	HEMA	改变牙本质表面的性质,克服其对树脂的排斥
	NPG-GMA	
	4-META	
	Phenyl-P	
	甲基丙烯酸磷酸酯衍生物	
粘接剂(bond/adhesive)	Bis-GMA/TEGDMA	渗入牙本质中形成混合层
	UDMA/TEGDMA	
	甲基丙烯酸磷酸酯衍生物	

(5) 自酸蚀粘接剂:是自酸蚀预处理剂和粘接剂组成的树脂粘接系统。有两瓶装的产品,分为自酸蚀表面预处理剂和树脂粘接剂的两组分,也有将其合二为一的一瓶装的一体型自酸蚀粘接剂。自酸蚀粘接剂的分子内带有酸性功能基团,涂抹在牙面上后,在发挥粘接效能的同时,可以起到弱的酸蚀作用,涂抹后无需水洗,将保留在牙面上。由于树脂固化后酸性功能基团在短时间内被中和,而不再表现出酸性,所以对术后的牙体牙髓组织刺激不大,并不会带来明显的临床问题。由于无需预先酸蚀和水洗,明显简化了操作,特别适用于儿童和身体不便及残障患者。自酸蚀粘接剂为淡黄色稀薄的液体,涂抹至牙面后容易流失。为了达到充分的效果,可以涂抹 2、3 次,进行彻底处理。另外,自酸蚀粘接剂的酸蚀效果比磷酸酸蚀差,不适于单独用于未切削的釉质粘接时的酸蚀,釉质的酸蚀应该仍然使用 37% 的磷酸酸蚀剂和树脂粘接剂。

(6) 贵金属表面处理剂(图 2-0-3):贵金属表面容易受到污染,所以需要使用表面处理剂来提高粘接效果。贵金属表面处理剂使金属表面覆盖硅离子而对金属表面进行改性。一般的剂型是单瓶装一液型预处理剂。金属处理剂中含有不同的功能单体,可以和不同的金属表面发生不同的反应,以改善各种金

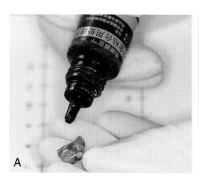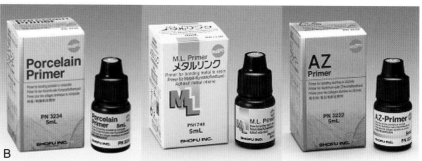

图 2-0-3　A. 贵金属表面处理剂的应用　B. 贵金属、玻璃陶瓷、氧化铝表面处理剂(松风,日本)

属的粘接性能。金属表面处理剂中含有的功能基团分为三种:磷酸酯类、羧酸酯类和硫黄类。前两者对非贵金属有效,而后者对贵金属有效。常见的贵金属处理剂有 V Primer(Sun Medical),功能性单体为 VBATDT,属硫黄系列;Metal Light(德山),功能性单体为 MTU-6;非贵金属处理剂有 Cesad(可乐丽公司),功能单体为 MDP;All Bond Ⅱ Primer B(Bisco);Solidex Metal Photo Primer(松风);贵金属和非贵金属两用处理剂有 Metal Primer(GC),功能单体为 MEPS;Alloy Primer(可乐丽公司),功能单体为 VBATDT 和 MDP 等。在商品包装上,这些金属处理剂多和树脂粘接剂套装一起包装,也有单独包装。

(7) 瓷表面处理剂:硅烷偶联剂是最常用的瓷表面处理剂,主要作用机制是其分子一端和瓷表面的氧分子结合,而另一端和粘接树脂发生共聚合,促进瓷和树脂的结合。

硅烷偶联剂有几种类型,最常用的成分是 γ-MPTS,溶于溶剂中使用。

$$H_2C\!=\!C(CH_3)COO(CH_2)_3Si(OCH_3)_3$$

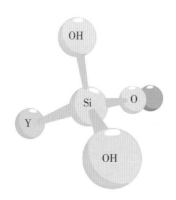

它含有三个功能基:

1) 和 Si 结合的 Methoxy:通过加水分解和缩合反应结合瓷表面的氧分子。

2) Metacryl 基:与粘接性树脂单体内的 Metacyle 结合。

3) Si-O-Si 结合。

硅烷偶联剂为单瓶的稀薄透明液体,用毛刷蘸满涂抹于瓷修复体的粘接面。由于硅烷偶联剂在加热后可以促进反应的活性化,所以涂抹后可以使用热吹风机加热,再堆放树脂粘接糊剂进行粘接。

树脂粘接系统的组成

1. 釉质表面处理剂（acid etching）　37% 正磷酸酸蚀剂等。

2. 牙本质表面调节剂（清洁剂，dentin conditioner）　柠檬酸、马来酸、10-3 溶液、EDTA 等。

3. 牙本质表面预处理剂（primer）　HEMA 等。

4. 陶瓷表面处理剂　氢氟酸酸蚀剂（HF）、硅烷偶联剂（silane coupling）。

5. 金属表面处理剂　磷酸酯类（MDP）、羧酸酯类、硫黄类。

6. 粘接剂（bond/adhesive）　基质（base）、引发剂（catalyst）。

7. 树脂水门汀（resin cement）　粉液型化学固化、双糊型化学固化、双糊型化学 + 光的双固化、单糊型光固化。

8. 自酸蚀粘接系统（self etching system）　自酸蚀预处理剂、自酸蚀粘接剂、自酸蚀粘接水门汀。

9. 空气遮断剂（oxiguard）。

10. 充填系统（filling materials）　玻璃离子体、树脂和玻璃离子的复合体、流动性树脂、复合树脂、核用树脂。

11. 粘接性牙托粉。

12. 粘接性银汞合金。

各类粘接材料的组成如表 2-0-7 所示。

表 2-0-7　各类粘接材料的组成

粘接材料名称	用途	组成成分
牙本质表面处理剂	牙本质表面预处理	HEMA + 粘接性单体[a]+ 水 / 溶剂
自酸蚀处理剂	牙表面酸蚀及预处理	粘接性单体[b]+ HEMA + 乙醚 + 水
金属表面处理剂	贵金属表面预处理	粘接性单体[c]+ 溶剂 /MMA
瓷表面处理剂	瓷 / 硬树脂表面预处理	硅烷偶联剂 γ-MPTS+ 溶剂 + 酸性单体（2 液型）
粘接剂	牙面和金属表面粘接处理	粘接性单体[d]+ 功能性溶剂[e]+ 超微填料
树脂粘接水门汀	修复体的粘接	粘接性单体[f]+ 功能性溶剂[g]+ 填料

引自《接着齿学》（日本医齿药出版株式会社）中表 4-1 并修改
a：MAC-10、5-NMSA
b：Phenyl-P、4-AET、4-AETA、MAC-10、5-NMSA/MDP
c：贵金属用（VTD、MTU-6、VBATDT），非贵金属用（4-META、MAC-10、4-AET、BPDM、MDP），两用（MEPS、VBATDT/MDP）
d：磷酸酯、MAC-10、4-AET、MDP
e：MMA、HEMA、TEGDMA、Bis-GMA、UDMA
f：Phenyl-P、4-META、4-MET、MAC-10、4-AET、MDP、5-MSBA
g：MMA、HEMA、TEGDMA、Bis-GMA、Bis-MPEPP、UDMA、NPGDMA
溶剂：丙酮、乙醚

2. 粘接性单体　树脂粘接水门汀和粘接剂中所使用的粘接性单体品种繁多，但可归为两大类，即聚羧酸酯类单体和磷酸酯类单体，其化学构造式均由丙烯酸甲酯聚合基—疏水性基—亲水性基的顺序排列组成。聚羧酸酯类单体的亲水性基是以羧酸基（—COOH）为末端结构，而磷酸酯类单体的亲水性基以磷酸基（P—OH）为末端结构。在同一类单体中，不同粘接性单体的聚合基和亲水性基的结构彼此相似，而疏水性基的结构不同，疏水性基的结构和聚合基 - 疏水性基 - 亲水性基之间的结构平衡决定了粘接性单体的粘接性能。

各种粘接性单体的化学结构式列举如下：

甲基丙烯酸甲酯(MMA)的分子构造式：$H_2C\!=\!C(CH_3)COO\!-\!CH_3$

聚合基　　　疏水基

聚羧酸酯类单体构造式：

4-META 的分子构造式：$H_2C\!=\!C(CH_3)COO\!-\!(CH_2)_2\!-\!O\!-\!C$

聚合基　　　疏水基　　　　　　　亲水基

4-MET 的分子构造式：$H_2C\!=\!C(CH_3)COO\!-\!(CH_2)_2\!-\!O\!-\!C$

聚合基　　　疏水基　　　　　　　亲水基

4-AETA 的分子构造式：$H_2C\!=\!CHCOO\!-\!(CH_2)_2\!-\!O\!-\!C$

聚合基　　　疏水基　　　　　　　亲水基

MAC-10 的分子构造式：$H_2C\!=\!C(CH_3)COO(CH_2)_{10}\!-\!CH\!-\!(COOH)_2$

聚合基　　　疏水基　　亲水基

磷酸酯类单体的化学构造式：

Phenyl-P 的分子构造式：$H_2C\!=\!C(CH_3)COO\!-\!(CH_2)_2\!-\!OP(OH)O\!-\!$苯基

聚合基　　　　疏水基　　亲水基

MDP 的分子构造式：$H_2C\!=\!C(CH_3)COO\!-\!(CH_2)_{10}\!-\!OP(OH)_2$

聚合基　　　疏水基　　亲水基

这些粘接性单体的亲水性基末端具有弱酸性,有弱的脱钙作用,所以某些单体也被用在预处理剂、自酸蚀处理剂或粘接剂中。另外,预处理剂和自酸蚀处理剂中还含有 HEMA 或 5-NMSA。HEMA 的末端有羟基(—OH),5-NMSA 的末端有羟基和羧酸基,聚合基端为丙烯酸氨基,均可和丙烯酸聚合基一样发生聚合反应。

HEMA 的分子构造式：$H_2C\!=\!C(CH_3)COO\!-\!CH_2\!-\!OH$

聚合基　　　疏水基　亲水基

5-NMSA 的分子构造式：$H_2C\!=\!C(CH_3)CON\!-\!$

聚合基　　　　疏水基　　亲水基

金属预处理剂使用的单体溶于丙酮,它们的聚合基为乙烯基。用于贵金属粘接的单体末端含有硫黄基,硫黄和金反应使贵金属表面改性,增加粘接性。

硅烷偶联剂的亲水基末端含有能和陶瓷发生反应的特殊功能基硅烷基。

粘接性单体两端的功能基的作用是：一端的聚合基（丙烯酸甲酯／丙烯酸氨基／乙烯基等）和复合树脂或粘接树脂发生双重结合；另一端亲水性基（羧酸基／磷酸基／羟基等）和牙面、金属、瓷、树脂等粘接面发生化学或物理结合。粘接性单体的结构不同，粘接性能不同，可粘接的面也不同，因此需要根据粘接要求选择粘接性单体和材料。

3. 树脂水门汀　用于修复体粘接的糊状材料。

（1）从形态上分为两类：粉液调和型和膏糊状型。粉液型是将树脂基质和催化聚合的引发剂分别放入粉剂和液体中，在不使用时可以保持材料的稳定性；粉液型多属于化学固化类型。膏糊型有单糊型和双糊型。单糊型主要是光固化型低黏度复合树脂，含有对光敏感的引发剂，在可视光的照射下发生聚合；双糊型多属于化学固化和光引发聚合反应的双重固化型低黏度复合树脂。

（2）根据树脂基质不同分为两大类：MMA/PMMA 树脂型和复合树脂型。

1）MMA/PMMA 树脂型：其典型代表是粉液调和型的 4-META/MMA-TBB 水门汀，商品名是超级粘接剂（Superbond C&B，Sun Medical 公司，日本）。它以具有良好浸润性的 4-META 单体和聚合引发剂 TBB 为主要成分。包装上分成液态单体、单独包装的液态 TBB 引发剂和树脂基质粉剂。树脂基质粉末有透明色和牙本质色，可根据需要加以选择。色调的可选择性能提高了粘接修复后的美学效果，扩大了使用范围。

由于 TBB 的化学成分不稳定，被存储在密闭的金属针管中，造成材料成本的上升。使用时扭动针栓将 TBB 液体垂直滴下，按照 1：4 的比例，1 滴引发剂和 4 滴单体混合后，再拌入粉剂调和成糊剂，用于修复体的粘接。为了延迟粉液调和后的突然增稠，延长工作时间，液体组分应该冷藏保存，使用前临时拿出。

使用时，釉质仍可用磷酸酸蚀，而牙本质应用柠檬酸 - 三氯化二铁处理剂（10-3 溶液）。这种处理剂不会使牙本质脱钙。超级粘接剂糊剂的使用对于牙髓具有良好的保护作用，可以在粘接面产生密闭的边缘封闭效果。

超级粘接剂不但可以和牙面（釉质、牙本质）发生强力粘接，与金属、瓷、树脂等均具有强大的粘接性能。

与超级粘接剂配套的金属和瓷表面处理剂有 Superbond D liner（复合树脂和银汞表面处理剂）、V Primer（贵金属处理剂），porcelain liner（瓷表面处理剂）（图 2-0-4）。

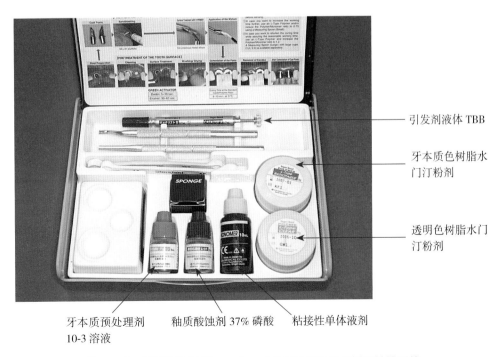

引发剂液体 TBB

牙本质色树脂水门汀粉剂

透明色树脂水门汀粉剂

牙本质预处理剂 10-3 溶液　　釉质酸蚀剂 37% 磷酸　　粘接性单体液剂

图 2-0-4　超级粘接剂（Superbond C&B）化学固化树脂粘接系统

2) 复合树脂型：树脂水门汀具有磷酸酯基，是双糊状树脂。调和后本身没有粘接性，必须在粘接面上涂抹预处理剂或粘接剂后才能发挥强大的粘接性能。复合树脂型水门汀的代表产品是帕娜碧亚（Panavia EX，Panavia 21，Panavia F，可乐丽公司 Kuraray，日本）和多用途自酸蚀粘接树脂水门汀（Rely X Ultimate 3M，美国）（图 2-0-5）。

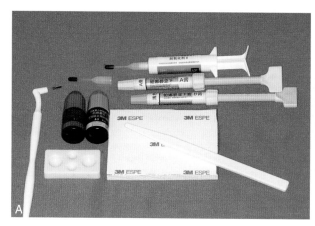
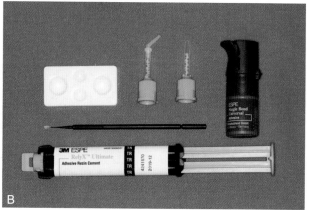

图 2-0-5　复合树脂型水门汀的代表产品
A. Panavia F　B. Rely X Ultimate

牙本质、非贵金属、表面镀锡的贵金属材料表面均具有较强的粘接性能。Panavia F 含有氟离子，通过缓释氟离子，有助于提高防止继发龋的效果。帕娜碧亚产品中用于牙本质处理的 AD 凝胶（AD Gel），被认为可以显著提高粘接性能和边缘封闭性能。

与帕娜碧亚树脂水门汀糊剂配套的金属和瓷表面处理剂有 Alloy Primer（贵金属处理剂），Clearfil porcelain bond（Mega bond primer + porcelain bond activator，瓷表面处理剂）（图 2-0-6）。

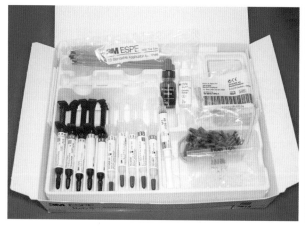
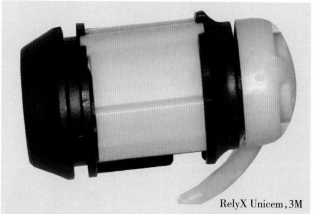

RelyX Unicem, 3M

图 2-0-6　复合树脂类树脂粘接系统

目前市场上有多种具有磷酸酯基的复合树脂类水门汀，多数树脂水门汀属于这一类水门汀的改性产品。

本章要点和临床应用提示

可用于粘固修复体的水门汀分为无机类水门汀和有机类水门汀,前者主要有磷酸锌水门汀、氧化锌水门汀等。有机类水门汀主要包括聚羧酸锌水门汀、玻璃离子体水门汀、树脂水门汀和树脂增强玻璃离子体水门汀等。粘接修复是指利用粘接强度最高的树脂水门汀进行修复体粘固,这种化学粘接对于机械固位形较差的修复体的固位是有效而美观的。聚羧酸锌水门汀分子链较长,不易渗透入牙本质小管,因此对牙龈及牙髓的刺激很轻,多用于活髓牙的修复体粘接。玻璃离子体水门汀是最常用的全冠粘固材料,主要用于机械固位形较好的根管治疗后基牙的全冠粘固。树脂水门汀主要用于全瓷美学修复体粘接和机械固位形较差的修复体粘接。树脂水门汀从组成上有釉质表面酸蚀剂、牙本质表面调节剂、牙本质表面处理剂、牙本质粘接剂及树脂粘接糊剂等;还有瓷表面处理剂包括氢氟酸酸蚀剂、硅烷偶联剂和金属表面处理剂等。从固化方式上分有化学固化、光学固化、化学固化和光固化结合的双重固化等类型。根据临床应用对不同粘接系统进行选择使用。

（姜　婷　刘凌宜）

参 考 文 献

1. 陈治清,管利民. 口腔粘接学. 北京:北京医科大学中国协和医科大学联合出版社,1993.

2. 徐恒昌. 口腔材料学. 北京:北京大学医学出版社,2005.

3. 日本接着齿学会. 接着齿学. 东京:医齿药出版株式会社,2002.

4. Berg JH,Croll TP. Glass ionomer restorative cement systems:an update. Pediatr Dent,2015,37(2):116-124.

5. Rosa WL,Piva E,Silva AF. Bond strength of universal adhesives:A systematic review and meta-analysis. J Dent,2015,43(7):765-776.

6. Nishitani Y,Yoshiyama M,Donnelly AM et al. Effects of Resin Hydrophilicity on Dentin Bond Strength. Journal of Dental Research,2006,85(11):1016-1021.

7. Jorge Perdigao,Saulo Geraldeli,James S Hodges. Total-etch versus self-etch adhesive. The Journal of the American Dental Association,2003,134(12):1621.

8. Kugel G,Ferrari M. The science of bonding:from first to sixth generation. JADA,2000,131:20-25.

9. Kanca J. Resin bonding to wet substrate. II. Bonding to Enamel. Quintessence Int,1992,23:625-627.

10. Nakabayashi N,Ashizawa M,Nakamura M. Identification of a resin-dentin hybrid layer in vital human dentin created in vivo:durable bonding to vital dentin. Quintessence Int,1992,23:135-141.

11. Pashley DH,Tao L,Boyd L et al. Scanning electron microscopy of the substructure of smear layers. Arch Oral Biol,1988,33:265-270.

12. McGuckin RS,Powers JM,Li L. Bond strengths of dentinal bonding systems to enamel and dentin. Quintessence Int,1994,25:791-796.

13. Watanabe I,Nakabayashi N,Pashley DH. Bonding to ground dentin by a phenyl-p self-etching primer. J Dent Res,1994,73:1212-1220.

14. Hayakawa T,Kikutake K,Nemoto K. Influence of self-etching primer treatment on the adhesion of resin composite to polished dentin and enamel. Dent Mater,1998,14:99-105.

15. Sano H,Yoshikawa T,Pereira PNR,et al. Long-term durability of dentin bonds made with a self-etching primer,in vivo. J Dent Res,1999,78:906-911.

16. 吉田圭一,舟木和纪. 各种粘接用水门汀的诸种性质. 日本修复学会杂志,1995,39:35-40.

17. 吉田圭一,舟木和纪. 市售粘接性树脂水门汀的机械性质和牙与贵金属合金的粘接强度. 齿科材料/器械,1994,13(6):529-536.

第三章

树脂粘接剂和不同粘接面的粘接机制

树脂粘接剂通过各种方式和不同材料的修复体表面以及牙齿表面粘接。粘接表面处理方式和使用的粘接系统各异（图 3-0-1）。

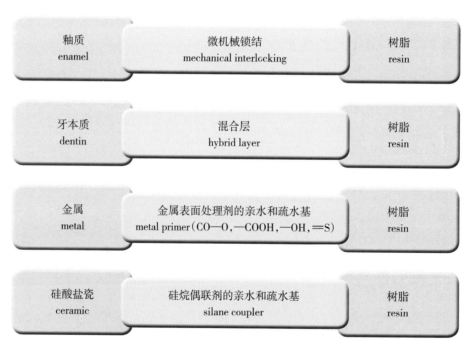

图 3-0-1 树脂粘接剂及牙齿表面和修复体表面的粘接机制示意图

一、树脂粘接剂和釉质的粘接

复合树脂类粘接剂与釉质的粘接（resin bonding to enamel）强度可达 20MPa，目前釉质粘接剂已广泛应用于临床，例如粘接固定义齿、贴面粘接、松动牙粘接、窝沟封闭剂、粘接正畸托槽等各种接触釉质表面的修复体和充填物的粘接。

树脂粘接剂与釉质的粘接机制主要是机械锁合（mechanical interlocking）作用，即：具有一定流动性的粘接剂渗入经酸蚀后形成蜂窝状孔隙层的釉质内,并固化于其中,形成树脂突(resin tag),与剩余釉质相互交叉达到机械锁合作用。

二、树脂粘接剂和牙本质的粘接

牙本质的粘接(bonding to dentin)比釉质粘接困难得多,因为牙本质中有神经纤维分布,且含有更多的有机物和水分,因此,牙本质粘接剂的开发比釉质粘接剂要晚。

如图 3-0-2 所示,牙本质粘接剂的粘接机制是形成混合层(hybrid layer),这是由日本东京医科齿科大学研究者 Fusayama 和 Nakabayashi 提出的。即用表面酸蚀或调节剂清除牙本质表面的玷污层(smear layer)及牙本质小管口的玷污栓(smear plug),并且使牙本质明显脱矿,形成一个三维牙本质胶原网络(tri-dimensional collagenous network)。再使用前处理剂(dentin primer)增进牙本质表面的浸润性,含有功能性单体的树脂渗入胶原网络之中并固化于其间,形成一个树脂增强的牙本质层(resin reinforced layer),即混合层,厚度约为 2~10μm。混合层的存在与否是树脂和牙本质粘接成败的关键。

三、树脂粘接剂和金属的粘接

金属表面是结晶状固体物质。通常,纯金属的表面能较高,高分子粘接剂可以较好的浸润被粘物表面。但新鲜的金属表面暴露于大气中,很快形成金属盐或 1~3nm 厚的氧化膜,金属表面被污染,使表面能下降,则会影响粘接剂的浸润。在金属表面氧化的同时,还有水分吸附在其上,且吸附力很强,只有经过高温处理才能除尽。此外,还有醇类或其他物质附着在金属表面,明显影响了对金属的粘接(bonding to cast alloys)。因此,在对金属粘接前,通常要对其进行处理。

传统的表面处理方法是通过电镀或喷砂等在金属表面形成网格、微孔,增强树脂与金属之间的机械固位作用,再用蒸汽清洁其表面。这样处理后的非贵金属与树脂的牵拉粘接强度可达 20MPa。

金属表面的处理有以下方法:

1. 机械处理
(1) 机械打磨,喷砂粗化,50μm 氧化铝粉末。
(2) 激光蚀刻,形成粗糙面。
(3) 化学蚀刻,强酸酸蚀形成蜂窝状结构。
(4) 电解蚀刻,形成高低不平的立体结构。

2. 化学处理(主要适用于贵金属合金)
(1) 热处理。
(2) 镀锡。
(3) 硅涂层(silica-coating):喷砂后高温下在表面喷涂有机硅。

3. 硅烷偶联剂处理(silane coupler agent)
(1) 有机硅烷类,与硅涂层处理联合使用。
(2) 粘接性预处理剂 Primer 内加入含酸性基团的粘接性单体。
1) 含羧酸酯基团的衍生物如 4-META。
2) 含磷酸酯基团的衍生物如 MDP,亲水层和金属,疏水层和树脂结合。

因为金属材料是不透明的,粘接时可视光不能透过金属层固化其内层的粘接水门汀,因此树脂水门汀的引发体系多为化学固化型。

金属粘接系统由树脂粘接剂和金属表面预处理剂(metal primer)组成。金属粘接系统含有粘接性功能单体。常用的金属粘接功能单体有羧酸酯类(4-META、4-AET、MAC-10)、磷酸酯类(MDP)、含硫磷酸类

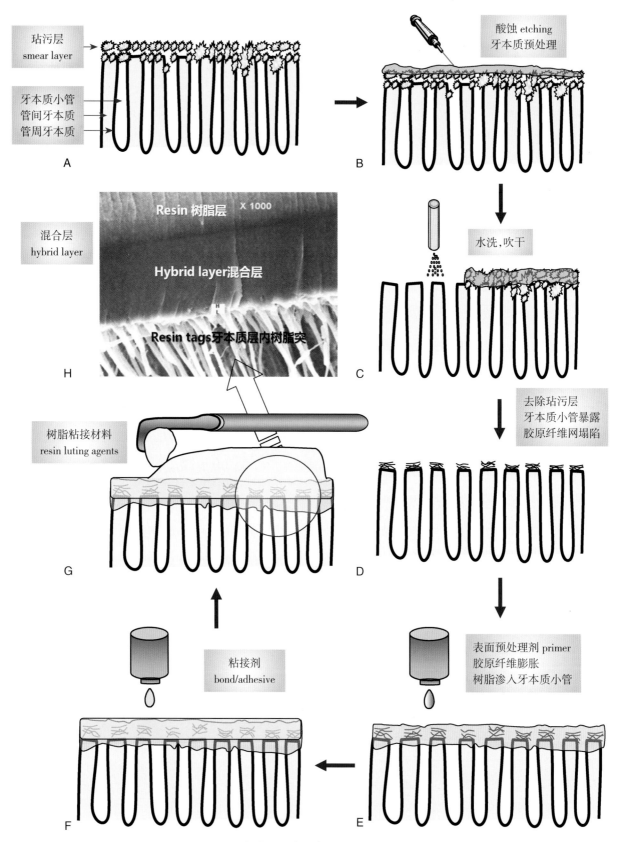

图 3-0-2 经典的牙本质表面处理及粘接示意图

A. 备洞或基牙预备后牙本质表面形成玷污层 B. 牙本质表面清洁后用弱酸酸蚀 C. 酸蚀 10~30 秒后水洗、吹干 D. 玷污层去除后牙本质小管暴露,表面胶原纤维网塌陷 E. 涂抹表面预处理剂,吹匀,使塌陷的胶原网膨胀,树脂渗入胶原网格中和牙本质小管内 F. 牙本质表面涂抹粘接剂,吹匀后可视光照 20 秒 G. 树脂充填或用树脂水门汀粘接修复体 H. 显微镜下观察粘接面形成树脂混合层

(MEPS)、三吖嗪二硫(VBATDT)、含硫环丙烯酰(MTU-6)等。粘接性单体分子构造的一端有和金属发生粘接的亲水性极性基(CO—O,—COOH,—OH,═S),另一端和树脂基质内单体发生共聚合。这些粘接性单体和非贵金属发生良好粘接,但是和贵金属的结合不良。贵金属的粘接比非贵金属困难。有两种方法用于改进贵金属的粘接效果:一是使贵金属表面非贵金属化(贱金属化处理),如表面镀锡处理;二是通过活性物质的涂抹使表面活性化而改性,通常使用"硅涂层"法处理贵金属表面,粘接强度可达 18~30MPa。具体方法是将合金表面用 50μm 直径的氧化铝粉末喷砂粗化、清洁,涂抹氧化硅涂层(silicate coated)进行硅烷化处理(silanated),再与树脂粘接。

四、树脂粘接剂和银汞合金的粘接

树脂与银汞合金的粘接(bonding to amalgam)机制是一种微机械锁合作用,是由于未固化的银汞合金与未固化的粘接剂在未固化之前相互混合而形成的。主要用于银汞合金粘接修复技术(bonded amalgam restoration)。此技术无需制备太多的固位形。粘接剂的使用可以减少银汞充填体的边缘渗漏。由于银汞合金不透明无法透过可视光而达到树脂的光固化目的,因此必须选择化学固化型粘接体系。

五、树脂粘接剂和瓷的粘接

瓷粘接(bonding to ceramic)体系可以用于粘接瓷嵌体、瓷高嵌体、全瓷冠桥、瓷贴面及瓷质正畸装置。强大而持久的固位力是全瓷修复体获得良好临床效果的重要条件。相对于其他修复类型来说,可靠的粘接系统对全瓷修复体的意义更大。全瓷修复体的粘接与各种瓷表面处理方法和树脂粘接剂的选择息息相关。不同的全瓷材料需要不同的处理方法才能获得最佳的粘接效果。目前,树脂粘接剂是使用最多的全瓷粘接剂。

瓷的种类繁多,包括硅酸盐类瓷、氧化铝基瓷、氧化锆基瓷。采用相同处理方法时同一类瓷的不同产品与树脂粘接材料的粘接强度没有明显差异;而不同种类的瓷采用同一种处理技术所获得的粘接强度明显不同。因此,不同种类的瓷在粘接时处理方法需分别对待。通常的瓷处理方法主要是针对富含硅相的硅酸盐类瓷,硅酸盐类瓷的粘接强度大于新型高强度的氧化铝瓷和氧化锆瓷。

(一) 瓷粘接的原理

树脂粘接剂与全瓷形成粘接力的原理主要有以下几种,但究竟哪一种起主要作用,根据全瓷的材料不同而异。

1. 机械锁合作用　树脂粘接剂渗入经过表面处理的粗糙甚至具有微孔的瓷表面并固化后,形成树脂的嵌入突而产生嵌合效果。

2. 化学性结合　树脂粘接剂直接或借助偶联剂与经过处理的瓷表面发生化学反应而形成结合。

3. 物理性吸附和润湿作用　树脂粘接剂的分子与瓷表面分子间的距离缩小到极小的程度(如达到 2~3Å)时,就会因分子间产生的范德华力而产生黏附作用。

(二) 瓷表面预处理

陶瓷是一种高表面能的材料,但是其所含的杂质对其表面能影响较大。新鲜瓷表面在空气中会很快吸附气体与污物,使材料表面能降低,浸润性变差。因此,粘接前必须对陶瓷表面进行预处理,去除表面吸附物,暴露新鲜表面。

预处理的常用方法有以下几种:

1. 用 50μm 的氧化铝微粒喷砂,使瓷表面粗糙化。喷砂可以增加材料的粗糙度和粘接面积,去除表面污染物。

2. 用 5%~9% 的氢氟酸蚀瓷表面(图 3-0-3A)。

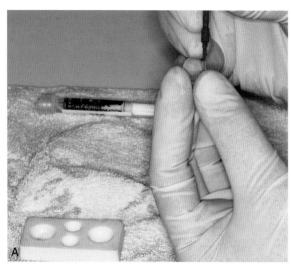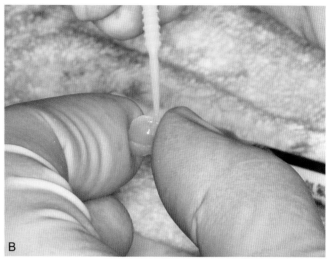

图 3-0-3 瓷修复体组织面的处理
A. 氢氟酸处理 B. 硅烷偶联剂处理

氢氟酸(HF)能选择性的与瓷基质中的硅相发生反应产生四面体的氟硅酸盐,形成瓷表面多孔的不规则结构,增加了粘接面积,方便了粘接剂的渗入。因此,常被用于硅酸盐陶瓷的表面处理,然而对于非硅酸盐陶瓷,因其不含或仅含少量的硅相,故氢氟酸酸蚀不能充分粗糙此类瓷。

(三) 硅烷偶联剂

在瓷表面预处理后,需要在被粘接面涂布酸性硅烷水溶液状偶联剂(图 3-0-3B)。偶联剂是指在特定条件下产生活性基团,能与粘接界面两侧的粘接物发生化学结合,从而提高界面结合强度的一类化合物。在瓷的粘接修复中常用的是硅烷偶联剂(silane coupling),它是硅酸盐系陶瓷树脂粘接中的重要处理方式。目前可用于瓷修复的偶联剂和树脂粘接剂的种类繁多。

硅烷偶联剂在特定条件下可以生成两种活性基团,分子一端的甲氧基在水解条件下形成硅醇基团(Si—OH),能够和 SiO_2 表面的羟基缩合形成硅氧烷桥(Si—O—Si)连接瓷表面。分子另一端的有机基团能与有机树脂单体发生共聚反应连接树脂表面。此外,硅烷偶联剂能产生几个单层,凝结成互相交联的硅氧低聚物,同时还能增强树脂在瓷表面的浸润性。树脂和硅酸盐类瓷的粘接强度为 20~40MPa。

由于非硅酸盐系陶瓷(氧化铝基瓷、氧化锆基瓷)中不含或仅含少量的硅元素,常规方法使用硅烷偶联剂所起的作用相对小得多。

(四) 硅酸盐类瓷的粘接

传统的瓷表面粗糙处理和活性化处理的方式均适用于硅酸盐类瓷的粘接。即先用 50μm 的氧化铝微粒喷砂粘接面,使瓷表面粗糙化,再用 5%~9% 的氢氟酸酸蚀瓷表面。然后涂抹硅烷偶联剂,选择适当的树脂粘接剂粘接。

(五) 氧化铝瓷的粘接

由于成功应用于硅酸盐系陶瓷的表面酸蚀处理技术不能充分粗化氧化铝瓷的表面,氧化铝瓷不含或仅含少量的硅,硅烷偶联剂的应用也不会明显提高其与树脂间的结合强度,所以硅酸盐类瓷的表面预处理方法对氧化铝基瓷基本无效。采用通常的粘接方法难以达到和硅酸盐类瓷相同的粘接强度。

对于氧化铝瓷的粘接,需要采取以下特殊技术:

1. 喷砂 喷砂可以使氧化铝陶瓷产生活化的粗糙表面,产生较高的粘接强度,这种表面处理方法被视为此类瓷获得持久强大粘接力的必备过程。同时,因为氧化铝瓷中长石质成分较少,强度较高,对表面结构影响较小，表面成分损失少，仅为传统长石质瓷的 1/36，因此这种技术特别适用于此类瓷的表面处理。

2. 表面改性技术　通过表面改性处理——二氧化硅涂层技术，可以提高此类瓷粘接面的硅含量，发挥硅烷偶联剂的化学结合作用，提高粘接强度。目前，二氧化硅涂层技术主要有两种方法：①摩擦化学硅涂层法（tribochemical silica coating），如 Cojet，Rocatec 系统（3M ESPE）。Rocatec 系统基本过程是先用 110μm 的氧化铝（Rocatec-Pre 粉）对瓷粘接面进行喷砂粗化处理，然后用一种特殊的 Rocatec-Plus 粉进行第二次喷砂，最后涂布硅烷偶联剂（Rocatec-Sil）。Rocatec-Plus 粉由 110μm 大小的形态不规则的氧化铝粉加上形态规则的二氧化硅粉组成，喷砂后二氧化硅通过摩擦的方式结合到被处理表面；②热化学硅涂层法，如 Silicoater 系统，其基本过程是先用 110μm 的氧化铝喷砂，然后涂布含有 Cr_2O_3 的二氧化硅颗粒，以烧结的方式使二氧化硅结合到被处理表面，最后涂布硅烷偶联剂。

含粘接性磷酸酯单体（MDP）的树脂粘接剂（如 Panavia 系列）可以直接与陶瓷中的金属氧化物（氧化铝、氧化锆等）形成化学结合，获得牢固耐用的粘接，所以在粘接氧化铝瓷时，建议选用喷砂或表面改性技术预处理瓷表面后，涂布硅烷偶联剂，再选用含磷酸酯单体的树脂粘接系统。

（六）氧化锆瓷的粘接

在现有的陶瓷修复材料中，氧化锆的密度和硬度最大。传统的氢氟酸酸蚀处理对氧化锆陶瓷基本无效。喷砂、偶联剂、Bis-GMA 树脂粘接剂及表面改性技术（如 Rocatec 系统）均无法提供具有耐久性的粘接。有研究发现，在不加任何表面处理（硅烷化处理、喷砂、HF 酸蚀、金刚石钻研磨）的情况下，自固化类树脂粘接剂（如 Superbond C & B，Sun Medical）的粘接强度比其他任何粘接剂都大得多。另外，在喷砂（110μm Al_2O_3，压力 2.5bar）后采用改良的含磷酸酯类单体的树脂粘接剂（如 Panavia，Kuraray；Rely X Ultimate+Single Bond，3M，俗称绿巨人），由于粘接性磷酸盐单体（MDP）可以直接与氧化锆瓷中的金属氧化物形成化学结合，能为氧化锆陶瓷提供较为牢固耐用的粘接。

氧化铝颗粒喷砂是传统用于提升金属材料表面粗糙度的处理方法，很多学者推荐使用此方法用于处理氧化锆表面，喷砂处理后的氧化锆表面粗糙度可以得到提升。但如同表面打磨一样，喷砂处理有可能造成对氧化锆机械性能的影响。目前对氧化锆喷砂处理的研究主要集中在不同的喷砂参数对表面粗糙度以及粘接强度的影响。氧化铝喷砂处理的参数包括氧化铝颗粒的直径，喷砂的气压、角度、距离以及时间等。在使用氧化锆表面喷砂处理时，推荐使用较小直径的氧化铝颗粒。

选择性渗透酸蚀法（selective infiltrated etching，SIE）采用一种热引导过程对氧化锆表面的颗粒进行预压，从而使得熔融玻璃可以从边缘渗透进入氧化锆材料。这些玻璃材料会进一步被氢氟酸酸蚀，从而形成充满颗粒与孔隙的 3D 网格，这些网格可被用于树脂水门汀的机械固位。此法的优势在于它仅仅涉及与熔融玻璃颗粒接触的区域，从而可有效控制被酸蚀区域。Aboushelib 的研究表明氧化锆经过处理后的微拉伸粘接强度为 49.8±2.7MPa，而喷砂处理仅为 33.4±2.1MPa。作者课题组使用 IPS e.max 材料进行改良的选择性渗透处理，同样获得了较高的剪切粘接强度，且在冷热循环后粘接强度没有明显下降，但提高后的粘接强度尚不能证明能抵抗长期的咀嚼疲劳。

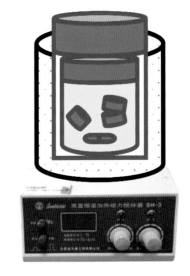

热酸蚀处理（hot etching）是最近被较多学者报道的一种表面酸蚀处理方法，较氢氟酸有更好的酸蚀效果。热酸蚀最早用于酸蚀处理镍铬合金马里兰桥，热酸蚀液由三氯化铁、甲醇和盐酸组成，其反应机制为利用三氯化铁的蚀刻性能，溶解氧化锆表面的颗粒结构，移除高能及排列不规则的氧化锆分子。作者课题组也建立了一种有效的热酸蚀反应模型（图 3-0-4），利用恒温磁力转子和水浴锅提供恒定的 100℃加热并利用磁力转

图 3-0-4　热酸蚀处理模式图

子对酸蚀液进行充分的搅拌。研究证实热酸蚀表面处理可以显著增加氧化锆的表面粗糙度（图 3-0-5A）及树脂粘接强度（图 3-0-5B），配合使用 Panavia F2.0 树脂粘接剂可以有效抵抗冷热循环疲劳导致的粘接强度下降。而且热酸蚀表面处理不会对材料的挠曲强度、表面晶相比例以及细胞毒性产生改变。

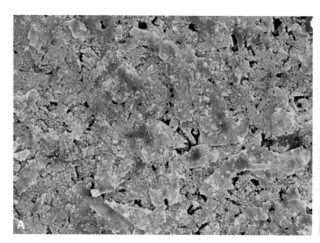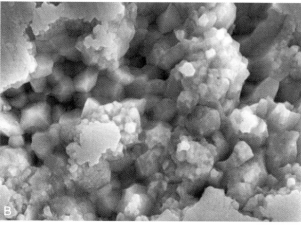

图 3-0-5　热酸蚀处理氧化锆表面 60 分钟后（A），氧化锆结晶体之间出现间隙，表面粗糙度比处理前（B）明显提高（25 000 倍放大图像）

　　此外，还有激光蚀刻、硅涂层处理、专用表面处理剂和粘接剂等提高氧化锆表面粘接强度的研究。但是目前为止，氧化锆的树脂粘接强度尚待继续提高以满足临床应用需要。

本章要点及临床应用提示

　　树脂和釉质粘接主要依靠釉质表面的微机械结构。磷酸酸蚀可以增加釉质表面的粗糙度，增加粘接强度。而牙本质粘接的本质是牙本质表面经过弱酸酸蚀脱钙后，表面胶原网格中有树脂突渗入形成树脂和牙体组织的混合层。硅酸盐类瓷粘接需要氢氟酸对瓷表面进行酸蚀，再通过硅烷偶联剂的分子两侧的疏水和亲水基团连结树脂和牙齿表面。氧化铝瓷和氧化锆瓷表面对氢氟酸的酸蚀作用和硅烷偶联剂反应微弱，树脂粘接强度较低，只能利用机械固位形维持持久的固位效果。金属表面需要喷砂和金属表面处理剂增加树脂粘接强度。

（姜　婷　孔宁华）

参 考 文 献

1. Manuja N, Nagpal R, Pandit IK. Dental adhesion：mechanism，techniques and durability. J Clin Pediatr Dent，2012，36（3）：223-234.

2. Nakamura T, Wakabayashi K, Kinuta S, et al. Mechanical properties of new self-adhesive resin-based cement. J Prosthodont Res，2010，54（2）：59-64.

3. Qeblawi DM, Campillo-Funollet M, Muñoz CA. In vitro shear bond strength of two self-adhesive resin cements to zirconia. J Prosthet Dent，2015，113（2）：122-127.

4. Naumova EA, Ernst S, Schaper K, et al. Adhesion of different resin cements to enamel and dentin. Dent Mater J，2016，35（3）：

345-352.

5. Sahafi A, Peutzfeldt A, Asmussen E, et al.Bond strength of resin cement to dentin and to surface-treated posts of titanium alloy, glass fiber, and zirconia. J Adhes Dent, 2003, 5: 153-162.

6. Blatz MB, Chiche G, Holst S, et al.Influence of surface treatment and simulated aging on bond strengths of luting agents to zirconia. Quintessence Int, 2007, 38: 745-753.

7. Naichuan Su, Li Yue, Yunmao Liao, et al.The effect of various sandblasting conditions on surface changes of dental zirconia and shear bond strength between zirconia core and indirect composite resin. Journal of Advanced Prosthodontics, 2015, 7, 214-223.

8. B YANG, A Barloi, M Kern. Influence of air-abrasion on zirconia ceramic bonding using an adhesive composite resin. Dent Mater, 2010, 26: 44-50.

9. Aboushelib MN, Kleverlaan CJ, Feilzer AJ. Selective infiltration-etching technique for a strong and durable bond of resin cements to zirconia-based materials. J Prost Dent, 2007, 98: 379-388.

10. Ting Jiang, Chao Chen, Ping Lv. Selective Infiltrated Etching to Surface Treat Zirconia Using a Modified Glass Agent. Journal of Adhesive Dentistry, 2014, 16: 553-558.

11. Naoko Kawai, Jie Lin, Hidenori Youmaru, et al.Effects of three luting agents and cyclic impact loading on shear bond strengths to zirconia with tribochemical treatment.Journal of Dental Sciences, 2012, 7: 118-124.

12. Ping Lv, Xin Yang, T Jiang.Influence of Hot-Etching Surface Treatment on Zirconia/Resin Shear Bond Strength. Materials, 2015.

13. Haddad MF, Rocha EP, Assunção WG. Cementation of prosthetic restorations: from conventional cementation to dental bonding concept. J Craniofac Surg, 2011, 22(3): 952-958.

14. Vargas MA, Bergeron C, Diaz-Arnold A. Cementing all-ceramic restorations: recommendations for success. J Am Dent Assoc, 2011, 142(Suppl 2): 20S-24S.

15. Almahdy A, Koller G, Festy F, et al. An MMP-inhibitor modified adhesive primer enhances bond durability to carious dentin. Dent Mater, 2015, 31(5): 594-602.

16. Guo J, Lei W, Yang H, et al. Dimethyl Sulfoxide Wet-bonding Technique May Improve the Quality of Dentin Bonding. J Adhes Dent, 2017, 229-237.

17. Vaidyanathan TK, Vaidyanathan J. Recent advances in the theory and mechanism of adhesive resin bonding to dentin: a critical review. J Biomed Mater Res B Appl Biomater, 2009, 88(2): 558-578. Review.

18. Grégoire G, Dabsie F, Delannée M, et al. Water permeability, hybrid layer long-term integrity and reaction mechanism of a two-step adhesivesystem. J Dent, 2010, 38(7): 526-533.

19. Ikemura K, Tay FR, Hironaka T, et al. Bonding mechanism and ultrastructural interfacial analysis of a single-step adhesive to dentin. Dent Mater, 2003, 19(8): 707-715.

20. Dagostin A, Ferrari M. In vivo bonding mechanism of an experimental dual-cure enamel-dentin bonding system. Am J Dent, 2001, 14(2): 105-108.

21. Nakabayashi N, Nakamura M, Yasuda N. Hybrid layer as a dentin-bonding mechanism. J Esthet Dent, 1991, 3(4): 133-138.

第四章

树脂粘接剂的发展

在树脂粘接剂的发展中伴随着新材料、新剂型、新技术的不断问世和发展(图4-0-1)。医用生物材料学的进步为口腔医学带来了莫大的促进作用,使一个个曾经的愿望成为现实,使局限的临床适应证扩大,使难以解决的问题迎刃而解。粘接材料的发展顺应了口腔临床迫切需求的趋势,也是口腔领域产、学、商共同努力的结果。

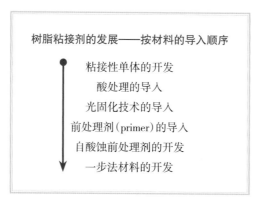

图 4-0-1 树脂粘接剂的发展中材料的导入流程图

粘接系统的发展应该从其处理方式和理念的变化的角度加以理解,也可从临床操作性的改善上来体会。

一、酸处理的导入和粘接性单体的开发

初期的复合树脂的粘接材料由酸蚀剂(etching)和粘接剂(bonding)组成。酸蚀剂主要使用的是磷酸;粘接剂是不含填料的液状树脂,并不含具有粘接性能的所谓粘接性树脂单体。当时的粘接术不对牙本质进行酸蚀,只对釉质施行酸蚀。

1978年,粘接剂——可乐丽菲露(Clearfil)首次问世,临床中采用了对釉质和牙本质均施行磷酸酸蚀的全酸蚀方法,粘接剂采用了具有粘接性的树脂单体(Phenyl-P)。这是历史上首次使用粘接性单体。直到现在,说起全酸蚀,即指用磷酸酸蚀釉质和牙本质的方法。

牙体组织切削后会在切削面形成玷污层(smear layer)。玷污层是牙体预备过程中的热能和局部应力

作用于牙体组织,导致无机物破碎解体、有机物凝固而形成的。一些学者认为玷污层妨碍了树脂材料和牙体组织的接触,同时由于玷污层自身强度差,易造成粘接界面的断裂,所以应该在粘接前去除玷污层。如果不去除玷污层则不能获得良好的粘接效果。通过酸蚀的方法溶解玷污层是必要的步骤。磷酸酸蚀不仅可溶解玷污层,还会在釉质和牙本质表面发生脱钙现象。但是对于牙本质,有一些学者反对去除玷污层,理由是玷污层去除后使牙本质小管开放,小管内液渗出,造成粘接面潮湿,可能阻止树脂的渗透,反而降低粘接强度。因此主张不去除玷污层而是应对牙本质表面进行改性或溶解。

釉质表面脱钙后,釉柱形成凹凸形态,釉质结晶里更进一步形成微细的凹凸结构。粘接剂渗入到这种微细的表面凹凸结构里,硬化后形成机械嵌合力(micro mechanical interlocking effect)。牙本质表面脱钙后无机成分消失,胶原纤维暴露。粘接剂渗入胶原纤维层后硬化,形成树脂浸润层又叫混合层(hybrid layer),产生强大的粘接力。

有学者担心牙本质酸蚀后可能会对牙髓造成刺激。因此提倡釉质仍然用磷酸酸蚀,而对牙本质的处理用 EDTA 来代替。但是,不少研究否定了磷酸酸蚀对牙髓的刺激。在临床操作中,分别对釉质和牙本质进行不同方法的处理也不易实现,显得不现实。

二、预处理剂的导入

磷酸酸蚀牙本质后胶原纤维暴露,在接下来的水洗和干燥操作后,胶原纤维会发生脱水收缩。其结果是造成胶原纤维层的微小空间进一步狭小,使粘接剂渗入困难。粘接剂不能充分渗透到脱钙的牙本质表面则不能形成充分的树脂浸润层,不能获得具有耐久性的粘接效果。

磷酸酸蚀之后,需要涂抹预处理剂(primer),主要利用含有 HEMA 成分的溶液,涂抹后收缩的胶原纤维再度膨润,HEMA 成分的亲水性使得粘接剂向胶原纤维层的渗透更容易,可获得更好的粘接效果。但是即使如此,粘接剂向胶原层的渗透仍然不充分。

为了解决这个问题,湿粘接法(wet bonding)即潮湿状态下的粘接(moist bonding)被开发出来。这是在磷酸酸蚀后用水冲洗表面,然后在并不干燥表面直接涂抹粘接剂或预处理剂。表面暴露的胶原纤维层保持湿润状态,使粘接剂的渗透更加容易。这时为了除去表面的水分,建议重复数次涂抹预处理剂和粘接剂。即使这样,树脂浸润层和粘接层里的水分还可能有残留,引起长期耐久粘接性能的降低。

三、自酸蚀前处理剂的开发

粘接性树脂单体内含有磷酸基或羧酸基等亲水性基团。将这些单体制成水溶液后,会产生氢离子,溶液变成酸性。将这样含有粘接性单体的水溶液作为预处理剂使用,即可以期待获得对牙面的自酸蚀(self etching)效果。1993 年可乐丽公司开发了帕娜碧亚 21(Panavia 21)和可乐丽菲露底粘剂(Clearfil liner bond 2)这两个产品,使自酸蚀预处理剂的使用成为现实。这样既可飞跃性的提高对牙本质的粘接力,对釉质的自酸蚀效果也可获得和磷酸酸蚀类似的粘接力。自酸蚀方法不但节省了酸蚀操作,其后的水洗也成为不必要,使临床粘接操作大大简化。使用磷酸酸蚀时所担心的对牙本质的长期耐久粘接性能的下降也得到了改善。其原因被认为是树脂向牙本质表面脱钙层内的浸润和硬化可以更加充分,树脂浸润层及粘接界面的微渗漏减少,不容易发生老化的缘故。

现在,由 1 液型自酸蚀预处理剂和光固化粘接剂组成的粘接系统在临床操作中占了主流地位。通常需要 20 秒钟的自酸蚀预处理剂的涂抹,这样才能获得自酸蚀效果。在不少产品中,自酸蚀预处理剂的 PH 为 1.5~2.5,这种酸蚀效果比磷酸酸蚀轻得多,当然树脂浸润层(混合层)变得非常薄,但是,粘接性能通常和树脂浸润层的厚度没有直接关系。

自酸蚀处理对牙本质非常缓和,所以术后的牙本质感觉过敏的发生率也非常低。

四、一步法材料的开发

自酸蚀技术的应用,使得粘接性树脂自身也可期待获得自酸蚀效果。在含有粘接性单体的粘接剂内添加水分后,树脂粘接剂变成酸性,成为一步法(one step type)或者全成分一瓶装(all in one type)的粘接剂。一般来讲,一步法粘接剂的粘接性能比由自酸蚀前处理剂和粘接剂构成的两步法粘接系统差一些,但是对于通常的临床使用没有明显的影响。但是,由于粘接性树脂自身含有水分,在聚合前有必要去除水分,为此,在近期的产品中(如 G Bond,GC,Japan),涂抹粘接树脂实施酸蚀后,用不同于以往做法(轻吹干或不完全)的强压气枪来干燥,使粘接树脂层尽可能变薄的做法开始多见。

五、去除预处理剂 HEMA 成分的趋势

HEMA 成分是牙本质表面预处理剂中最常用的成分,利用它的亲水性,增加树脂在牙本质中的浸润性,增加粘接强度。HEMA 的应用使现代口腔粘接学得到了显著的进步。但是近年来的研究发现,HEMA 在树脂聚合后持续存留在混合层中,它会持续吸取水分而使得牙本质小管中的液体上流,同时使树脂软化,造成长期粘接效果的下降。近期有学者提出了去除预处理剂 HEMA 成分(HEMA free)的概念,自酸蚀粘接系统的使用也可限制 HEMA 的使用。但是 HEMA 的替代品是否能充分发挥表面改性的作用从而增加耐久粘接效果的结论还未形成,还需要长期深入的研究。

六、操作步骤的简化

树脂粘接剂由最初的简单的复合树脂成分发展到含有功能性单体的真正的树脂粘接材料,材料组成和操作步骤由简到繁,粘接强度有了明显的提高。但是繁杂的临床操作带来了许多实际工作的不便,从而又引发了简化操作的研究,同时新时代的材料体系也经历了更新理念的过程。随着粘接概念的更新和材料的改进,粘接材料经历了 7 代的发展(图 4-0-2)。

起初的 3 代树脂粘接材料主要是自固化(粉液配合后化学固化)复合树脂,因为没有使用粘接性单体,所以不属于严格意义上的粘接。自从釉质酸蚀技术开始应用于临床,并出现粘接性单体(4-META,Phenyl-P),随着第 4 代粘接剂的临床推广,才开始了真正的粘接时代。

典型的第 4 代粘接系统的操作分为四个步骤,用 37% 磷酸进行釉质酸蚀后,改用弱酸(15% 磷酸、柠檬酸等)进行牙本质酸蚀,再用含有 HEMA 的表面预处理剂涂抹牙本质表面,继而涂抹粘接剂或将两组分的 AB 粘接剂等量混合后涂抹,均匀吹薄,光固化,再进行复合树脂充填或用树脂粘接糊剂进行修复体的粘接。如果粘接面存在金属或瓷结构,对于金属的预处理,需要使用金属处理剂(MDP 等)或贵金属处理剂(硫黄类)加强金属表面的粘接性能;而对于瓷表面的处理,需要在氢氟酸酸蚀后,涂抹硅烷偶联剂提高瓷的粘接强度,再使用树脂水门汀进行粘接。

第 4 代粘接剂虽然粘接效果良好,但是操作复杂费时,给患者带来一定的负担,对于不能很好配合粘接操作的幼儿和身体不便配合性下降的患者尤其不利于操作的充分良好实施。由于材料组分的复杂性,操作中容易出现失误,也可能因操作者的熟练程度影响最终的粘接效果。

第 5 代粘接剂开始对牙本质表面的前处理操作进行简化,一些产品将预处理剂和粘接剂的成分混合,使前处理剂三组分变为两组分。

随着自酸蚀技术的问世,将酸蚀和预处理及粘接操作合为一步的第 6 代粘接系统大大简化了操作步骤,省略酸蚀和冲洗吹干的操作,在充填或粘接前,仅需涂抹一瓶装的单组分自酸蚀粘接剂即可达到良好的粘接效果。

第 7 代

自酸蚀粘接水门汀（etching + primer + bonding + 树脂水门汀糊剂）金属处理剂，瓷处理剂

牙本质无需前处理

单组分自酸蚀树脂水门汀糊剂

第 6 代

自酸蚀预处理剂 self-etching primer
自酸蚀粘接剂 etching + primer + bonding
树脂水门汀糊剂
金属处理剂，瓷处理剂

自酸蚀

牙本质单组分粘剂处理
两组分树脂粘接糊剂

第 5 代

釉质牙本质全酸蚀 conditioner，湿粘接牙本质表面预处理剂
粘接剂合二为一成单组分 adhesive + bond
树脂水门汀糊剂（粉液或双糊剂）
金属处理剂，瓷处理剂

全酸蚀（酸蚀→水洗）

牙本质表面预处理
粘接剂单组分
两组分树脂水门汀糊剂

第 4 代

釉质酸蚀 etching：37% 磷酸
牙本质酸蚀 conditioner：15% 磷酸，柠檬酸 + 氯化铁，马来酸牙本质表面预处理剂 primer：HEMA
粘接剂基质 adhesive，粘接剂 bonding
树脂水门汀糊剂 resin luting agent（粉液或双糊剂）
金属处理剂，瓷处理剂

釉质、牙本质分别酸蚀

牙本质表面预处理
粘接剂两组分
两组分树脂水门汀糊剂
金属、瓷处理剂

图 4-0-2 树脂粘接系统的发展历程——简化操作的流程图

近 20 年来，更有产品将自酸蚀技术和粘接单体混合入充填树脂或树脂水门汀，使树脂水门汀的分子一端带有弱酸性的功能基，形成无需前处理的单组分自酸蚀树脂水门汀糊剂（如 Rely X Unicem，3M），可以简便的用于临床操作。为了控制树脂的固化，产品的包装进行了革新，分别将树脂基质的粉剂和功能性单体液剂封入一个胶囊的两端，中间隔以薄膜，使用时，用专用工具穿破隔膜，将胶囊用离心旋转混合器调和成糊剂后，通过专用注射器注入到粘接面。

但是必须说明的是，简化后的操作可以提高操作的效率，但是还不能提高粘接的强度。从现有的实验结果上看，仍然是三步法系统能获得最大的粘接强度，尤其是对于完整釉质的粘接，最好还是应用磷酸酸蚀之后进行预处理和粘接操作。如果使用自酸蚀粘接系统，则需对釉质表面进行粗糙化处理，去除最表层结构。

本章要点和临床应用提示

树脂粘接系统的发展进程从材料导入顺序看依次经历了粘接性单体的开发、酸处理的导入、光固化技术的导入、前处理剂（primer）的导入、自酸蚀前处理剂的开发以及一步法材料的开发等。树脂系统的发展使材料套装的构成简洁，粘接操作逐步简化，随着自酸蚀技术的发展，粘接操作对牙髓的刺激减小，粘接可靠性得到保证。但是传统的酸蚀后使用表面处理剂及表面粘接剂的三步法粘接的粘接强度依然大于自酸蚀粘接材料的粘接强度。所以对于依靠树脂粘接固位的釉质粘接修复还是推荐使用三步法粘接操作。

附

牙本质粘接界面的老化退变和牙本质粘接抗老化研究进展

牙本质表面在树脂粘接后，经过一段时间会出现粘接力下降而致使修复体脱粘接、周围微渗漏致继发龋、变色、异味等问题。其原因主要源于牙本质粘接界面的老化退变。许多学者对此进行了深入研究，在粘接界面老化退变机制和牙本质粘接抗老化研究方面取得了很大的进展。牙本质粘接界面老化退变的原因和对策简介如附表 4-0-1 所示。

附表 4-0-1　牙本质粘接界面老化退变的原因和对策

老化退变的表现	老化退变的原因	老化退变的对策
树脂渗透不全导致的纳米渗透	全酸蚀粘接能力与渗透能力的不匹配	① 应用乙醇湿粘接技术 ② 粘接界面无机改性，次氯酸盐（NaClO）处理，去除胶原，形成逆向混合层 ③ 酶解粘接界面的蛋白聚糖 ④ 提高粘接剂吹拂气体压力，大于 0.1MPa 吹气压力
粘接树脂的老化退变	① 唾液中的脂酶使粘接树脂中单体的酯键断裂 ② 树脂吸水形成含水树脂	① 提高光照时间 ② 膨胀单体减少树脂收缩
牙本质胶原纤维的暴露，胶原纤维降解	牙本质源金属蛋白酶 MMPs 在粘接过程中被激活，使具有三螺旋结构的胶原纤维失去三螺旋结构的肽段而完全降解	① 提高牙本质降解能力，使用天然胶原交联剂，胶原纤维发生分解或分子间交联后抗酶解能力提高 ② 光谱及特异性的金属蛋白酶抑制剂，如氯己定，可聚合季胺功能单体（quaternary ammonium silane） ③ 混合层下方有抗酸碱侵蚀的条带区，称为 acid base resistant zone（ABRZ），含有 MDP 的树脂可促进界面形成 ABRZ

提高牙本质粘接界面稳定性的策略：①改良粘接的性能；②促进粘接剂在牙本质的渗透；③提高牙本质的耐降解能力。

（附表 4-0-1 中的内容根据空军军医大学陈吉华教授专题讲座整理，在此致谢！）

（田上 顺次　姜 婷）

参 考 文 献

1. Van Dijken JW. A randomized controlled 5-year prospective study of two HEMA-free adhesives, a 1-step self etching and a 3-step etch-and-rinse, in non-carious cervical lesions. Dent Mater, 2013, 29(11):e271-280.

2. Perdigão J. New developments in dental adhesion. Dent Clin North Am, 2007, 51(2):333-357.

3. Ikemura K, Endo T. A review of our development of dental adhesives-effects of radical polymerization initiators and adhesive monomers on adhesion. Dent Mater J, 2010, 29(2):109-121.

4. Vaidyanathan TK, Vaidyanathan J. Recent advances in the theory and mechanism of adhesive resin bonding to dentin: a critical review. J Biomed Mater Res B Appl Biomater, 2009, 88(2):558-578.

5. Pashley DH, Tay FR, Breschi L, et al. State of the art etch-and-rinse adhesives. Dent Mater, 2011, 27(1):1-16.

6. Van Meerbeek B, Yoshihara K, Yoshida Y, et al. State of the art of self-etch adhesives. Dent Mater, 2011, 27(1):17-28.

7. Lopes GC, Baratieri LN, de Andrada MA, et al. Dental adhesion: present state of the art and future perspectives. Quintessence Int, 2002, 33(3):213-224.

8. Daood D, Yiu CK, Burrow MF, et al. Effect of a novel quaternary ammonium silane cavity disinfectant on durability of resin-dentine bond. J Dent, 2017, 14:S0300-5712.

9. Umer D, Yiu CK, Burrow MF, et al. Effect of a novel quaternary ammonium silane on dentin protease activities. J Dent, 2017, 58:19-27.

10. Tian FC, Wang XY, Huang Q, et al. Effect of nanolayering of calcium salts of phosphoric acid ester monomers on the durability of resin-dentin bonds. Acta Biomater, 2016, 38:190-200.

11. Niu LN, Zhang W, Pashley DH, et al. Biomimetic remineralization of dentin. Dent Mater, 2014, 30(1):77-96.

第五章

粘接性树脂水门汀的临床应用优势

树脂粘接具有粘接强度高、边缘封闭性好、边缘充填效果好、美观性好、有广泛的临床应用适应证等多个临床应用优势。

一、粘接强度高

粘接性树脂水门汀粘接强度的发挥和两方面的因素有关,即机械固位力和化学固位力。磷酸锌水门汀等无机水门汀与牙面及修复体表面的粘接只通过表面粗糙的凸凹结构发生机械固位,所以粘接强度低,而自从玻璃离子体水门汀、树脂粘接剂及树脂水门汀问世之后,由于这些水门汀自身的功能性单体及树脂基质成分通过离子交换或树脂浸润层的方式和牙表面发生化学结合、和修复材料表面发生分子结合,显著提高了水门汀与牙表面及修复材料之间的粘接强度。

表 5-0-1 显示了按照国际工业标准测试方法 (ISO/TR11405) 使用各种粘接材料将树脂试片粘接到牙面后的剪切粘接强度 (shear adhesive strength,强度单位为每平方毫米断面积内所受的牛顿力,MPa)。从中可见树脂粘接剂具有最强的粘接强度。当然,粘接强度的测定结果与测验时的方法、条件和测试者的因素等有密切的关系,测试对象和粘接系统不同,粘结强度的变动值和测定误差也很大,不同时间和条件下所得到的粘接强度的绝对值不宜用作粘接材料之间的横向比较,在此仅作为相对值用于比较参考。

表 5-0-1 不同水门汀粘接树脂试片粘接到牙面后的剪切粘接强度 (MPa)

	釉质	牙本质
聚羧酸锌水门汀	2	1.5
玻璃离子体水门汀	3.2~3.9	1~2.5
树脂强化玻璃离子体水门汀	7.1~8.1	8.3
聚合体 (compomer) 水门汀	9.7	
树脂水门汀	8.0~13.3	5.0~13.9

耐久粘接强度 (durable bond strength) 是反映经过长期温湿度变化及反复使用产生疲劳后的粘接强度。耐久粘接强度的高低更关系到长期临床使用后的远期效果。与其他水门汀相比,树脂粘接材料由于具有化学结合、树脂水门汀本身硬度高、吸水和溶解量少、韧性大、物理性能优良,具有更好的耐久粘接强度。

二、边缘封闭性好

粘接性树脂水门汀由于强大的粘接力,充填体或修复体与牙面之间不容易产生微裂隙,可以减小微渗漏,增加边缘的封闭(marginal sealing)效果。

三、具有边缘充填效果

树脂粘接剂中含有无机填料,固化后具有一定的硬度和体积。当修复体边缘的适合性稍差而有少量间隙(通常小于0.1mm)时,用树脂水门汀粘接具有一定的充填(filling)效果。

四、具有多种固化方式

粘接性树脂水门汀具有各种固化和引发固化模式,可以根据临床应用的需要加以选择。例如瓷贴面需要早期初步固化,选择光固化树脂粘接系统;全瓷冠和高嵌体等厚度大于光投射能力有限的修复体,选择自固化和光固化的双重固化树脂粘接系统。在光引导周围初步固化后,深层和内部的树脂粘接糊剂继续光固化进程并同时启动自固化进程,达到完全固化。需要操作时间长的修复体可以选择自固化系统。

五、具有透明性、可调色且美观性好

表面预处理剂为无色透明稀薄液体,树脂粘接剂为透明黄色微黏稠液体,树脂粘接糊剂在聚合后有透明无色、淡色、牙釉色的不同种类。选择使用透明色或淡色糊剂,则粘接后基本不显示牙面和修复体之间的粘接界线,美观性好。对于瓷贴面这样的菲薄修复体,不但容易透过贴面透出其下方的牙本质本色,而且粘接水门汀的色调也会透露出来。所以粘接水门汀自身的色调要美观,必须具备遮色性(opaque)和可调色性(shade matching),通过色调的变化提高修复体的美观性(图5-0-1)。

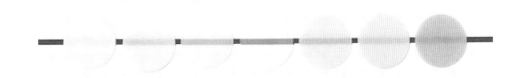

图 5-0-1　多数树脂水门汀产品在聚合后有各种不同的色调,可以具有遮色性,也可以呈现透明性

六、具有广泛的临床应用适应证

树脂粘接材料的临床用途包括以下方面:

1. 釉质粘接　直接树脂饰色(coloring)、直接树脂贴面、间接法树脂贴面的粘接,瓷贴面的粘接,粘接固定义齿的粘接,高嵌体的粘接,松动牙粘接等。

2. 牙本质粘接　窝洞充填前牙本质表面粘接处理以防止微渗漏和继发龋,牙颈部楔状缺损或牙齿重度磨耗的局部粘接充填,嵌体及高嵌体的粘接,全冠的粘接,桩的粘接,树脂核的粘接,间接和直接盖髓治疗时的边缘封闭处理,牙本质敏感症状的处理,折裂牙的粘接等。

3. 金属的粘接　金属粘接桥翼板的粘接,烤瓷冠的修理,金属支架和树脂的粘接。

4. 瓷材料的粘接　烤瓷及全瓷美观性修复体的粘接。

5. 活髓的保存　活髓保存药物的密封,防止微生物的侵入。

6. 正畸粘接　金属带环的粘接,金属托槽的粘接,瓷托槽的粘接,烤瓷冠上托槽的粘接等。

7. 龋齿预防粘接　窝沟封闭等。

8. 骨粘接　骨水泥等。

9. 软组织粘接　软组织伤口粘接处理。

七、树脂粘接系统的临床操作步骤

树脂粘接系统进行修复体粘接时的临床操作步骤如下:

1. 牙表面和修复体表面的物理处理　清扫,喷砂。

2. 酸蚀　釉质表面用 37% 磷酸或釉质处理剂处理,牙本质表面用草酸、鞣酸、柠檬酸等弱酸处理,或釉质和牙本质用全酸蚀法(all etching)处理。

3. 瓷表面用氢氟酸酸蚀后,涂抹硅烷偶联剂。

4. 金属表面尤其是贵金属表面用金属处理剂涂抹。

5. 牙表面涂薄层粘接剂　如 Adhesive、Bond。

6. 牙本质粘接使用自酸蚀粘接剂时,可不使用酸蚀剂而直接涂抹自酸蚀粘接剂。

7. 牙面和修复体粘接面堆放调和好的树脂粘接剂　base+catalyst、粉液型、糊剂型、自固化型、光固化型或双重固化型。

8. 牙本质粘接使用自酸蚀一体型粘接树脂糊剂时,可不做表面酸蚀和粘接处理,直接堆放自酸蚀一体型粘接树脂糊剂。

9. 修复体按压就位。

10. 去除修复体周围多余树脂。

11. 粘接树脂和空气接触面涂抹防氧化剂,遮断树脂粘接材料和氧气的接触,避免未聚合层的遗留。

12. 按照产品说明时间进行各面的可视光照射(自固化型无需光照,按照产品说明等待固化时间)。

13. 清洁修复体和牙面。

14. 冲洗,完成粘接。

本章要点和临床应用提示

树脂粘接修复具有粘接强度高、边缘封闭性好、可固化(自固化、光固化、双重固化)的选择性、良好的边缘充填效果、透明、可调色、美观性好等特点,具有广泛的临床应用适应证。

（姜　婷）

参 考 文 献

1. Uwalaka CO, Karpukhina N, Cao X, et al. Effect of sandblasting, etching and resin bonding on the flexural strength/bonding of novel glass-ceramics. Dent Mater, 2018, 34(10):1566-1577.

2. Yue S, Wu J, Zhang Q, et al. Novel dental adhesive resin with crack self-healing, antimicrobial and remineralization properties. J Dent, 2018, 75:48-57.

3. Alp G, Subaşı MG, Johnston WM, et al. Effect of different resin cements and surface treatments on the shear bond strength of ceramic-glass polymer materials. J Prosthet Dent, 2018, 120(3):454-461.

4. Hironaka NGL,Ubaldini ALM,Sato F,et al.Influence of immediate dentin sealing and interim cementation on the adhesion of indirect restorations with dual-polymerizing resin cement. J Prosthet Dent,2018,119(4):678.e1-678.e8.

5. Panahandeh N,Torabzadeh H,Aghaee M,et al.Effect of incorporation of zinc oxide nanoparticles on mechanical properties of conventional glass ionomer cements. J Conserv Dent,2018,21(2):130-135.

6. Bacchi A,Spazzin AO,de Oliveira GR,et al.Resin cements formulated with thio-urethanes can strengthen porcelain and increase bond strength to ceramics. J Dent,2018,73:50-56.

7. Ferreira-Filho RC,Ely C,Amaral RC,et al.Effect of different adhesive systems used for immediate dentin sealing on bond strength of a self-adhesive resin cement to dentin. Oper Dent,2018,43(4):391-397.

8. Sulaiman TA,Abdulmajeed AA,Altitinchi A,et al.Effect of resin-modified glass ionomer cement dispensing/mixing methods on mechanical properties. Oper Dent,2018,43(4):E158-E165.

9. Tribst J,Anami LC,Özcan M,et al.Self-etching primers vs acid conditioning:impact on bond strength between ceramics and resin cement. Oper Dent,2018,43(4):372-379.

10. Kömürcüoğlu MB,Sağırkaya E,Tulga A. Influence of different surface treatments on bond strength of novel CAD/CAM restorative materials to resin cement. J Adv Prosthodont,2017,9(6):439-446.

11. Roy AK,Mohan D,Sunith M,et al.Comparison of shear bond strengths of conventional resin cement and self-adhesive resin cement bonded to lithium disilicate:an in vitro study. J Contemp Dent Pract,2017,18(10):881-886.

12. Özdemir H,Yanikoğlu N,Sağsöz N. Effect of MDP-Based Silane and Different Surface Conditioner Methods on Bonding of Resin Cements to Zirconium Framework. J Prosthodont,2017,24.

13. de Lima E,Santos R,Durão M,et al.Universal cements:dual activated and chemically activated. Acta Biomater Odontol Scand,2016,2(1):125-129.

14. Murillo-Gómez F,Rueggeberg FA,De Goes MF. Short- and long-term bond strength between resin cement and glass-ceramic using a silane-containing universal adhesive. Oper Dent,2017,42(5):514-525.

15. Zanatta RF,Lungova M,Borges AB,et al.Microleakage and shear bond strength of composite restorations under cycling conditions. Oper Dent,2017,42(2):E71-E80.

16. Bulut AC,Atsü SS. The effect of repeated bonding on the shear bond strength of different resin cements to enamel and dentin. J Adv Prosthodont,2017,9(1):57-66.

17. Almulhim KS,Oliveira-Haas L,Farhangpour A. Effect of resin cement,aging process,and root level on the bond strength of fiber-posts:An in vitro study.Am J Dent,2016,29(5):255-260.

18. Sohrabi A,Amini M,Afzali BM,et al. Microtensile bond strength of self-etch adhesives in different surface conditionings. Eur J Paediatr Dent,2012,13(4):317-20.

19. Nirupama C,Kavitha S,Jacob J,et al. Comparison of shear bond strength of hydrophilic bonding materials:an in vitro study. J Contemp Dent Pract,2012,13(5):637-43.

20. Pashley DH,Tay FR,Imazato S. How to increase the durability of resin-dentin bonds. Compend Contin Educ Dent,2011,32(7):60-4,66.

21. Wang XY,Yue L. Correspondence between advances of dental composites and adhesives and clinical guidelines for direct restorations. Zhonghua Kou Qiang Yi Xue Za Zhi,2018,53(6):374-380.

22. Manso AP,Carvalho RM. Dental Cements for Luting and Bonding Restorations:Self-Adhesive Resin Cements. Dent Clin North Am,2017,61(4):821-834.

23. Blatz MB,Vonderheide M,Conejo J. The Effect of Resin Bonding on Long-Term Success of High-Strength Ceramics. J Dent Res,2018,97(2):132-139.

24. Pei DD,Liu SY,Yang HY,et al. Effect of a nano hydroxyapatite desensitizing paste application on dentin bond strength of three self-etch adhesive systems. Zhonghua Kou Qiang Yi Xue Za Zhi,2017,52(5):278-282.

25. Rohr N,Fischer J. Tooth surface treatment strategies for adhesive cementation. J Adv Prosthodont,2017,9(2):85-92.

26. Campos F,Valandro LF,Feitosa SA,et al. Adhesive Cementation Promotes Higher Fatigue Resistance to Zirconia Crowns. Oper Dent,2017,42(2):215-224.

27. Cavalli V,Silva BG,Berger SB,et al. Effect of Adhesive Restoration and Bleaching Technique on the Concentration of Hydrogen Peroxide In the Pulp Chamber. Oper Dent,2017,42(2):E44-E54.

28. Saffarpour A,Saffarpour A,Kharazifard MJ,et al. Effect of a Desensitizing Varnish on Microleakage of Two Self-Etch Adhesives. J Dent(Tehran),2015,12(11):807-814.

29. Tandon V,Lingesha RT,Tangade PS,et al. Effect of Adhesive Application on Sealant Success:A Clinical Study of Fifth and Seventh Generation Adhesive Systems. J Dent(Tehran),2015,12(10):712-719.

30. Guo J,Lei W,Yang H,Huang C. The application of universal adhesives in dental bonding. Zhonghua Kou Qiang Yi Xue Za Zhi,2016,51(3):189-192.

31. de Lacerda AJ,da Silva Ávila DM,Borges AB,et al. Adhesive Systems as an Alternative Material for Color Masking of White Spot Lesions:Do They Work？ J Adhes Dent,2016,18(1):43-50.

32. Liu HL,Liang KN,Cheng L,et al. The adhesive properties of two bonding systems to tetracycline stained dentin. Zhonghua Kou Qiang Yi Xue Za Zhi,2016,51(1):42-45.

第六章

树脂粘接系统的选择与比较

目前,口腔材料市场上销售的树脂粘接系统有数十种,且不断有新产品或现有产品的更新换代出现。种类虽多,但万变不离其宗。口腔树脂粘接系统均由基本的 Bis-GMA 类、羧酸酯类(carboxylic acid esters)和磷酸酯类(phosphoric acid esters)变化而出。这些粘接系统各具特色,各有优缺点,在临床使用中应该针对不同的临床适应证进行选择,发挥不同产品的特长,避免其不足。如果选择不当,则可能使粘接效果下降,也可能出现对牙髓的有害刺激。

对粘接系统的要求有多个方面。粘接强度、生物相容性、美观性和颜色丰富程度、操作的便利性、性价比等都是选择粘接系统的标准。其中粘接强度和生物相容性是最关键的标准。修复体的机械固位力或牙体组织粘接面的机械固位形越差,对粘接强度的要求就越高。在活髓牙粘接中,剩余牙本质厚度越薄,粘接材料就越容易对牙髓产生影响。使用者对于粘接系统化学组成的了解,对其物理和生物性能的理解,有助于获得安全、有效的长期临床粘接效果。

> **树脂粘接系统的选择标准**
>
> 粘接强度
> 生物相容性
> 美观性
> 操作性
> 性价比

一、粘接强度和耐久粘接强度

(一)反映粘接强度的物理指标

1. 按照国际工业标准　有以下相关的反映粘接强度的检测项目:

(1)拉伸粘接强度(ISO 6922)。

(2)微拉伸粘接强度。

(3)剪切强度(ISO 4587,ISO 11003-2)。

(4)剥离粘接强度(ISO 8510,ISO 11339,ISO 4578)。

(5)冲击(压缩)粘接强度(ISO 9653,ISO 11343)。

(6)楔形破坏粘接强度(ISO 10354)。

(7)扭转粘接强度(ISO 11003-1)。

(8)疲劳粘接强度(ISO 9664)。

(9)破坏方式观察(ISO 10365)。

2. 最常用的粘接强度检测方法　有以下几项(图 6-0-1,表 6-0-1):

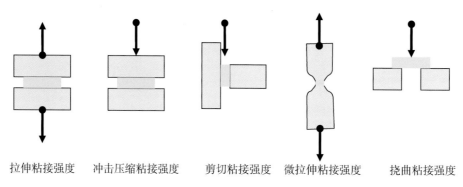

拉伸粘接强度　　冲击压缩粘接强度　　剪切粘接强度　　微拉伸粘接强度　　挠曲粘接强度

图 6-0-1　各种粘接强度试验方法示意图

表 6-0-1　不同试验方法所测得的树脂水门汀的粘接强度

	压缩粘接强度(MPa)	挠曲粘接强度(MPa)	拉伸粘接强度(MPa)	剪切粘接强度(MPa)
釉质	206.8~234.8	58.3~94.4	12.4~13.5(吉田) 25.2(Yapp)	21.5(Rajech)
牙本质	—	—	5~13.9(吉田) 18~20.2(Yapp)	24.5(Rajech) 14~25(会田)

(1)拉伸粘接强度(tensile bond strength):通常制作粘接面直径为 3~5mm 的圆柱形试片,从相反方向牵拉粘接面,测量粘接面或试片破坏时的力量大小。由于容易发生试片本身的破坏等问题,现在倾向于使用微拉伸强度试验。

(2)微拉伸粘接强度(micro-tensile bond strength,μTBS):是 1994 年由日本学者 Sano 开发的检测方法。将试片切割成粘接面直径仅为 0.5~1mm 的纺锤形,然后进行拉伸试验,可以大大提高试验的准确性和应用范围,现在被国际上普遍采用(图 6-0-2)。

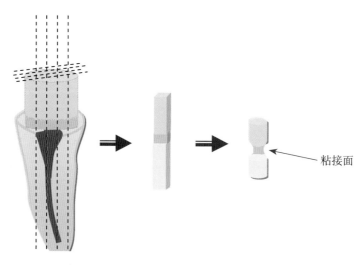

粘接面

图 6-0-2　微拉伸粘接强度试件制作流程示意图

（3）剪切强度（shear bond strength）：通常制作粘接面直径为 3~5mm、厚度为 2mm 的圆柱形试片，粘接到牙面上后，在生理盐水中浸泡 24 小时，再使用专用单刃状钢具沿着粘接面方向向粘接面施力，测量粘接面或试片破坏时的力量大小，同时用实体显微镜观察粘接破坏的情况再进行分析。现在也有学者（McDonough，1998）使用微剪切粘接强度试验方法，将试片粘接面直径减少到 0.7mm。这样可以利用标本牙制作多个试片，也可以减少试片本身的破坏，提高试验的准确性。

（4）挠曲粘接强度（flexure bond strength）：利用三点受力，测量粘接面破坏或脱粘接发生时的力量大小。

粘接强度的计算方式如下：

$$粘接强度（MPa）= 粘接破坏时的应力（N）/ 断面积（mm^2）$$

先将粘接物通过树脂粘接剂或水门汀粘接到新鲜离体牙的牙本质表面，再将牙纵剖成数个同等大小的柱状体，使粘接面位于中央，然后将粘接面切削成断面积为 0.5~1mm^2 的纺锤状，在微拉伸试验机上测定微拉伸粘接强度。

（二）耐久粘接强度

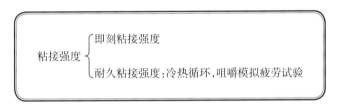

1. 长期临床应用观察　粘接材料不仅要求有较高的初始粘接强度，而且在口腔复杂环境中长期使用后仍能维持粘接效果，这样才能符合临床需要。粘接效果的长期稳定性和持久性可以通过长期的临床应用效果观察来检验。但是获得良好的临床长期观察效果是一个比较困难的工作，需要制订严格符合循证医学要求的临床研究计划，需要在随机分组、双盲对照、起点一致、试验条件一致等各项严格要求下长期坚持进行才能获得可信的结果。

2. 在体外模拟长期应用后检测粘接强度　因为实际长期临床观察的困难性和需要较长时期，为了尽快了解一个材料的长期使用效果，模拟口腔环境（simulation of oral environments）和施加口腔各种负荷的体外疲劳试验（anti-fatigue experiments）可以提供一个相对可信的参考结果。

口腔环境是复杂的特殊环境。除了反复的切割、咀嚼、研磨负荷之外，修复体和充填体还要经受反复的温度、湿度、酸度的变化。唾液作为溶液，其中的生物酶也对粘接材料的溶解起作用。因此，实际临床应用中所面临的问题要比实验室检测时所附加的干扰因素复杂得多。如果可能，体外试验应该加入这些可能的干扰因素进行长期疲劳加载观察，但是现有的试验条件还不能完全模拟口腔的环境变化。现在可以实现的体外疲劳加载试验通常是赋予温度变化和反复负荷力加载，在一定程度上模拟长期使用的疲劳加载效果。

笔者等研制的 TCML 冷热循环咀嚼模拟疲劳载荷试验机（图 6-0-3）可以通过控制喷淋到试件上的冷热水温度变化（5~55℃），通过负荷加载头反复给试件施加压力或拉力，可以对多个试件同时进行连续反复的加载试验。同时，由于加载工作区的平台可规律性平行移动，当加载头受载荷总量落下而沿牙的咬合面滑动时，加载头的运动轨迹可以模拟额状面咀嚼循环轨迹，加载速度可以模拟咀嚼循环中的"慢 - 快 - 慢"的时相变化。

经过模拟加载试验后，可以将试件卸下，在精密数控万能试验机（universal instron machine）或微拉伸试验机等检测仪器上检测试件的压缩粘接强度、剪切粘接强度或微拉伸强度，测定粘接系统的耐久粘接强度。也可在咀嚼模拟试验机上观察粘接面的变化，记录在模拟咀嚼负荷下发生粘接面明显变化甚至脱

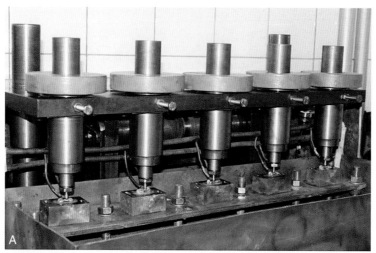

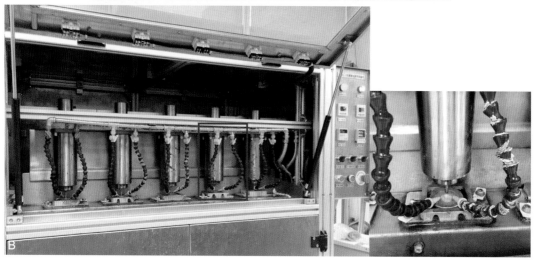

图 6-0-3　冷热循环咀嚼模拟疲劳载荷试验机（由北京大学口腔医学院研制）

A. 第一代　B. 第二代

粘接时的负荷次数，计算出现粘接破坏时换算成的临床应用时间。利用显微镜对粘接面破坏模式（broken models）进行微观观察，可以分析粘接破坏的原因。

通常粘接破坏发生在三个位置：①牙面和粘接材料之间的界面（adhesion between interfaces）；②粘接材料内部（cohesion）；③粘接材料和修复体之间的界面（adhesion between interfaces）。在金属粘接中，通常会发生粘接材料和金属面之间的脱粘接。

（三）各种修复材料和牙体组织的树脂粘接强度

各种材料的粘接强度取决于材料和树脂的粘接强度。当修复体是金属材料或瓷材料时，使用树脂粘接材料进行粘接后，树脂和牙面的粘接强度往往大于树脂和修复体的粘接强度，修复体和牙面的脱粘接常常发生在树脂和金属或瓷的界面上。表 6-0-2 显示了树脂、非贵金属、贵金属、硅酸盐瓷、氧化锆瓷的树脂粘接剪切强度的参考数据；表 6-0-3 显示了各种修复材料的树脂拉伸粘接强度的参考数据。粘接强度的测定结果与检测时的方法、条件和测试者的因素等有密切的关系，测试对象和粘接系统不同，粘接强度的变动值和测定误差也很大，不同时间和条件下所得到的粘接强度的绝对值不宜用作粘接材料之间的横向比较，在此仅作为相对值用于比较时的参考。

表6-0-2　各种修复材料的树脂粘接剪切强度（MPa）

树脂	镍铬合金	钛合金	金合金	硅酸盐瓷	氧化铝瓷	氧化锆瓷
12~17	5.5		4.7	12~13（8%HF 处理） 40~50	18~39（Rocatec 处理）	9.7~12.7（喷砂、疲劳试验） 15（Rocatec 处理） 19.9（自酸蚀水门汀）

表6-0-3　各种修复材料的树脂拉伸粘接强度（MPa）

镍铬合金	钛合金	金合金	硅酸盐瓷	氧化铝瓷	氧化锆瓷
18.27（24h，喷砂）	25			30.6~33.0（Rocatec 处理） 12~18（Rocatec 或硅烷处理） 18~39（Panavia F 最高）	24.6~26.7（30μm 氧化硅喷砂） 15~23

各种修复材料和牙面的粘接强度不同，从强到弱的顺序排列如下：

树脂材料或玻璃纤维加强复合树脂材料 > 硅酸盐类瓷 > 氧化物类瓷（氧化铝、氧化锆）> 金属。

金属中粘接强度的顺序为：非贵金属 > 贵金属 > 钛合金或纯钛。

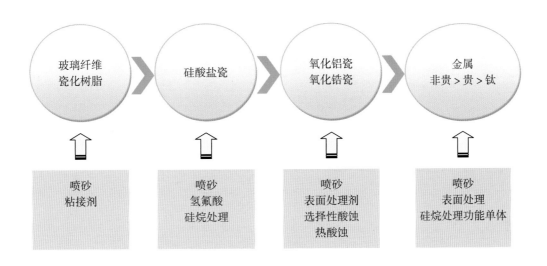

临床上可以采取以下一些表面处理的方式提高各种修复体的粘接强度：

1. 树脂类材料　通过表面喷砂（50μm 氧化铝粉末）。

2. 金属类材料　通过表面处理（非贵金属喷砂，贵金属热处理、镀锡等贱金属化处理）、涂抹金属处理剂（贵金属表面使用硫黄类处理剂，如 V Primer、Metal Primer、Alloy Primer；非贵金属表面可不涂抹处理剂或涂抹含有 MDP 类的处理剂，如 Metal Primer、Alloy Primer）。

3. 硅酸盐类瓷　通过表面氧化铝粉末喷砂、氢氟酸酸蚀、涂抹硅烷偶联剂；2.5%~10% 的氢氟酸酸蚀，可选择性的溶解瓷表面的玻璃相，形成不规则的蜂窝状，既扩大了粘接面积又增加了机械固位。氧化铝硬而成不规则状，可以使瓷表面粗糙。有文献报道使用 50μm 的氧化铝粉末喷砂后可提高剪切强度 90%。

4. 氧化物类瓷　表面喷砂后可以在一定程度上清洁表面，但是粗化效果不明显，对氢氟酸酸蚀也没有明显反应。市场上出现的专门针对氧化铝瓷和氧化锆瓷的表面处理剂有望提高氧化物瓷的粘接效果。摩擦化学涂层技术（Rocatec，Espe）为氧化铝瓷粘接面被覆一层硅离子，可以提高氧化铝瓷的粘接效果。而氧化锆瓷的粘接可以使用自固化类的树脂粘接水门汀，如 Panavia 21 等。

二、树脂粘接材料的牙髓生物安全性

树脂和牙本质的粘接机制是树脂突浸润到牙本质小管表面的脱钙胶原纤维和牙本质小管中,形成嵌合和分子间反应而产生粘接力。树脂基粘接剂及水门汀通过混合层长期密切与牙本质接触。牙本质 - 牙髓复合体具有特殊结构,牙本质小管中分布有牙髓细胞的末端,与牙本质小管的接触就意味着和牙髓的接触。

临床上,近髓时使用树脂基材料后,有时会出现术后过敏的现象;有时甚至发展为慢性牙髓炎,甚至牙髓坏死。例如在活髓牙全冠、嵌体等修复中,常需要磨除大量牙本质,造成近髓状态。而在近髓状态下,多种修复体的粘接或直接充填物的粘接处理,尤其是美学修复中全瓷修复体的粘接,均需要使用树脂基粘接剂或(和)树脂水门汀。树脂基粘接剂或水门汀的牙髓生物安全性高低是影响长期临床成功率的重要因素之一。

对于树脂充填后的牙髓进行性炎性改变,不同学者之间有不同的观点。有人认为是树脂材料本身的刺激;也有一些学者认为其主要原因不是材料的刺激性,而是由于充填体或修复体边缘密闭性不良,发生了微渗漏(micro leakage),由唾液带入污染物,细菌及其代谢产物刺激牙髓发生炎症。树脂粘接剂和胶原纤维支架相互嵌合形成混合层,成为牙本质小管的密封屏障,可以防止微渗漏的发生。按照微渗漏原因学说,由于树脂粘接材料可产生良好的边缘封闭效果,在彻底消毒处理后,如果没有微渗漏发生就阻断了细菌的侵入,就应该不存在对牙髓的炎性刺激,不会发生充填或粘接之后的牙髓炎。但是根据现有的研究结果和临床应用,并不能得出肯定而明确的结论。

另外,长期以来,当深龋的治疗中发生意外露髓或在修复体基牙预备过程中发生意外露髓时,一般认为牙髓的无菌状态不易保持,容易发生一过性或不可逆性的牙髓炎并不易恢复。所以,通常需要去除牙髓组织施行根管治疗。牙髓的丧失使牙髓来源的神经血管供应丧失,失去内部营养系统,牙齿容易变脆、变色。为了避免死髓牙的劈裂,又进一步需要桩核冠修复。结果由于意外露髓而扩大了治疗范围,损坏了牙齿的健康。为了保存牙髓,也有部分情况尝试使用盖髓剂(pulp capping)保留牙髓的。

1930 年 Hermann 首次使用氢氧化钙成功用于活髓牙盖髓治疗以来,其已被广泛应用于临床。但是,现有盖髓剂(氢氧化钙)存在以下缺点:机械性能较弱,随着时间的推移约 1~2 年后容易溶解。盖髓剂下方生成的牙本质桥大多为有隧孔样结构,影响其远期封闭能力,50% 的患牙会由于微渗漏,出现牙髓感染和坏死。近年来出现的用组织工程方法(tissue engineering)和替代材料进行的直接盖髓的尝试显示对修复性牙本质的形成有良好的应用前景。

在使用组织工程方法促进修复性牙本质形成及促进牙髓恢复后,是否能利用树脂粘接剂和树脂水门汀的边缘封闭作用,进一步阻断微渗漏发生的可能,以提高直接盖髓的成功率,是非常值得深入研究的。

目前,有不少文献报道了树脂基粘接材料的牙髓安全性研究结果。主要包括以下几个方面:①树脂粘接剂或水门汀的体外细胞毒性研究(cytotoxicity test);②树脂粘接剂用于近髓粘接或间接盖髓的牙髓活性研究;③试验性露髓后直接盖髓,动物或人牙的牙髓活性研究。细述如下:

(一) 树脂粘接剂或水门汀的体外细胞毒性研究

不同的树脂粘接剂及树脂粘接水门汀在固化前和固化过程中对体外培养的 L929 成纤维细胞及人牙髓细胞均有较强的毒性,表现在细胞增殖率明显下降。固化后,无论是树脂粘接剂还是树脂基水门汀,对牙髓细胞的增殖率影响均轻微,细胞毒性较低,和阴性对照相比没有显著性差异。

如用 MTT 法测试牙本质粘接剂 Single Bond 原液对人牙髓细胞的毒性,结果细胞增殖率明显降低(Cavalcanti,2005)。在笔者课题组所完成的研究中发现,具有聚羧酸基的树脂基水门汀 Super Bond C&B,具有磷酸酯基的树脂水门汀 Panavia F,自酸蚀水门汀 Rely X Unicem,在固化过程中提取的浸提原液对人牙髓细胞均具有较强的细胞毒性。细胞增殖率在 50% 以下,按照五级毒性评定标准看,属于 3 级或 4 级。但不同材料之间细胞增殖率有显著性差异,以 Super Bond C&B 毒性最低。随着稀释倍数增加,对细胞的毒性降低,各浓度间存在显著性差异,25% 稀释液的牙髓细胞增殖率均有明显上升,恢复到轻微毒性程度。对于固化后的树脂基水门汀 Super Bond C&B、Panavia F、和 Rely X Unicem,浸提原液对细胞增殖率仅有轻微的细胞毒性,不同浓度和不同材料之间差异无显著性(孔宁华和姜婷,2006)(图 6-0-4,图 6-0-5)。

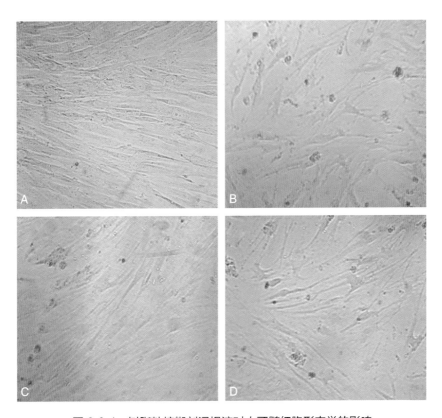

图 6-0-4 树脂粘接糊剂浸提液对人牙髓细胞形态学的影响
A. 阴性对照 B. Panavia F C. Chemiace D. SuperBond C&B

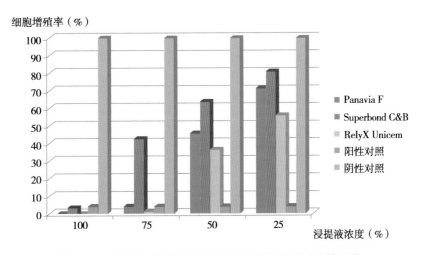

图 6-0-5 树脂粘接糊剂浸提液对人牙髓细胞增殖率的影响

用 MTT 法测试牙本质粘接剂 Clearfil SE Bond、Heliobond、Prime & Bond NT、Single Bond、Syntac Single Component，固化后的浸提液对体外培养人牙髓细胞影响时发现，仅有轻微毒性作用，以 SE Bond 毒性最低（Huang，2002），对体外培养的 L929 成纤维细胞也仅有轻微毒性作用，也是以 SE Bond 毒性最低（代慧珍，2004）。

（二）树脂粘接剂用于近髓粘接或间接盖髓的牙髓活性研究

一些动物实验及临床实验表明，牙体预备后剩余牙本质厚度（remaining dentin thickness，RDT）是决定牙髓创伤严重程度的主要决定因素，牙髓不良反应与 RDT 成反比。当剩余牙本质厚度大于 0.5mm 时，某些种类的牙本质粘接系统如 All Bond 2（Hebling，1999）、One step（Costa，2003）、single bond（Costa，2002）用于间接盖髓是安全有效的。自酸蚀牙本质粘接系统比全酸蚀牙本质粘接系统更安全，而全酸蚀后，牙本质粘接剂 One Step，Prime &Bond NT 对牙髓有轻度的刺激（Hebling，1999；黄翠，2004）。

（三）实验性露髓后直接盖髓的动物或人牙的牙髓活性研究

关于实验动物和人牙用牙本质粘接剂进行的直接盖髓的牙髓活性实验，现有文献显示出截然不同的研究结果。一些研究显示树脂粘接剂安全有效，如使用牙本质粘接剂（Clearfil liner bond 2）在猴牙内直接盖髓（Akimoto，1998）；SE Bond 在 Beagles 犬牙内直接盖髓（陆玉，2005）后 2~3 个月，均显示牙髓组织健康，穿髓部位的牙髓组织表层形成和用氢氧化钙盖髓后相似的牙体硬组织。另一些研究则显示用牙本质粘接剂直接盖髓后牙髓出现炎症反应，无牙本质桥形成，如在猴牙内直接盖髓（Araujo，1999）、用牙本质粘接剂 UB（国产）和 Adaper Prompt 在犬牙内直接盖髓（何惠明，2005）。Medina 比较了 7 种牙本质粘接剂直接盖髓后的牙髓炎性状态发现，4 种含有 BIS-GMA（Single Bond、One step、Perme Bond F、One-up）的粘接剂与牙髓组织均具有良好的生物相容性，未引起或仅引起轻度的牙髓炎症，并且像氢氧化钙一样能够诱导牙髓形成牙本质桥；而另外 3 种含 UDMA 的粘接剂（AQ Bond、Imperva Fluorobond、Prime &Bond）在直接盖髓后，牙髓出现重度炎症表现，并且没有牙本质桥形成。从而提示牙髓对不同种类的牙本质粘接剂有不同的反应，选择具有良好生物相容性的牙本质粘接剂就成为治疗成功的前提。

综上所述，现有的研究已经获得的结论有以下内容：①固化前的牙本质粘接剂或树脂水门汀原液均具有较强的细胞毒性，稀释后毒性明显降低，不同的粘接剂及树脂水门汀的细胞毒性明显不同，以 Super Bond C&B 为低。②固化后的树脂基材料的细胞毒性明显降低，而且树脂粘接材料之间没有显著性差异。③剩余牙本质厚度是决定牙髓健康状态的重要因素，但是某些树脂粘接材料可以成功的用于间接盖髓和直接盖髓。无论是间接盖髓还是直接盖髓，自酸蚀牙本质粘接系统比全酸蚀牙本质粘接系统更安全，某些含有 BIS-GMA 的牙本质粘接剂在直接盖髓后不引起牙髓的炎性改变，而且有修复性牙本质桥的形成。

三、操作性

临床中操作的简易性和稳定性是重要的操作性能评价标准。简易性主要看材料的组成、材料调和及操作的方便性；稳定性是指少受或不受操作者技术熟练程度的影响（low handling sensitivity），在不同的时间和环境条件下都能发挥相似的所期待的材料性能。

1. 组分少，操作步骤少可以简化操作，提高效率，如自酸蚀粘接剂、一瓶装粘接剂、单糊剂粘接水门汀均可使操作简化。

2. 双糊剂自动调和装置和形态　便捷的水门汀输送器可提高粘接操作的准确性和方便性，减小操作压力。

3. 光固化和双重固化粘接糊剂可以通过光照掌握固化时间，可以在需要的时间内达到早期固化，有利于操作者灵活掌握操作进程。

4. 聚羧酸锌水门汀等材料中选择工作时间长，硬化时间短的产品可以提供充分的操作时间，并且修复体粘接后等待的时间短,缩短了椅位占用时间。

5. 树脂粘接水门汀糊剂中具有多种色调和透明性的产品,可以提高修复的美观效果,增加选择的范围和灵活度。

四、树脂粘接材料的临床应用选择

(一) 固位形不良修复体的粘接(图 6-0-6)

根管治疗牙或牙冠大面积缺损牙,甚至残根的修复需要全冠形态的修复,隐裂牙需要全冠保护。全冠的固位依靠机械固位和粘接固位。当全冠的基牙预备体有较好的固位形,牙冠轴面有 3mm 以上的垂直高度和 2°~12° 的聚合度时,机械固位效果良好。使用无机水门汀或玻璃离子体水门汀就可获得长期的固位效果。但是当不具备良好的固位形而又需要行全冠修复时,如临床牙冠短、殆龈间隙小、余留牙体组织少,不能获得冠边缘 2mm 以上的牙本质肩领(dentin ferrule)包绕效应等情况时,粘接固位的作用就显得很重要。树脂类粘接糊剂的使用可以提高全冠固位的长期预后。

> **固位形不良金属冠粘接用水门汀要求**
>
> 化学固化或双重固化,高粘接强度

全冠的粘接属于牙本质粘接,根据牙髓活性首先选择牙髓安全性高的树脂粘接剂和水门汀。

由于可视光不能透入到金属冠内面的粘接材料中,所以应该选择既具有化学固化诱导物又具有光固化诱导物的双重固化型粘接材料。使用可视光固化冠边缘材料,达到金属冠边缘的早期固化,从而获得修复体的早期初期固定,然后凭借化学固化作用逐渐达到完全固化。修复体就位后应该在修复体边缘涂抹或注射防氧化剂,然后等待水门汀的固化。

> **根管内桩核粘接水门汀要求**
>
> 自酸蚀粘接剂,双重固化,流动性好

(二) 根内修复体(桩核)的粘接

根内修复体(桩核)的粘接属于根管内壁牙本质粘接。由于根管内不易于涂抹酸蚀剂,所以需使用自酸蚀材料,无需冲洗。将粘接水门汀导入细长的根管内,需要材料具有良好的流动性。根管内不易导光,所以需要使用双重固化的材料。

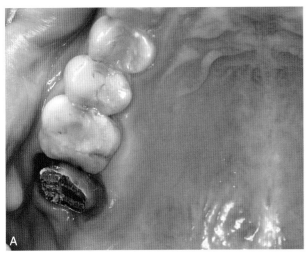
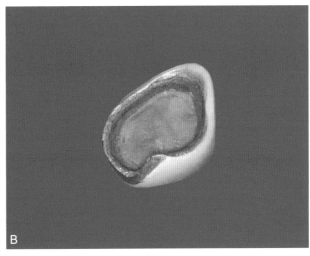

图 6-0-6 固位形不良金属烤瓷冠的粘接

A. 17 临床牙冠短,铸造金属桩核粘接后不能获得足够的牙冠轴面垂直高度　B. 贵金属烤瓷冠固位形不良

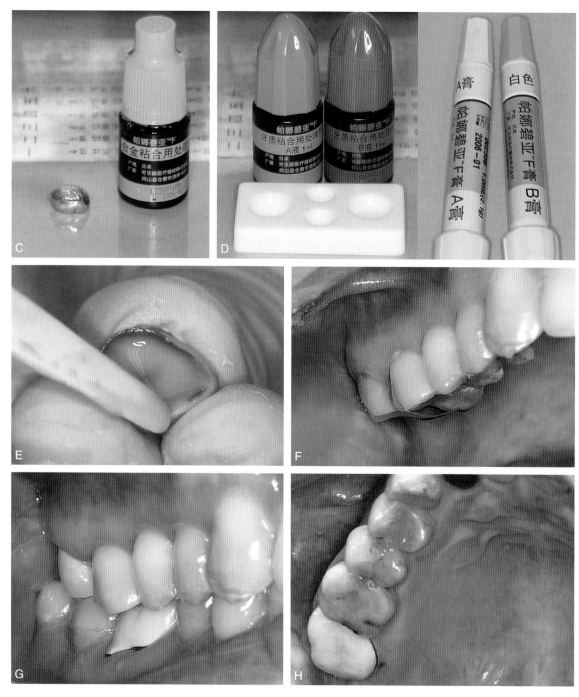

图 6-0-6(续)

C.烤瓷冠内面预先用贵金属处理液处理,吹干　D. Panavia F21 双重固化树脂粘接套装(可乐丽公司)A、B组分前处理剂,树脂粘接糊剂 A、B 膏　E.根据需要量等量调拌树脂粘接糊剂 A、B 膏后放入冠的组织面　F.冠就位后去除多余树脂,沿冠边缘注射一圈放氧剂,光照　G.彻底去除冠边缘和邻间隙的多余树脂　H.粘接后咬合面观

<table>
<tr><td>

粘接桥的粘接要求

耐久粘接强度高,透明性好,流动性好,弹性好,抗挠曲强度高

</td></tr>
</table>

牙周夹板粘接要求

透明性好,流动性好,弹性好,抗挠曲强度高

硅酸盐瓷贴面粘接要求

光固化,试色剂种类丰富,耐久粘接强度高

硅酸盐瓷全冠粘接要求

双重固化,耐久粘接强度高

瓷嵌体的粘接要求

双重固化,耐久粘接强度高

氧化铝氧化锆瓷的粘接要求

耐久粘接强度高

(三) 粘接固位固定义齿(粘接桥)的粘接

粘接固定义齿是微创进行牙齿缺失修复的方式。主要利用釉质进行粘接。釉质粘接时粘接材料对牙髓的刺激性很小,这时主要考虑耐久粘接强度等因素。粘接固定义齿的边缘常位于牙齿邻面和咬合面,所以材料需要具有透明性和美观性。粘接义齿承受咬合力载荷时,会以不同方向或程度向两侧基牙传导,同时两侧基牙具有不同的生理动度,所以粘接材料需要具备足以缓冲基牙间不同动度的弹性和抗挠曲强度,抵抗基牙摇动产生的脱粘接力。粘接材料必须具备良好的流动性,容易浸润到所有粘接面以获得最大粘接面积。

(四) 牙周夹板的粘接

将松动牙之间通过牙周夹板粘接固定或者直接粘接固定,多属于釉质粘接。粘接材料对牙髓的刺激性很小。所以主要考虑粘接强度和抗挠曲强度。选用弹性大抗挠曲强度大的材料。还要选择色调为透明的树脂糊剂以保证粘接后的美观效果。

(五) 硅酸盐类瓷贴面的粘接

硅酸盐类瓷贴面的粘接属于釉质粘接。

树脂粘接糊剂必须有色调丰富的试色剂和相应的树脂粘接糊剂。

为了达到早期固定修复体,防止修复体变位的目的,需要早期适时光固化,有些产品如 Variolink Ⅱ (Ivoclar Vivadent)和 3M Veneer(3M)可以光照 3 秒即发生初步固化,以利于早期去除多余粘接材料,观察贴面就位情况。

选择光固化或双重固化型树脂粘接糊剂。需要耐久粘接强度高的粘接系统。

(六) 硅酸盐类全瓷冠的粘接

全冠均属于牙本质粘接。因为冠有一定厚度,所以要选择双重固化树脂粘接系统如 Multilink resin cement(Ivoclar Vivadent),在光照表层初期固化后,继续自固化达到预定的硬度。需要选择耐久粘接强度高,基牙是活髓牙时需选择生物安全性好(如 Super Bond C&B,Sun Medical In.)的树脂粘接糊剂。

(七) 瓷嵌体的粘接

瓷嵌体或瓷高嵌体的粘接属于牙本质和釉质的联合粘接。由于机械固位形有限,需要保证有充分量的釉质来实施粘接。粘接前的表面处理需要分别用 35%~37% 磷酸酸蚀釉质 30 秒和磷酸酸蚀或弱酸酸蚀牙本质 15 秒。因为粘接线在龈上,要选择透明性好(透明色调或半透明)的有色树脂粘接糊剂。嵌体和高嵌体的粘接线长,容易混入气泡和发生微渗漏,要重视基牙的粘接面处理,选择流动性好以及粘接强度高的粘接树脂系统。

因为近髓,所以特别要注意选择生物安全性好的树脂粘接糊剂。

(八) 氧化铝瓷、氧化锆瓷的粘接

氧化铝瓷、氧化锆瓷分子结构中都不含或少含硅相,对氢氟酸酸蚀

和硅烷偶联剂基本不反应。所以粘接强度低于硅酸盐瓷、树脂及金属类,只能依赖机械固位。该类瓷的修复体多为全冠,在牙本质上粘接。可以选择树脂增强型玻璃离子体水门汀或聚羧酸锌水门汀粘接全冠修复体。

(九) 活髓牙近髓时的粘接

在釉质粘接时,如粘接固定义齿、瓷贴面等,由于有足够厚的釉质和牙本质屏障阻挡粘接材料对牙髓的刺激,所以不易引起术后过敏或牙髓刺激症状,在选择粘接材料时,主要考虑粘接强度和操作性等性能因素。在活髓牙近髓处的粘接属于牙本质深层粘接,在要求粘接强度的同时,要特别注意选择材料毒性和刺激性小、牙髓安全性好的粘接材料。需要根据剩余牙本质厚度(RDT)选择粘接材料。RDT 越薄,越需要选择细胞毒性小的材料。

> 近髓时粘接要求
>
> 牙髓安全性好

本章要点和临床应用提示

在选择粘接系统时要考虑其粘接强度、生物相容性、美观性、颜色丰富程度、操作的便利性和性价比等因素。其中粘接强度和生物相容性是最关键的标准。修复体的机械固位力或牙体组织粘接面的机械固位形越差,对粘接强度的要求就越高。在活髓牙粘接中,剩余牙本质厚度越薄,粘接材料就越容易对牙髓产生影响。应尽量减少未聚合树脂基水门汀与活体牙髓-牙本质复合体的接触量和接触时间,以减少未聚合物质的释放量,降低对牙髓组织损伤的可能性和程度。光固化型或双重固化型树脂基水门汀要快速光照和增加光照时间。化学固化型树脂基水门汀,固化时间较长,应掌控好树脂基水门汀的使用时机。

(姜　婷)

参 考 文 献

1. Rosa WL, Piva E, Silva AF. Bond strength of universal adhesives: A systematic review and meta-analysis. J Dent, 2015, 43 (7): 765-776.

2. Piwowarczyk A, Lauer HC, Sorensen JA. The shear bond strength between luting cements and zirconia ceramics after two pre-treatments. Oper Dent, 2005, 30 (3): 382-388.

3. Schneider R, Goes MF, Henriques GE, et al. Tensile bond strength of dual curing resin-based cements to commercially pure titanium. Dent Mater, 2006, 24.

4. Amaral R, Ozcan M, Bottino MA, et al. Microtensile bond strength of a resin cement to glass infiltrated zirconia-reinforced ceramic: the effect of surface conditioning. Dent Mater, 2006, 22 (3): 283-290.

5. Hummel M, Kern M. Durability of the resin bond strength to the alumina ceramic Procera. Dent Mater, 2004, 20 (5): 498-508.

6. Salz U, Bock T. Testing adhesion of direct restoratives to dental hard tissue-a review. J Adhes Dent, 2010, 12 (5): 343-371.

7. Armstrong S, Geraldeli S, Maia R, et al. Adhesion to tooth structure: a critical review of "micro" bond strength test methods. Dent Mater, 2010, 26 (2): e50-62.

8. Braga RR, Meira JB, Boaro LC, et al. Adhesion to tooth structure: a critical review of "macro" test methods. Dent Mater, 2010, 26 (2): e38-49.

9. Salz U, Zimmermann J, Salzer T. Self-curing, self-etching adhesive cement systems. J Adhes Dent, 2005, 7 (1): 7-17.

10. Goracci C, Sadek FT, Monticelli F, et al. Microtensile bond strength of self-etching adhesives to enamel and dentin. J Adhes Dent, 2004, 6 (4): 313-318.

11. Nor JE, Feigal RJ, Dennison JB, et al. Dentin bonding: SEM comparison of the resin-dentin interface in primary and permanent teeth. J Dent Res, 1996, 75(6): 1396-1403.

12. Antoniadou M, Kern M, Strub JR. Effect of a new metal primer on the bond strength between a resin cement and two high-noble alloys. J Prosthet Dent, 2000, 84(5): 554-560.

13. Miyazaki M, Onose H, Moore BK. Analysis of the dentin-resin interface by use of laser Raman spectroscopy. Dent-Mater, 2002, 18(8): 576-580.

14. Griffiths BM, Watson TF, Sherriff M. The influence of dentine bonding systems and their handling characteristics on the morphology and micropermeability of the dentine adhesive interface. J Dent, 1999 Jan, 27(1): 63-71.

15. Armstrong SR, Boyer DB, Keller JC, et al. Effect of hybrid layer on fracture toughness of adhesively bonded dentin-resin composite joint. Dent Mater, 1998, 14(2): 91-98.

16. Ferrari M, Cagidiaco MC, Davidson CL. Resistance of cementum in Class II and V cavities to penetration by an adhesive system. Dent Mater, 1997, 13(3): 157-162.

17. Al Ehaideb A, Mohammed H. Shear bond strength of "one bottle" dentin adhesives. J Prosthet Dent, 2000, 84(4): 408-412.

18. Eick JD, Gwinnett AJ, Pashley DH, et al. Current concepts on adhesion to dentin. Crit Rev Oral Biol Med, 1997, 8(3): 306-335.

19. Sano H, Yoshikawa T, Pereira PN, et al. Long-term durability of dentin bonds made with a self-etching primer, in vivo. J Dent Res, 1999, 78(4): 906-911.

20. Takahashi A, Sato Y, Uno S, et al. Effects of mechanical properties of adhesive resins on bond strength to dentin. Dent Mater, 2002, 18(3): 263-268.

21. Shimada Y, Kikushima D, Tagami J. Micro-shear bond strength of resin-bonding systems to cervical enamel. Am J Dent, 200, 15(6): 373-377.

22. Helvatjoglu Antoniades M, Koliniotou Kubia E, Dionyssopoulos P. The effect of thermal cycling on the bovine dentine shear bond strength of current adhesive systems. J Oral Rehabil, 2004, 31(9): 911-917.

23. Nakajima M, Okuda M, Ogata M, et al. The durability of a fluoride-releasing resin adhesive system to dentin. Oper Dent, 2003, 28(2): 186-192.

24. Foxton RM, Nakajima M, Tagami J, et al. Bonding of photo and dual-cure adhesives to root canal dentin. Oper Dent, 2003, 28(5): 543-551.

25. Schmitt DC, Lee J. Microleakage of adhesive resin systems in the primary and permanent dentitions. Pediatr Dent, 2002, 24(6): 587-593.

26. Ponnaappa KC, Rao RN. Shear bond strength of 4th & 5th generation dentin bonding agents in the presence and absence of moisture. An in vitro study. Indian J Dent Res, 2002, 13(3-4): 147-157.

27. Foxton RM, Nakajima M, Tagam J, et al. Adhesion to root canal dentine using one and two-step adhesives with dual-cure composite core materials. J Oral Rehabil, 2005, 32(2): 97-104.

28. Bishara SE, Oonsombat C, Soliman MM, et al. Comparison of bonding time and shear bond strength between a conventional and a new integrated bonding system. Angle Orthod, 2005, 75(2): 237-242.

29. Sato M, Miyazaki M. Comparison of depth of dentin etching and resin infiltration with single-step adhesive systems. J Dent, 2005, 33(6): 475-484.

30. Pilecki P, Stone DG, Sherriff M, et al. Microtensile bond strengths to enamel of self-etching and one bottle adhesive systems. J Oral Rehabil, 2005, 32(7): 531-540.

31. Goracci C, Cury AH, Cantoro A, et al. Microtensile bond strength and interfacial properties of self-etching and self-adhesive resin cements used to lute composite onlays under different seating forces. J Adhes Dent, 2006, 8(5): 327-335.

32. Diaz Arnold A, Keller JC, Wightman JP, et al. Bond strength and surface characterization of a Ni-Cr-Be alloy. Dent Mater, 1996, 12(1): 58-63.

33. Della Bona A, Anusavice KJ, Hood JA. Effect of ceramic surface treatment on tensile bond strength to a resin cement. Int J Prosthodont, 2002, 15(3): 248-253.

34. Antoniadou M, Kern M, Strub JR. Effect of a new metal primer on the bond strength between a resin cement and two high-

noble alloys. J Prosthet Dent,2000,84(5):554-560.

35. Morohoshi Y,Inoue T,Shimono M. Influences of 4-meta/MMA-TBB adhesive resin on osteodentinogenesis of transplanted rabbit dental pulp in vivo:immunohistochemical and electron microscopic studies. Bull Tokyo Dent Coll,1999,40(3):129-138.

36. Medina VO,Shinkai K,Shirono M,et al.Histopathologic study on pulp response to single-bottle and self-etching adhesive systems. Oper Dent,2002,27(4):330-342.

37. Sensat ML,Brackett WW,Meinberg TA,et al.Clinical evaluation of two adhesive composite cements for the suppression of dentinal cold sensitivity. J Prosthet Dent,2002,88(1):50-53.

38. Dorminey JC,Dunn WJ,Taloumis LJ. Shear bond strength of orthodontic brackets bonded with a modified 1-step etchant-and-primer technique.Am J Orthod Dentofacial Orthop,2003,124(4):410-413.

39. 林宝山,姜婷,孔宁华.冷热循环机械载荷咀嚼模拟疲劳试验机的研制及标定.北京口腔医学,2006,14(2):132-134.

40. 姜婷,林宝山.传统型与微型固位体粘接固定义齿的粘接耐久性试验研究.实用口腔医学杂志,2006,22(6):783-786.

41. 林宝山,姜婷,孔宁华.不同粘接系统粘接 Ni-Cr 合金与牛牙釉质的疲劳破坏研究.现代口腔医学杂志,2007(2):173-179.

第二篇

树脂粘接在口腔修复中的应用

第七章

牙体缺损的树脂充填修复

一、牙体缺损的直接树脂充填

(一) 微创牙科(minimum intervention dentistry, MID)的理念

传统的龋病治疗方法是依据 G.V.Black 提倡的备洞法,去除龋坏部分并扩大磨除健康牙本质形成一定的箱状洞形,提供充填物的机械固位形态和抗力形态。传统的银汞合金及复合树脂和牙体组织之间没有化学结合反应,充填物必须依靠和洞壁的摩擦力和嵌锁保持充填物的固位,具有一定的高度和厚度以保证强度。但是随着树脂粘接剂的出现,树脂充填物可以借助粘接剂和余留牙体组织发生化学结合,也就是化学粘接,可以不受洞形的限制而获得固位,粘接剂使树脂充填物和牙体组织成为一体,加强了充填物和牙齿组织的抗折裂能力。

微创牙体治疗法就是仅去除龋齿的混浊层,最大限度地保留其下方透明层和健康牙本质,利用粘接技术进行牙体缺损的修复。

(二) 直接树脂充填的适应证

牙体缺损未达牙髓腔,缺损小而固位形好,活髓牙没有牙髓炎症状时,可选择使用直接树脂充填(direct composite filling)。树脂直接充填的适应证如下:

1. 缺损部位在咬合面窝沟部,未涉及近远中邻面接触点。
2. 缺损部位在颊舌侧沟。
3. 缺损部位不包括牙尖。
4. 缺损部位涉及近远中边缘嵴及邻面,但局限于接触点左右。

(三) 使用树脂粘接剂对窝洞边缘封闭性的影响

传统充填材料银汞合金充填后发生固化膨胀,使得银汞合金充填物和预备后的洞壁之间紧密贴合。但是随着牙齿的磨耗和充填物周边的破损,充填物和洞壁之间出现微渗漏,唾液和细菌渗入,逐渐出现继发龋。复合树脂聚合时发生收缩,容易出现树脂充填物和窝洞壁之间的微渗漏。充填之前在洞壁涂抹粘接剂,使充填物和洞壁紧密粘接,可以增强窝洞边缘的封闭性,减少微渗漏发生的可能性(图 7-0-1),预防继发龋的发生。

使用和不使用树脂粘接剂对于牙体组织的粘接强度有显著的差别(表 7-0-1)。

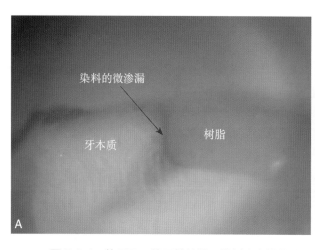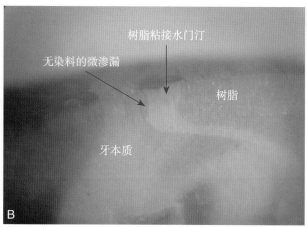

图 7-0-1　使用及不使用粘接处理的树脂充填物边缘微渗漏比较（首都医科大学口腔医院江青松教授供图）
A. 未使用粘接剂处理的树脂充填物和牙本质交界处有明显的染料微渗漏发生　B. 经过粘接剂处理的树脂修复体和牙本质之间没有染料的微渗漏发生

表 7-0-1　树脂粘接剂增加粘接强度的效果比较（剪切粘接强度 MPa）

	釉质	牙本质
不使用树脂粘接剂直接充填	2	1.5
使用树脂粘接剂	11~24	8~22

（四）直接充填技术

1. 龋坏组织的去除和窝洞预备　粘接材料的进步和发展，使釉质和牙本质的高强度粘接成为可能。由此，利用粘接性复合树脂修复时，仅仅去除感染牙体组织从而形成自然的洞形，尽量不去除健康牙本质，可以达到保存牙体组织的窝洞预备的目的。

复合树脂修复时，必要的龋坏牙本质去除技术如下：

（1）龋坏牙本质外层的去除：龋坏牙本质分为有细菌感染的牙本质外层和没有细菌感染但受到影响的牙本质内层。去龋坏组织时，应仅彻底去除牙本质外层，而牙本质内层比健康牙本质软，是可以再钙化的组织，应该予以保留。

在实际临床操作时，由于没有明确的区别牙本质外层和内层的诊断标准，以下方法可以作为参考，即通过牙本质的硬度、颜色、潮湿度、切削时的痛感、龋齿检知液（caries indicator）的染色程度等几种方法均可帮助判断。

牙本质的硬度在龋坏牙本质中软，而接近健康牙本质时逐渐变硬，重点是需要注意在去除龋坏组织时切削感的变化。慢性龋的牙本质外层颜色呈现为黑色或深茶色，接近健康牙本质时颜色变淡。另外，龋齿外层的潮湿度大，逐渐变成粉末状。在掌握切削感的同时，应该把握龋变处性质的变化。龋坏牙本质外层组织属于坏死层，去除时没有痛感。如果切削时患者感觉疼痛则说明牙本质为生活层，应该停止切削。龋坏牙本质内层的牙本质小管内钙化使牙本质小管的通透性下降，切削时的疼痛阈值比健康牙本质高。如果仅仅切削牙本质预备窝洞，可以不需要局部麻醉即可行使充分的治疗。

具有一定临床经验的医师，可以同时利用几个标准来综合鉴别龋坏牙本质，并达到仅去除龋坏牙本质的目的。而还不具备充分临床经验的医师，可以借助龋齿检知液来进行龋坏组织的去除（图 7-0-2）。

图 7-0-2 显示了从龋坏牙本质到健康牙本质和牙髓的牙本质硬度、牙本质小管形态的变化及龋齿检知液的染色性能。

（2）龋齿检知液的使用方法：临床中具有代表性的龋齿检知液是含有 1% 酸性红的丙烯乙二醇水溶液（可乐丽公司）（图 7-0-3）。图 7-0-4 显示了使用龋齿检知液去除龋坏组织的操作过程。先去除 46 咬合面窝沟部龋坏组织，用金刚砂钻针去除釉质，打开窝洞。然后滴入龋齿检知液，放置 10 秒钟，水洗。龋坏牙本质外层被染成红色，用钨钢球钻小心去除染色组织。接着继续使用龋齿检知液，反复操作直到牙体组织被染成淡粉色，这时可终止操作，染成淡粉色的牙体组织是牙本质内层组织，将此组织保留，即完成了窝洞预备。

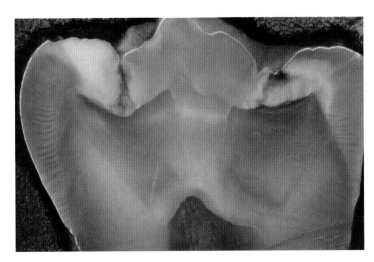

图 7-0-2　从龋坏牙本质到健康牙本质和牙髓的牙本质硬度、牙本质小管形态及龋齿检知液的染色程度的变化（部分修改自総山教授论文）

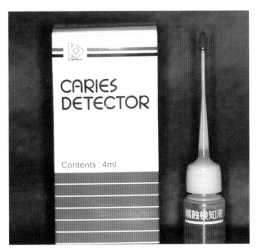

图 7-0-3　龋齿检知液（可乐丽公司）

2. Ⅱ类窝洞的复合树脂修复　磨牙的复合树脂修复在保留牙体组织的基础上一次即可完成，效果美观，患者的满意度高。Ⅱ类洞修复的要点是邻面隔离（isolating）和成形（forming）。此步骤完成得好，后续操作则容易完成。

临床上，常使用以下工具用于隔离，具体如下：

（1）树脂成形片（matrix band）和邻面楔子（wedge）（图 7-0-5）：是隔离时最常用的工具。树脂成形片的宽度稍高于牙边缘嵴的高度，用剪刀调整高度。在邻面插入楔子固定成形片。楔子的大小根据邻间隙决定；其材料以木质为多，也有透明的树脂楔子，光照时通过光的散射提高邻接面树脂的固化效果（图7-0-6）。

（2）解剖形态成形片（sectional matrix）和固定环（fix ring）（图 7-0-7）：邻面插入金属质成形片后，用固定环固定。成形片上预制了符合邻面解剖形态的凸形，可赋予邻面理想的形状和接触点。需要注意的是，临床中也存在窝洞形态和邻牙位置关系不同及金属环不适合的情况。另外，固定金属环时的夹持力不能太大，以防破坏游离釉质。

（3）成形环、固位装置和楔子（图 7-0-8）：牙体组织破坏较大时，有效的方法是首先将牙冠部整体用成形环包绕，用 Tofflemire 的保持器固定，然后插入楔子。如果不加处理的使用成形环，则牙颈部向上容易形成直面形态，应该用器具将成形环压成曲面。

为了保证树脂粘接时的隔湿和隔离效果，窝洞充填前使用橡皮樟（rubber dam）隔湿是确实有效的方法。橡皮樟套装由打孔钳（器）、橡皮障支架、橡皮障夹钳、橡皮障夹（蝴蝶夹）和橡皮布组成。使用时按照牙位在橡皮布的相应位置打孔，将橡皮布通过牙冠并用橡皮障夹固定于牙颈部，用牙线下压至龈缘，用支

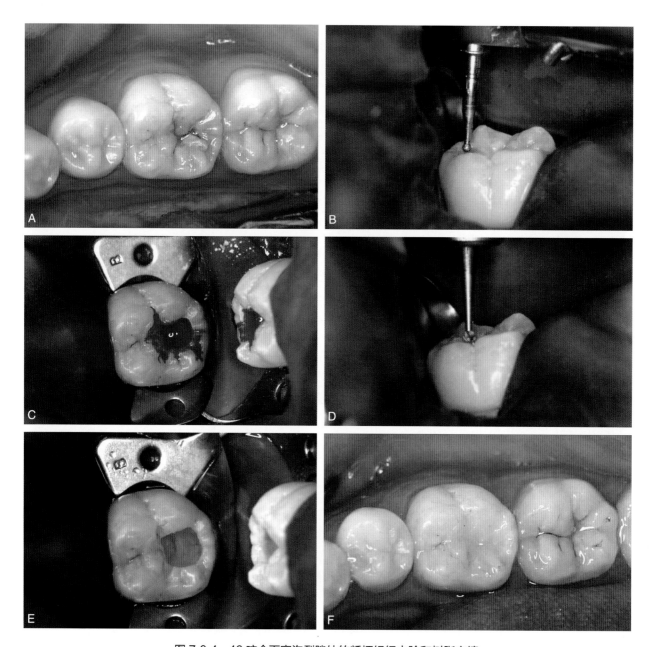

图 7-0-4　46 咬合面窝沟裂隙处的龋坏组织去除和树脂充填

A. 术前　B. 窝洞的开放　C. 龋齿检知液的滴入　D. 用钨钢球钻彻底去除龋坏组织　E. 窝洞形成　F. 复合树脂修复后；修复过程：磨除过薄的牙本质和无牙本质支持的釉质，避免日后折裂；冲洗，乙醇棉球消毒；在粘接面涂抹牙本质表面预处理剂；吹均匀成一薄层，轻度吹干后涂抹粘接剂；采用光固化复合树脂分层分色（牙本质和釉质）充填缺损处

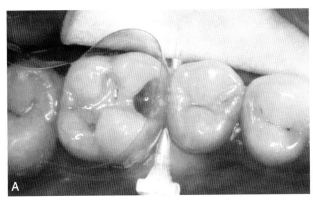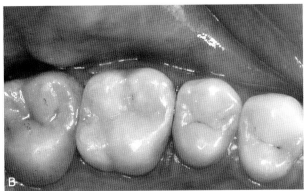

图 7-0-5 树脂成形片和邻面楔子

A. 树脂成形片和楔子固定 B. 充填完成

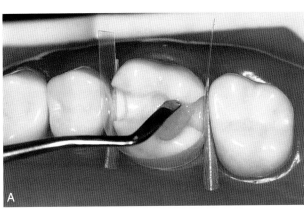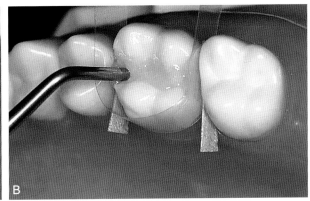

图 7-0-6 树脂成形片的隔离

A. 使用树脂成形片和木质楔子的隔离法 B. 使用树脂成形片和树脂楔子的隔离法

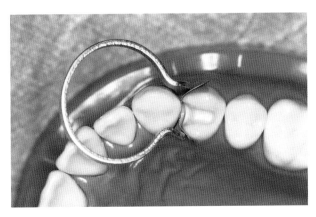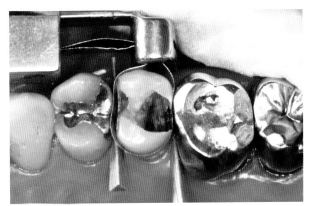

图 7-0-7 使用具有解剖形态的 Sectional 成形片和固定金属环（Contact Matrix System）的隔离法

图 7-0-8 使用成形环和楔子（wedge，Dentech）的隔离法，用 Tofflemire 的保持器固定成形环

架撑开固定于口内(图7-0-9)。

复合树脂充填时,用平头和棒状的充填器组合使用(图7-0-10)。将复合树脂向窝洞内运送时用平头器具,用前端为棒状的充填器向窝洞内挤压,防止混入气泡。复合树脂充填至超出窝洞高度少许,充分光照使树脂固化。

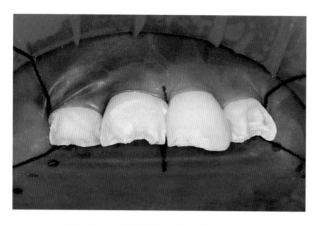

图7-0-9 树脂粘接中使用橡皮障隔湿

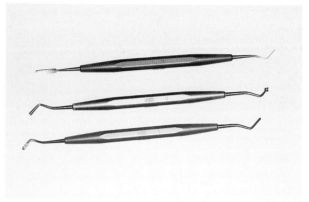

图7-0-10 用于复合树脂充填的工具套装(东京医科齿科大学研制,YDM)

如果窝洞深度<2mm,复合树脂充填时可以采用一次充填技术(bulk technique);窝洞深度>2mm,则采用逐层充填技术(incremental filling technique)。推荐使用斜向充填技术(oblique filling),即先在窝洞底填入厚度为1mm以内的树脂,再沿一侧洞壁充填入三角形的树脂,再沿另一侧洞壁叠加填入,逐层充填,每层厚度<2mm。这样可避免树脂固化收缩后从一侧洞壁分离和微渗漏发生的可能(图7-0-11)。

近年来,已出现可视光到达树脂深层,从而允许树脂"大块充填"(bulk filling)的新型纳米级填料树脂,可以简化分层控制厚度的树脂充填操作,但仍然缺乏长期的临床观察研究。

复合树脂固化后,进行形态修整、磨光及抛光。形态修整使用如图7-0-12所示的金刚砂钻针。咬合面用金刚砂球钻或者卵圆球钻先确定中央窝的位置(图7-0-13),然后用细火焰钻分别形成沟和点隙,再形成牙尖斜面;此时需要和咬合的调磨同时进行。

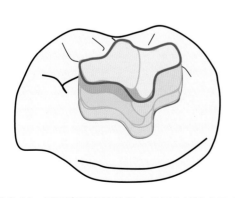

图7-0-11 后牙窝洞充填的斜向分层充填技术示意图

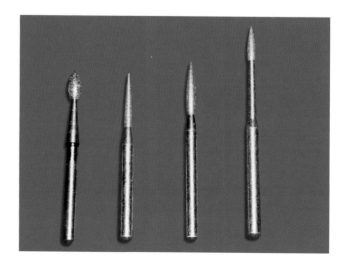

图7-0-12 用于形态修整的金刚砂钻针套装

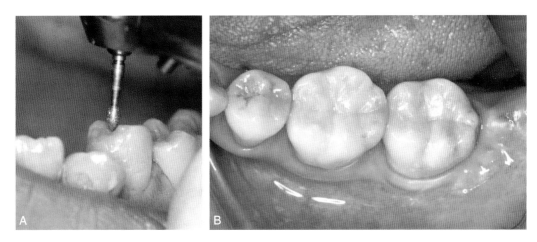

图 7-0-13　用于咬合面修整的蕾状金刚砂（C17f,GC）
A. 窝洞预备　B. 修复后（Clearfil bond 和 Clearbond AP-X,A2,可乐丽公司）

邻面和颊舌面的多余树脂用枪状的金刚砂钻针去除；咬合面的磨光，在冷却水注水下用硅橡胶橡皮磨头进行；邻面的磨光用树脂质研磨砂条进行（图 7-0-14）。

图 7-0-15 所示为上颌前磨牙的Ⅱ类洞复合树脂修复病例。在去除龋坏组织时，余留颊舌侧的游离釉质可使后续操作变得容易。

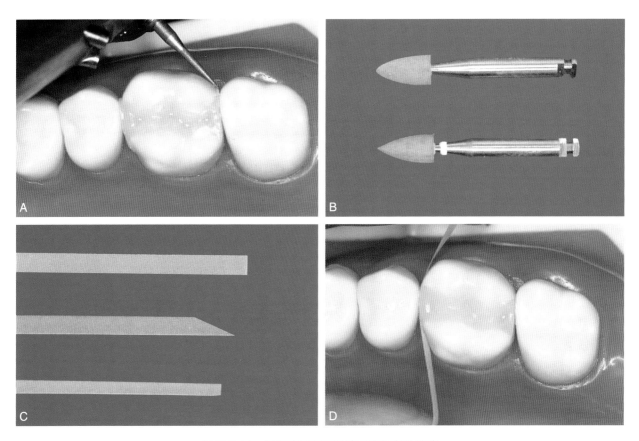

图 7-0-14　树脂充填后牙体表面的修整和磨光
A. 从邻面到颊舌面的树脂多余部分用火焰状金刚砂钻头去除　B. 咬合面的研磨，在注水下用橡皮磨头研磨　C. 树脂质研磨砂条　D. 邻面的研磨，用树脂质研磨砂条进行（井上附着体公司）

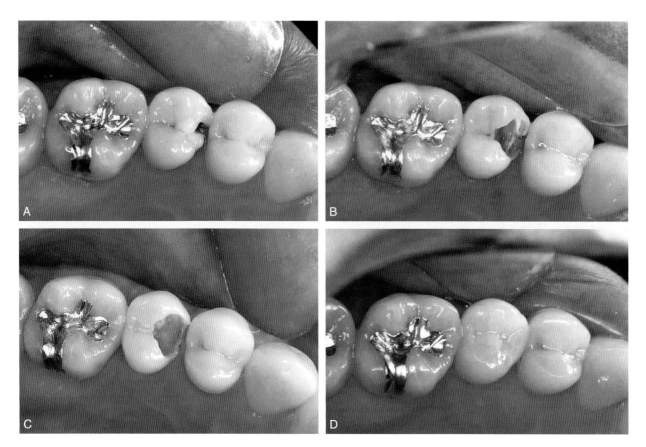

图 7-0-15　15 的 Ⅱ 类洞复合树脂修复
A. 术前　B. 龋洞的开扩和龋齿检知　C. 龋坏组织去除后窝洞成形　D. 术后

3. 利用分层堆塑技术(layering technique)进行前牙的树脂修复(composite build up)　复合树脂的色调对于临床修复体的最终效果具有重要影响。与余留牙体组织越协调,越能获得满意的效果。对色调的选择和分层修复叙述如下:

(1) 比色(shade matching):比色时,牙面上应该没有菌斑、烟渍、咖啡红茶等着色,如果有则应首先去除。比色时避开治疗椅上的照明光和直射日光,尽量在有自然光的窗边进行比色。用比色板进行比色时,应该分别进行牙颈部、牙体中央部和切缘部的比色,选择各个部位合适的色调(图 7-0-16,图 7-0-17)。

(2) 前牙的分层复合树脂堆塑技术:复合树脂充填的优点是在保存牙体组织的同时又比较美观。通常的复合树脂充填常采用单一膏糊材料;而近年来发展的以前牙美容性修复为中心的修复,可以组合数种不同色调的树脂进行分层堆塑修复。由于可达到良好的美观效果,备受医师和患者的瞩目。

修复的对象主要为前牙的 Ⅳ 类窝洞和树脂贴面,分成 2 层或 3 层进行修复(图 7-0-18)。如果采用 2 层法,牙颈部和中央部作为第 1 层,而切缘部作为第 2 层进行修复;如果采用 3 层法,牙颈部、中央部和切缘部分别用不同的树脂堆积,在切缘部增加透明的外染色。

(3) Ⅳ 类洞的分层修复技术:Ⅳ 类洞的修复较为困难,其理由是窝洞为通透形,外形的恢复较为困难。口腔内的暗环境容易影响充填后的树脂色调,暴露于唇侧的切缘容易显长而很明显,解剖学上的要求限制了从充填到研磨的一系列操作。以下介绍 Ⅳ 类窝洞充填的分层技术之一。

1) 赋予长的斜面边角(long bevel):为了使复合树脂和牙体组织的交界面不明显,需要在唇侧切缘的釉质内赋予长的斜面边角使充填逐渐移行。这种长的斜面边角不是直线的,有一些凹凸不平,可以使边界更为模糊,不但有边缘线上的不平,深度的变化也可以使光线散射而使边界不清(图 7-0-19)。

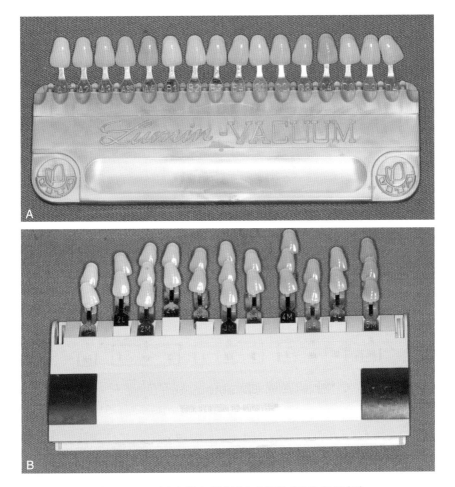

图 7-0-16 16 色比色板（A）和 VITA 3D 比色板（B）

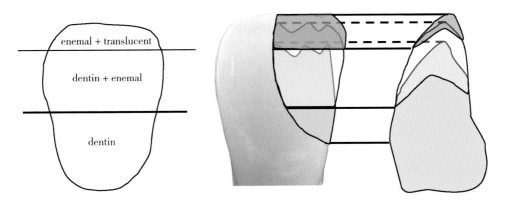

图 7-0-17 牙冠不同部位的分层比色示意图

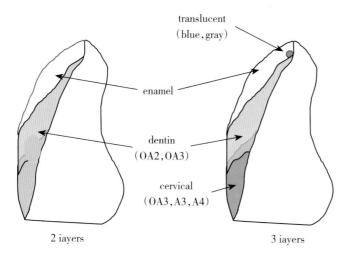

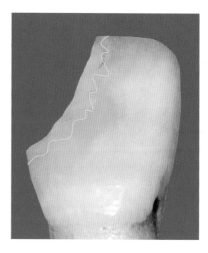

图 7-0-18　分层(2 层和 3 层)修复技术进行前牙美学树脂堆积修复示意图

图 7-0-19　Ⅳ类洞的长的斜面边角，凹凸不平可使边界不清

2）粘接操作：需要注意的是，对釉质进行磷酸酸蚀可以提高釉质的粘接效果，但是牙本质受到磷酸酸蚀反而会降低粘接效果。粘接时尽量对釉质先进行磷酸酸蚀，然后使用牙本质自酸蚀前处理剂。

3）充填操作：修复Ⅳ类洞的方法之一是先进行舌面背层的堆积。此时应使用具有高度不透明感的树脂，这样可以降低口腔内暗环境的影响。实际操作时，用成形片做隔断，用手指按压成形片后再堆积复合树脂，可以同时恢复舌侧外形和邻接点。这时使用不透明色的树脂(OA2，OA3 等)既可降低口腔暗环境的影响，也可使后续的树脂充填容易完成。先进行舌面背层修复，可以早期撤除成形片和楔子。背层不需要很厚，邻接面以恢复邻接点为准(图 7-0-20)。然后堆积牙本质色树脂，最后堆积具有透明度的釉质色树脂(图 7-0-21，图 7-0-22)。重要的一点是堆积牙本质色树脂时不能太厚，要确保留出釉质色树脂的厚度和空间。

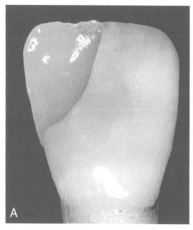
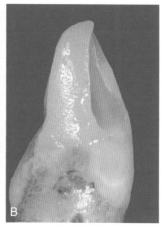

图 7-0-20　Ⅳ类洞修复的分层法之一——先进行背层修复
(Estelight Σ A2)

A. 唇面观　　B. 邻面观

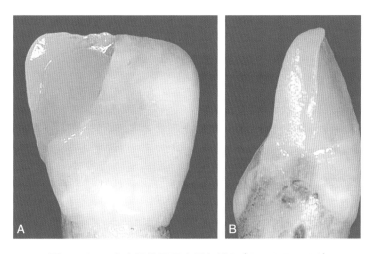

图 7-0-21　中央部使用牙本质色堆积（Estelight Σ A3）
A. 唇面观　B. 邻面观

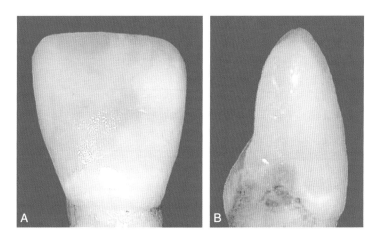

图 7-0-22　切缘部用釉质色堆积（Estelight Σ Inc）
一部分用 Clearfil ST（HO）堆积，强调天然牙的白浊色
A. 唇面观　B. 邻面观

下面介绍一例年轻恒牙外伤后直接树脂充填过渡的修复病例（图 7-0-23）。

（4）失活牙的复合树脂修复：失活牙的修复既往都是利用间接法进行。但是使用这些方法均需要磨除牙体组织而进行基牙预备，同时，利用铸造桩的修复也可能引起牙根折裂等一系列问题，近年来，由于牙本质粘接技术的发展和玻璃纤维桩的问世，对于利用复合树脂进行基牙形态再建又有了新的看法。下面主要对失活牙的复合树脂修复法和直接法树脂冠修复的临床病例进行叙述。

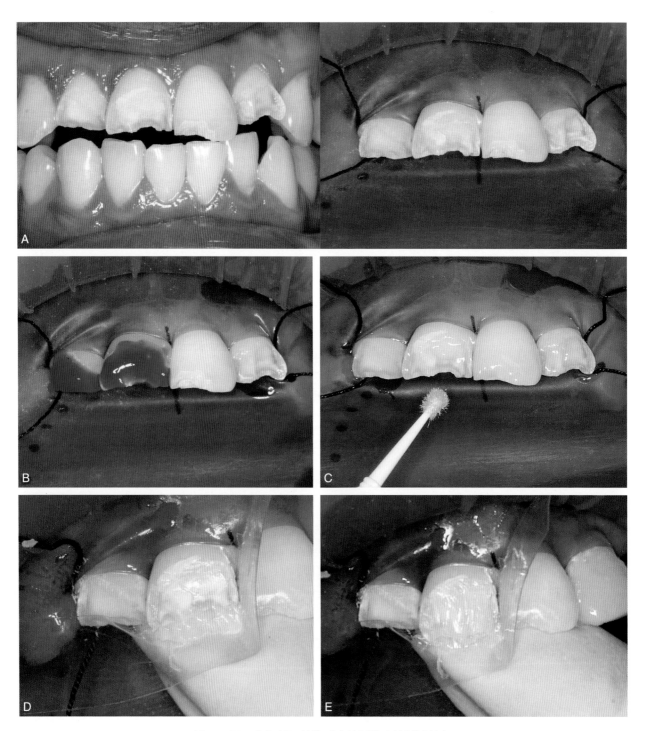

图 7-0-23　年轻恒牙外伤后直接树脂充填过渡修复

A. 11 外伤，切缘牙体组织缺损近牙髓，但未暴露，可见牙髓透红，准备用粘接性树脂直接充填过渡修复，隔湿，用 Dycal 糊剂点状护髓　B. 釉质磷酸酸蚀 30 秒，注意牙本质表面酸蚀时间缩短为 15 秒　C. 冲洗，轻吹干后涂抹牙本质表面处理剂和粘接剂，光照　D. 将赛璐珞条置于舌面和邻面，用手指压迫舌面形成舌侧成形面，用牙本质色粘接树脂接续余留牙体组织并形成舌侧背板，光固化　E. 用分层堆积法充填牙本质色树脂

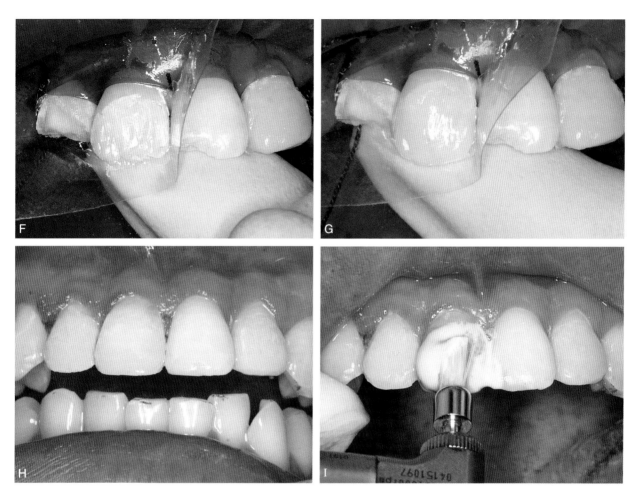

图 7-0-23(续)

F. 形成发育沟　　G. 充填釉质色透明树脂　　H. 完成堆塑成形　　I. 研磨抛光

　　1）磨牙的复合树脂修复：图 7-0-24 显示了根管治疗完成后利用复合树脂进行修复的病例。在根管口部切断牙胶尖，暴露髓腔内的牙本质。为了扩大粘接面积尽量利用髓腔底部的牙本质。粘接操作时，因为窝洞底部和光源照射头有一定的距离，所以需要延长照射时间。复合树脂充填时，分层充填，充分光照。

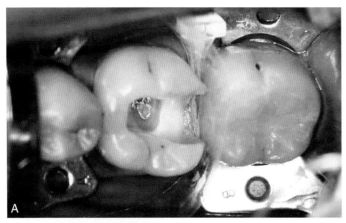

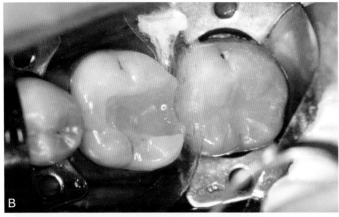

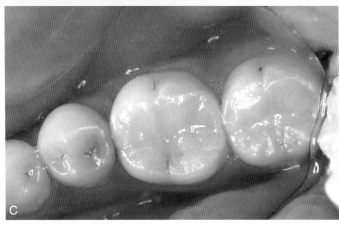

图 7-0-24　根管治疗后的磨牙用复合树脂修复
A. 在根管口处切断牙胶尖，暴露髓腔内的牙本质
B. 复合树脂分层充填，充分光照　C. 复合树脂修复完成后

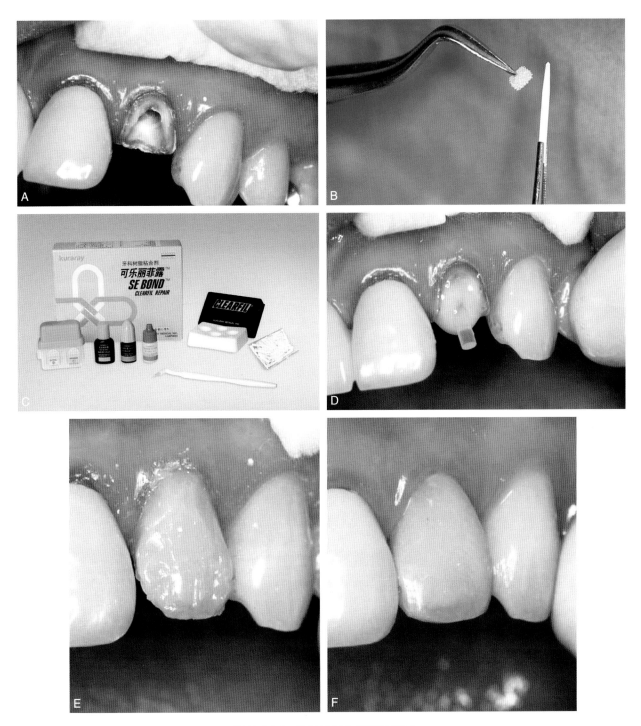

图 7-0-25 直接法复合树脂冠修复

A. 去除根管内的牙胶尖,暴露新鲜牙本质 B. 涂抹粘接剂(Clearfil Bond,可乐丽公司) C. 充填双重固化型核树脂(DC 自调和树脂,可乐丽公司) D. 插入玻璃纤维桩,光照固化,玻璃纤维桩表面事先需要用硅烷偶联剂处理 E. 复合树脂堆积充填 F. 复合树脂冠修复后

2）直接法复合树脂冠：图 7-0-25 显示了根管治疗后利用玻璃纤维桩和直接法复合树脂冠过渡修复的病例。由于该法术后不易达到理想的美观和耐久的临床效果，仅用于短期的姑息或过渡修复。去除牙胶尖暴露新鲜牙本质后，涂牙本质粘接剂。然后向根管内充填双重固化型复合树脂，插入玻璃纤维桩，固化树脂。其后，在桩之上用复合树脂分层堆积充填，完成冠的形态，研磨抛光。

二、釉质表面饰色及树脂贴面

变色前牙的美容性修复是当代口腔科治疗中的潮流。牙体组织完整的死髓变色牙的美白以全瓷贴面的美观效果和长期稳定性最好。在一些不适宜于瓷贴面修复或因故不能行瓷贴面修复时，用粘接树脂进行表面饰色（coloring）或树脂贴面也是可以选择的方法之一。但是树脂贴面和树脂饰色的方法无论从美观性还是从颜色的稳定性和耐磨性上看，均逊于全瓷贴面的修复效果。

操作方法是将釉质表面彻底清洁后，用 35% 磷酸酸蚀 30 秒再进行粘接处理，用分段分层的方法，用不同色调的流动树脂（图 7-0-26）或光固化充填树脂进行表面的树脂贴面塑形（图 7-0-27），最后光固化，并抛光修形。

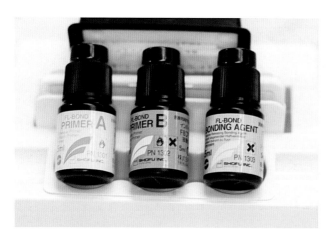

图 7-0-26　流动树脂

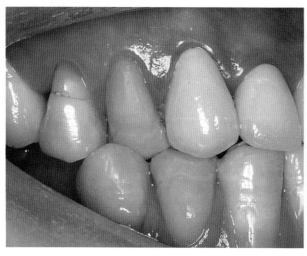 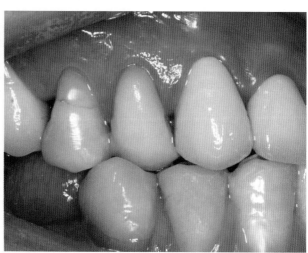

图 7-0-27　15 反𬌗，在釉质表面处理后，用树脂贴面直接修复

本章要点和临床应用提示

应用粘接树脂进行牙体缺损的直接树脂充填需要遵循微创牙科的理念,运用微创技术完成充填前的去龋和牙本质表面粘接处理。运用龋齿检知液仅去除感染牙本质,最大限度的保留牙体组织。牙体充填时的隔离和隔湿对于保证粘接效果具有重要的意义。充填时的分层堆积和三明治充填法可以减少树脂的收缩,减少充填体边缘微渗漏的发生。前牙的复合树脂分层堆塑技术可用于部分牙体组织缺损时的美学充填修复。使牙本质、釉质等不同透明度和牙颈部、牙体部、切缘部的不同色调树脂达到美学修复效果。

(二階堂 澈　姜　婷)

参 考 文 献

1. Karaman E,Keskin B,Inan U. Three-year clinical evaluation of class Ⅱ posterior composite restorations placed with different techniques and flowable composite linings in endodontically treated teeth. Clin Oral Investig,2016,19.

2. Ilie N,Stawarczyk B. Evaluation of modern bioactive restoratives for bulk-fill placement. J Dent,2016,49:46-53.

3. Abouelleil H,Pradelle N,Villat C,et al. Comparison of mechanical properties of a new fiber reinforced composite and bulk filling composites. Restor Dent Endod,2015,40(4):262-270.

4. Krämer N,Reinelt C,Frankenberger R. Ten-year Clinical Performance of Posterior Resin Composite Restorations. J Adhes Dent,2015,17(5):433-441.

5. Kumagai RY,Zeidan LC,Rodrigues JA,et al. Bond Strength of a Flowable Bulk-fill Resin Composite in Class Ⅱ MOD Cavities. J Adhes Dent,2015,17(5):427-432.

6. Rosatto CM,Bicalho AA,Veríssimo C,et al.Mechanical properties,shrinkage stress,cuspal strain and fracture resistance of molars restored with bulk-fill composites and incremental filling technique. J Dent,2015,43(12):1519-1528.

7. Benetti AR,Havndrup-Pedersen C,Honoré D,et al. Bulk-fill resin composites:polymerization contraction,depth of cure,and gap formation. Oper Dent,2015,40(2):190-200.

8. Mangani F,Cerutti A,Putignano A,et al.Clinical approach to anterior adhesive restorations using resin composite veneers. Eur J Esthet Dent,2007,2(2):188-209.

9. Juloski J,Carrabba M,Aragoneses JM,et al.Microleakage of Class Ⅱ restorations and microtensile bond strength to dentin of low-shrinkage composites. Am J Dent,2013,26(5):271-277.

10. Thorat SB,Diaspro A,Salerno M. In vitro investigation of coupling-agent-free dental restorative composite based on nano-porous alumina fillers. J Dent,2014,42(3):279-286.

11. Bicalho AA,Pereira RD,Zanatta RF,et al.Incremental filling technique and composite material—part Ⅰ:cuspal deformation,bond strength,and physical properties. Oper Dent,2014,39(2):E71-82.

12. Bicalho AA,Valdívia AD,Barreto BC,et al.Incremental filling technique and composite material—part Ⅱ:shrinkage and shrinkage stresses. Oper Dent,2014,39(2):E83-92.

13. Giorgi MC,Hernandes NM,Sugii MM,et al.Influence of an intermediary base on the microleakage of simulated class Ⅱ composite resin restorations. Oper Dent,2014,39(3):301-307.

14. Bortolotto T,Melian K,Krejci I. Effect of dual-cure composite resin as restorative material on marginal adaptation of class 2 restorations. Quintessence Int,2013,44(9):663-672.

15. Reddy SN, Jayashankar DN, Nainan M, et al.The effect of flowable composite lining thickness with various curing techniques on microleakage in class Ⅱ composite restorations: an in vitro study. J Contemp Dent Pract, 2013, 14 (1): 56-60.

16. Van Ende A, De Munck J, Van Landuyt KL, et al.Bulk-filling of high C-factor posterior cavities: effect on adhesion to cavity-bottom dentin. Dent Mater, 2013, 29 (3): 269-277.

17. Yahagi C, Takagaki T, Sadr A, et al.Effect of lining with a flowable composite on internal adaptation of direct composite restorations using all-in-one adhesive systems. Dent Mater J, 2012, 31 (3): 481-488.

第八章

嵌体和𬌗面部分冠的粘接修复

第一节 嵌体和𬌗面部分冠

一、嵌体

嵌体(inlay)是修复牙体缺损的一种固定式冠内修复体(图 8-1-1)。在冠内预备洞形后通过印模技术或数字化技术制取或形成模型，在口外制作完成嵌体后粘接入牙冠，可以良好地恢复咬合面的外形和邻接面的接触形态。

二、𬌗面部分冠

𬌗面部分冠(onlay)是修复一个或多个牙尖以及毗邻咬合面或全部咬合面的部分覆盖修复体(图 8-1-2)，由机械和粘接方式固位(a partial-coverage restoration that restores one or more cusps and adjoining occlusal surfaces or the entire occlusal surface and is metained by mechanical or adhesive means)。𬌗面部分冠边缘位于龈上牙体组织内，外表面和余留牙体组织连续移行。

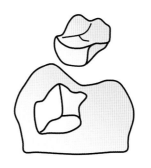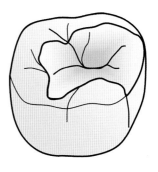

图 8-1-1 嵌体

𬌗面部分冠多用于活髓牙的牙体缺损修复或加高冠部高度抬高咬合垂直距离，对于牙体组织余留量充分(牙体组织厚度大于 2mm，4 个轴壁的釉质基本完整，或髓腔有至少 3 个壁牙体组织完整)的根管治疗后的前磨牙和磨牙，也可以应用覆盖整个咬合面的𬌗面部分冠恢复𬌗面形态和咬合接触。相对于嵌体而言，𬌗面部分冠可使牙齿轴壁的受力性质由拉应力改为压应力，从而使牙折的可能性大为减小；相对于全冠而言，𬌗面部分冠可以保存更多的健康牙体组织。𬌗面部分冠边缘位于龈上的牙体组织内，避免对牙龈的刺激，有利于牙周组织的健康。其外表面和余留牙体组织连续移行，保留了天然牙原有的接触点和外形凸度，可防止食物嵌塞。𬌗面部分冠颜色应该尽量和余留牙体组织协调，避免外观上的双层牙齿结构。近年，微创理念的普及，使得𬌗面部分冠的应用越来越广泛。龋坏组织彻底去除后、或者中重度磨耗牙和釉质发育不良的咬合面应用全瓷𬌗面部分冠恢复外形，并减轻牙本质敏感症状的病例陆续获得良

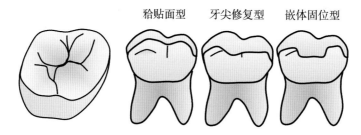

图 8-1-2　殆面部分冠

好的临床效果。

目前,殆面部分冠的名称尚未统一。厚度薄、仅覆盖咬合面,不进入牙冠内的修复体也称为殆贴面,而利用髓腔固位的修复体也称为高嵌体。

殆面部分冠作为一种修复体,由于边缘线长等原因,在临床使用中也存在一定的问题。全瓷及树脂强度和疲劳耐久性仍不能达到长期使用要求可能导致殆面部分冠折断;牙体预备不足固位欠佳、微渗漏或者粘接强度不足可能导致修复体脱落;牙体预备后可能会出现牙齿敏感甚至牙髓炎;粘接材料在硬化过程中收缩,以及修复体与预备体的适合性差等原因可能导致修复体微渗漏等。为了更好地普及临床应用,依然需要大量的基础和临床研究数据支持。

三维有限元模拟前磨牙殆面嵌体和高嵌体在受力时应力传达情况表明,高嵌体的基牙牙尖的拉应力小于嵌体的拉应力,故减少了牙尖折裂的可能性(图 8-1-3)。

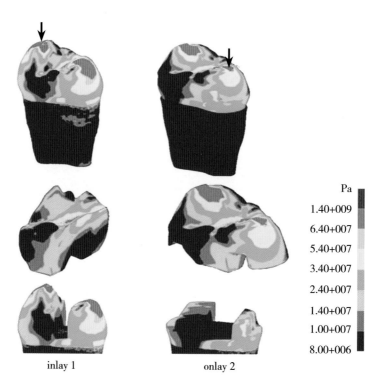

图 8-1-3　三维有限元模拟前磨牙殆面嵌体和高嵌体在受力时应力传达情况(引自 Mei *et al*,2016)
inlay1 为嵌体,onlay2 为高嵌体,红色代表受力大

第二节　嵌体和𬌗面部分冠修复的适应证

一、嵌体修复的适应证

1. 活髓牙,可直接树脂充填的牙冠部缺损,取代较大面积的充填体。

2. 包括个别牙尖缺损的牙体缺损。

3. 缺损涉及到一侧邻面且范围较大(注:近远中同时缺损不适宜于嵌体修复)。

嵌体修复的牙体磨除量大于直接充填时的磨除量。承受咬合力时嵌体将应力传导到余留牙体上,余留牙受到的应力大于直接充填时。如果将嵌体用于近远中及𬌗面同时缺损的窝洞(MOD 洞形)修复,容易造成牙体的折裂,应该避免使用。长期临床观察显示,8~10 年后直接充填的成功率高于嵌体,而𬌗面部分冠可以将咬合力整体传导至下方的余留牙,横向折裂的概率下降。

二、𬌗面部分冠修复的适应证

1. 活髓牙,可直接树脂充填的牙冠部缺损,但牙冠缺损超过牙冠面积的 1/2,涉及 2 个以上牙尖。

2. 釉质发育不全咬合面有缺损、牙齿萌出不全或低𬌗、牙齿中重度磨耗但轴面釉质存留,需要恢复咬合接触或牙冠形态(图 8-2-1)。

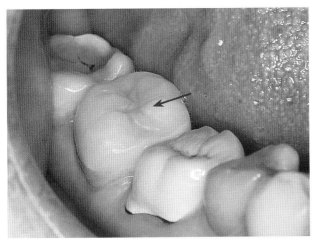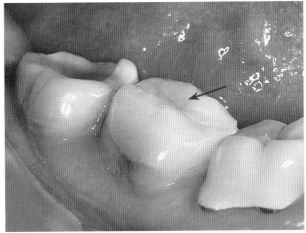

图 8-2-1　47 中、重度磨耗缺损后用全瓷𬌗面部分冠修复

3. 前磨牙或磨牙需要增加冠高度来抬高咬合垂直距离。

4. 根管治疗牙,牙体组织 4 个轴壁完整,牙本质厚度大于 2mm,轴面釉质完整。

5. 余留牙冠轴面及牙尖高度较充分(>2mm),可以获得一定的轴向固位形。

以下情况不适宜于选择𬌗面部分冠修复方式:①牙颈部及龈下边缘处牙体缺损;②牙体组织严重破坏;③小范围的牙体缺损;④口腔卫生状况较差;⑤牙齿重度磨耗、釉质丧失。牙齿磨耗的程度对树脂粘接强度有一定的影响。粘接强度受到粘接面釉质面积的影响。如果牙齿重度磨耗或缺损致使釉质丧失过多,则粘接强度下降,需要更改修复体设计为全冠形式。

注：有很多学者对牙齿磨耗提出分级方法，常用的有 Smith 和 Knight 提出的牙齿磨耗指数（Tooth wear index，1984）和 Lussi 提出的牙齿蚀耗指数（Erosion index，1996）分级方案（表 8-2-1，表 8-2-2）。前种方案只是对牙齿硬组织丧失的程度和表现进行描述，并没有和其发生原因产生关联。Lussi 的分级由于有更详细的磨耗面的表象描写，对牙齿硬组织丧失发生原因的推测有一定帮助。

表 8-2-1 Smith and Knight 牙齿磨耗指数

指数	牙面	描述
0	各个牙面	没有釉质表面特征的丧失，没有外形的改变
1	颊、舌、咬合、切缘 颈部	釉质表面特征丧失，牙本质未暴露 外形轻度改变
2	颊、舌、咬合 颈部	釉质丧失但未超过 1/3 面积，牙本质及切缘牙本质暴露 浅于 1mm 的缺损
3	颊、舌、咬合 颈部	釉质丧失超过 1/3 面积，牙本质及切缘牙本质缺损 1~2mm 的缺损
4	颊、舌、咬合，切缘 颈部	釉质完全丧失，牙髓暴露或达继发性牙本质 深于 2mm 的缺损，牙髓暴露或达继发性牙本质

表 8-2-2 Lussi 的牙齿酸蚀指数

牙面	指数	特征
唇颊	0	无酸蚀，表面光滑，发育嵴可以缺乏
	1	表面釉质缺失，完整釉质的颈向可有酸蚀区域，为注陷的宽度大于深度的缺损，有别于刷牙的磨耗痕迹。边缘可能为波浪状，牙本质未暴露
	2	牙本质暴露，但未及 1/2 面积
	3	超过 1/2 面积的牙本质暴露
咬合、舌	0	无酸蚀，表面光滑，发育嵴可以缺乏
	1	轻度酸蚀，圆形杯状注陷，修复体边缘高于邻近牙面，咬合面沟状缺损，釉质表面缺损，牙本质未暴露
	2	重度酸蚀，缺损加重，牙本质暴露

Lussi 等学者后来又提出改良简化的牙齿磨耗指数如表 8-2-3 所示。将上述指数用于记录每个牙的 6 个象限，各个象限指数之和表示此牙的整体磨耗状态，并根据此提出了对应的处理原则如表 8-2-4 所示。

表 8-2-3 牙齿表面硬组织丧失简化指数

指数	描述
0	没有牙齿表面硬组织丧失
1	牙齿表面硬组织开始丧失，牙本质未暴露
2	牙齿表面硬组织明显丧失，但未超过 50% 的面积，牙本质暴露
3	牙齿表面硬组织明显丧失，但超过 50% 的面积，牙本质暴露

表 8-2-4 牙齿磨耗程度和临床处理原则

指数之和	磨耗程度	临床处理原则
2 以下	无磨耗	日常口腔护理
3~8	轻度磨耗	检查口腔卫生和饮食习惯,定期(每 2 年)进行口腔检查
9~13	中度磨耗	检查口腔卫生和饮食习惯,判断是否有牙齿硬组织丧失的病因并进行限制。使用含氟化物的口腔保健品,定期(每半年~1 年)进行口腔检查
14 以上	重度磨耗	检查口腔卫生和饮食习惯,判断是否有牙齿硬组织丧失的病因并进行限制。使用含氟化物的口腔保健品,定期(每半年~1 年)进行口腔检查,留存石膏模型、影像学检查照片等,必要时行局部修复治疗

引自:D. Bartlett & A. Lussi,2008 中的内容并修改

第三节 嵌体和𬌗面部分冠的修复材料

一、硬树脂或瓷化树脂(含瓷粉树脂)嵌体或𬌗面部分冠

硬树脂或瓷化树脂(含瓷粉树脂)嵌体或𬌗面部分冠也称为间接性复合树脂嵌体或𬌗面部分冠,是在工作模型上通过间接制作法制成复合树脂材料(硬树脂或瓷化树脂)的修复体,再粘接到基牙的预备洞形中。

二、玻璃纤维增强复合硬树脂或瓷化树脂(含瓷粉树脂)嵌体或𬌗面部分冠

为了提高树脂嵌体或𬌗面部分冠的强度,可将 E- 玻璃纤维束用树脂单体浸润后用复合树脂包绕和形成最终外形,形成增强型硬树脂嵌体或𬌗面部分冠。具有良好的粘接性能。市售的树脂预浸润玻璃纤维束,为单束避光包装,可塑性强,可弯成任意形状(图 8-3-1)。使用时按照需要长度剪下,用于牙周夹板粘接或修复体的支架制作。

三、铸造贵金属合金(金)嵌体或𬌗面部分冠

铸造金属作为传统的修复材料,临床上仍然广泛应用于牙体缺损的修复中。铸造金属𬌗面部分冠采用失蜡法铸造而成。金合金制作的铸造𬌗面部分冠精密度高,硬度与釉质相似,生物相容性好。

四、热压铸造二硅酸锂增强玻璃陶瓷嵌体或𬌗面部分冠

采用失蜡法和注射成型法(热压工艺)将二硅酸锂增强玻璃陶瓷在高温下加压注入型腔,制作全瓷嵌体。然后上色或在基底冠上涂塑烧结饰瓷材料。因热压成型后瓷的密度高,晶体粒子小,故机械强度可达到最大。常用的 IPS-Empress(Ivoclar Vivadent)陶瓷材料,利用白榴石来增加强度,具有良好的抗折断性能,其表面上釉着色美观,具有良好的半透明性,与釉质近似的折光性。目前,用于嵌体制作的主要是 Ⅱ 型(IE2)。IE2 的机械强度有限,不能承受过大的咬合力,但耐磨性与天然釉质接近,不会引起天然牙的过度磨耗。

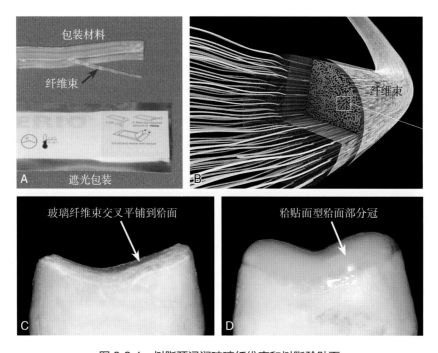

图 8-3-1　树脂预浸润玻璃纤维束和树脂𬌗贴面

A.市售树脂预浸润玻璃纤维束成品及遮光包装　B.显微镜下观　C.裁取合适的
纤维束,平展后两束交叉平铺在垫有一层瓷化树脂的基牙𬌗面　D.光照成形后,
堆积上层的瓷化树脂形成所需的𬌗贴面外形,光照,打磨完成

五、运用 CAD/CAM 加工工艺切削形成的二硅酸锂增强玻璃陶瓷嵌体或𬌗面部分冠

使用计算机辅助设计与制作(computer assisted design/computer assisted manufacturing,CAD/CAM)系统,对二硅酸锂增强玻璃陶瓷的瓷块进行切削加工形成全瓷嵌体或𬌗面部分冠。

六、氧化铝瓷或氧化锆瓷嵌体

氧化铝瓷和氧化锆瓷可应用于机械固位形较好的嵌体修复,但因其树脂粘接性能较差,不适宜于依赖树脂粘接固定的修复体,如𬌗面部分冠、粘接固定义齿、牙周夹板等。

考虑到对𬌗牙的磨耗,代替釉质的材料应有与釉质相似或低于釉质的硬度。代替牙本质的材料应该有与牙本质相似或高于牙本质的最大应力、最大应变及弹性模量。陶瓷和氧化锆陶瓷的硬度大于釉质,而金合金、树脂、氧化锆陶瓷的最大应力和最大应变大于牙本质,金合金、氧化锆瓷的最大弹性模量大于牙本质。仅考虑承担咬合力的情况下,金合金和氧化锆陶瓷可作为替代牙本质的材料。但是氧化锆陶瓷的硬度过大。金合金基本满足硬度比釉质小而机械性能大于牙本质的要求,但是与牙体颜色相差大。

为了选择更为合理的𬌗面部分冠材料,姜婷等人研究了在前磨牙𬌗面粘接 1.5mm 及 2.5mm 厚的瓷化树脂、玻璃纤维增强瓷化树脂、热压铸造二硅酸锂玻璃陶瓷,以及 CAD/CAM 切削加工二硅酸锂玻璃陶瓷𬌗贴面型𬌗面部分冠的模拟 5 年冷热循环疲劳负载后的抗折强度,并同时观察各种材料的磨耗程度和表面粗糙度(研究尚未正式发表)。结果初步显示用树脂水门汀(Superbond C&B,Sunmedical,Japan)将部分冠粘接到牙齿𬌗面再进行模拟疲劳负载后,当𬌗面部分冠厚度为 1.5mm 时,玻璃纤维增强瓷化树脂的抗折强度高于单纯的瓷化树脂和两种制作方法获得的玻璃陶瓷修复体。而当𬌗面部分冠厚度为 2.5mm 时,CAD/CAM 切削加工二硅酸锂玻璃陶瓷的抗折强度最大,其他各组间没有显著差异。玻璃陶瓷的厚度在 2 个厚度时抗折强度比较稳定,切削瓷的抗折强度大于热压铸造瓷。瓷化树脂的磨耗程度接近于对殆牙为天然牙时的釉质磨耗水平(20~25μm/year),玻璃陶瓷的磨耗程度(10μm/year)低于釉质。热压铸瓷表面粗糙程度显著低于切削瓷和瓷化树脂。所以,临床选择应用殆面部分冠的材料时,需要综合考虑修复体的厚度以及其抗折和磨耗性能,结合各个材料的优缺点进行综合选择(表 8-3-1)。

表 8-3-1　殆面部分冠材料的厚度和平均抗折强度

殆面部分冠材料	厚度(mm)	平均抗折强度(N)
瓷化树脂	1.5	3237.29
玻璃纤维增强瓷化树脂	1.5	3926.48
二硅酸锂增强玻璃陶瓷(Press)	1.5	2249.57
二硅酸锂增强玻璃陶瓷(CAD)	1.5	2985.64
瓷化树脂	2.5	2284.95
玻璃纤维增强瓷化树脂	2.5	2488.92
二硅酸锂增强玻璃陶瓷(Press)	2.5	2493.39
二硅酸锂增强玻璃陶瓷(CAD)	2.5	3066.45

第四节　嵌体和殆面部分冠的基牙预备

一、嵌体的基牙预备

1. 去除龋坏组织的细菌浸润层　方法同直接充填术。

2. 预备洞形。

3. 洞底可以不平坦而呈去龋后的自然形态,可以是斜面。在与咬合力负荷方向垂直的面上形成小平面防止嵌体的滑动。

4. 在嵌体就位道方向去除洞壁的倒凹和悬空釉质,洞壁的咬合面边缘不形成小斜面。

5. 扩展邻面洞形到颊舌侧自洁区域。

6. 根据材料的强度预备出殆龈向所需间隙。树脂类 1.5mm 以上;贵金属类 1mm 以上;瓷类 2mm 以上。

7. 冲洗、清洁、吹干。

8. 制取印模。

二、殆面部分冠的基牙预备

1. 去除龋坏组织的细菌浸润层,或去除旧充填体(图 8-4-1)。

2. 活髓牙的基牙预备(图 8-4-2)

(1) 咬合面去除过于锐利的牙尖和边缘嵴,可以不刻意预备牙体组织或者沿牙尖及窝沟高低起伏形成平行于咬合平面的底边形态。殆龈间隙充分保证殆面部分冠有足够的抗力形。

(2) 轴面沿冠周(颊舌侧及近远中邻面)形成和牙长轴一致的具有共同就位道的平行面,通常预备到冠外形高点线之上,但在牙冠高度较低时以及影响美观的第一前磨牙(容易显露双层牙),位置可预备到外形高点之下、龈缘之上。边缘形成具有一定宽度的内钝角肩台,以保证嵌体具有足够的强度。

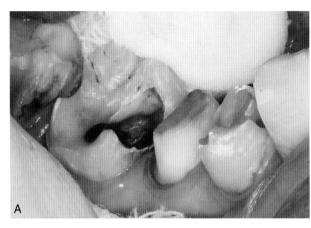

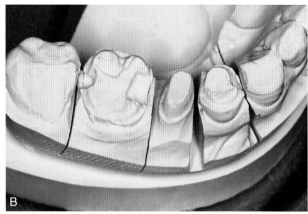

图 8-4-1　去除旧充填体和继发龋,尽量保留健康牙体组织

A. 46、44 磨耗及龋损,用殆面部分冠修复的基牙预备,去净龋坏组织,保留坚硬的牙体组织,不降低殆面高度,仅去除尖锐和菲薄的牙体组织后,沿轴面预备高 2mm、肩台宽度 1mm 的牙体组织以方便修复体制作,并与牙齿轴面自然延续　B. 45 根管治疗后残冠,用玻璃纤维树脂桩核修复后为全瓷冠修复的基牙预备

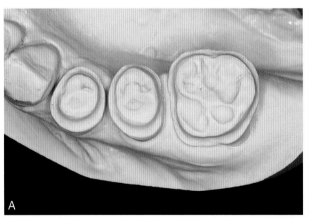

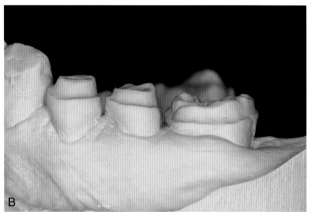

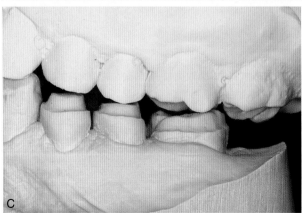

图 8-4-2　活髓牙的殆面部分冠基牙预备

在咬合面仅去除过锐牙体组织,基本不预备,但要保证修复间隙和修复体强度,在轴面形成 1mm 宽的直角或内钝的无角短小肩台,邻面用金刚砂条或尖头细钻分开

A. 殆面观　B. 颊面观　C. 与对殆牙咬合后的颊面观

嵌体颊舌面和余留牙体组织移行无悬突。贵金属殆面部分冠肩台宽 0.5mm；树脂类及瓷殆面部分冠的肩台预备宽 1.0mm。

（3）邻面通过金刚砂条或者用细的金刚砂钻针分开，便于技工修整代型和计算机扫描时准确描画邻面边缘。

3. 四壁牙体组织厚度充足（大于 2mm）的根管治疗牙的基牙预备（图 8-4-3）

（1）咬合面降低或去除过锐的牙尖或边缘嵴。

（2）髓室用树脂充填后在树脂厚度内形成辅助固位窝洞。

（3）轴面可形成小的肩台或不形成肩台。要确保基牙的釉质基本完整以保证粘接强度。

（4）邻面用金刚砂条或者用尖头细柱状金刚砂钻针分开。

（5）最后精修磨光。

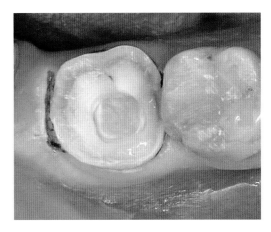

图 8-4-3　根管治疗后牙的殆面部分冠基牙预备
髓腔树脂充填后利用髓腔窝洞辅助固位和确定位置，防止修复体转动。保证四周釉质完整，保证树脂粘接效果

第五节　嵌体或殆面部分冠的试戴

嵌体体积较小，外形不规则，不容易夹持，往牙内放置时要十分小心，防止滑落，更要防止掉入咽部。可将椅位调整接近直立，让患者头偏向一侧，或舌后部临时放入纱布，避免误吸。嵌体的大部分嵌合于余留牙体之内，延展到邻面的嵌体取出时夹持住邻面露出部分即可，只暴露于咬合面的嵌体可使用粘胶棒或热牙胶粘出（图 8-5-1）。殆面部分冠可直接用手夹持。嵌体和殆面部分冠的就位和边缘适合性检查可通过适合性检查喷漆或薄咬合纸完成。

试戴完成时嵌体和殆面部分冠应达到以下要求：

1. 嵌体或殆面部分冠必须完全就位于窝洞内或预备体中。

2. 边缘达到预备洞形的最外缘，边缘密合性好，沿边缘探诊时，探针不会被钩住，更不能有间隙。

3. 邻接点接触紧密，牙线可以通过但有较大阻力。用专用的接触点测量钢片尺检查时，最薄片能勉强通过但中厚片不能通过。邻面接触点位置位于颊舌向的中央呈光滑的小接触面，不偏颊舌向；在殆龈方向上位于边缘嵴下至龈 1/3 处，留出龈乳头的空隙，不压迫牙龈造成刺激。

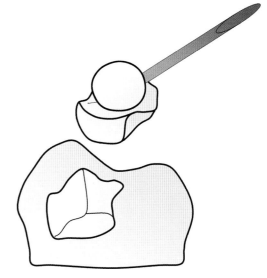

图 8-5-1　粘胶棒摘戴嵌体

4. 咬合面窝沟形态和余留牙协调一致，呈圆凸面，有隆起，符合生理形态。与对殆牙的咬合接触点均匀广泛，无高点及侧方运动干扰，工作尖支持咬合。

5. 硬树脂、聚合瓷和瓷嵌体的色调、表面特征及表面光滑度与余留牙体一致。

6. 外形光滑，表面无砂眼，无欠缺，自然延续无悬突。

7. 各项目检查合格后,取出,粘接面喷砂,外表面磨光或上釉,清洁消毒,准备粘接。

第六节 嵌体或𬌗面部分冠的粘固

嵌体或𬌗面部分冠的机械固位形较差,主要靠树脂粘接系统粘固。

嵌体粘固的主要牙面是牙本质。𬌗面部分冠粘固多数情况下是釉质和牙本质的混合粘接,牙齿磨耗后用𬌗面部分冠抬高咬合时,应该确认牙齿轴面至少有一圈釉质余留,这样才能保证有足够的釉质粘接面积。如果釉质不完整或缺如超过一壁,则应该将修复设计改成全冠修复体。

牙面的酸蚀、前处理和粘接剂涂抹操作和直接粘接充填时相似,但是需要注意对釉质和牙本质的分别酸蚀(又称选择性酸蚀)。釉质用 37% 磷酸酸蚀 30 秒,牙本质酸蚀 15 秒或改用弱酸酸蚀。在粘接剂涂抹后光照 20 秒固化粘接剂,再调和树脂粘接糊剂,均匀涂抹于预备后的牙面,同时放置于嵌体或𬌗面部分冠的粘接面,将嵌体或𬌗面部分冠彻底就位,用小棉球或小毛刷去除多余的材料并确认边缘封闭良好。沿嵌体或𬌗面部分冠边缘注射一圈防氧化剂,消除树脂和空气接触部余留的未聚合层,用可视光照射,待树脂粘接糊剂初期固化后清理嵌体或𬌗面部分冠的边缘和牙面。如果使用双固化粘接材料,光固化只是使粘接材料达到初期固化,离最终固化还需一定时间,根据材料使用说明书上的记载嘱咐患者慎用修复牙直到最终固化时间。

嵌体及𬌗面部分冠的粘接面处理具有和直接充填不同的特殊性。

一、树脂类嵌体的粘固

粘接面需要先用直径为 50μm 的氧化铝粉末喷砂处理,清洁消毒后,放置树脂粘接糊剂粘固。

二、非贵金属嵌体的粘固

粘接面需要先用直径为 50μm 的氧化铝粉末喷砂处理,清洁消毒后,放置树脂粘接糊剂粘固。

三、贵金属嵌体的粘固

贵金属粘接面用 50μm 氧化铝粉末喷砂后,消毒清洁,先涂一层贵金属处理液,使贵金属表面形成一层活性氧化膜从而提高粘接性能,再放置树脂粘接糊剂,将嵌体按压完全就位(图 8-6-1)。

四、硅酸盐类瓷嵌体的粘固

瓷表面经过喷砂,清洗消毒,需要先用氢氟酸酸蚀 1 分钟,然后涂硅烷偶联剂。因为加热可促进硅烷偶联剂的活性化,所以涂抹后最好用热吹风机吹拂瓷修复体后再粘固。在粘接面放置树脂粘接糊剂,按压就位,完成粘固(图 8-6-2~图 8-6-4)。

后牙中重度磨耗,咬合垂直距离下降的患者,抬高咬合垂直距离可应用𬌗垫式可摘义齿、正畸抬高后牙临床冠长度、全冠升高临床冠长度、微创的𬌗面部分冠升高后牙临床长度的方法。显然,使用微创的𬌗面部分冠升高咬合垂直距离的方法值得临床研究和推广。下面用 3 个病例加以说明(图 8-6-5~图 8-6-41)。

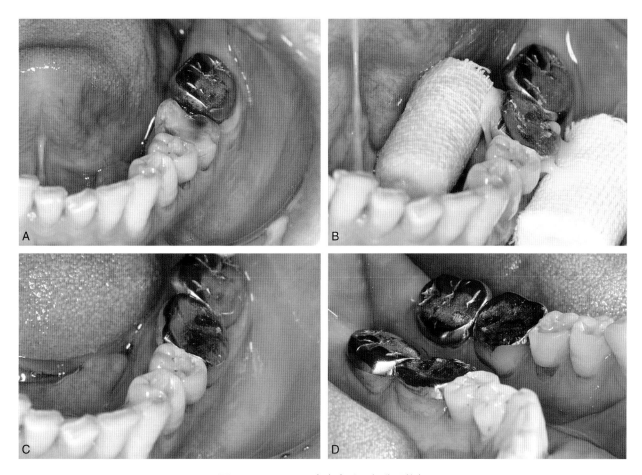

图 8-6-1　36、37 金合金殆面部分冠修复

A. 36 金合金殆面部分冠修复后 12 年脱落,基牙的牙髓保持活力,边缘终止于龈上　B. 金合金殆面部分冠可以完全复位、边缘密合、邻面接触紧密、咬合接触良好无高点,使用 Panavia F21 双重固化树脂粘接套装(可乐丽公司)再粘固,粘接套装包括贵金属处理液及 A、B 组分前处理剂,树脂粘接糊剂 A、B 膏　C. 再粘固后殆面观　D. 再粘固后颊、舌侧观

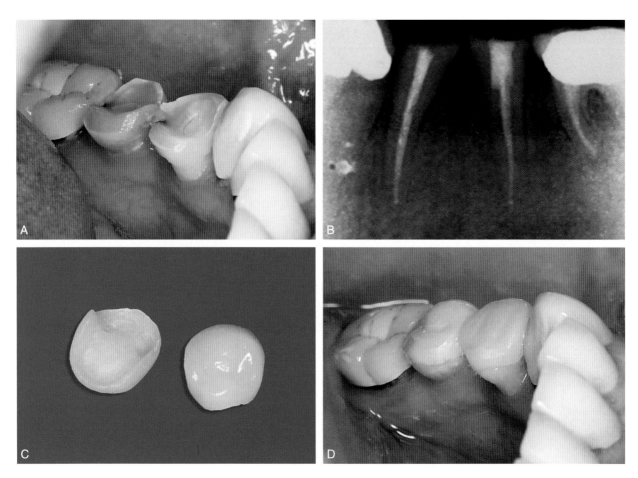

图 8-6-2　根管治疗后前磨牙的𬌗面部分冠修复

A. 34、35 中度磨耗,釉质余留四轴壁,完整　B. X 线片显示根管治疗完善　C. CAD/CAM 切削二硅酸锂全瓷𬌗面部分冠
D.𬌗面部分冠粘固后口内观

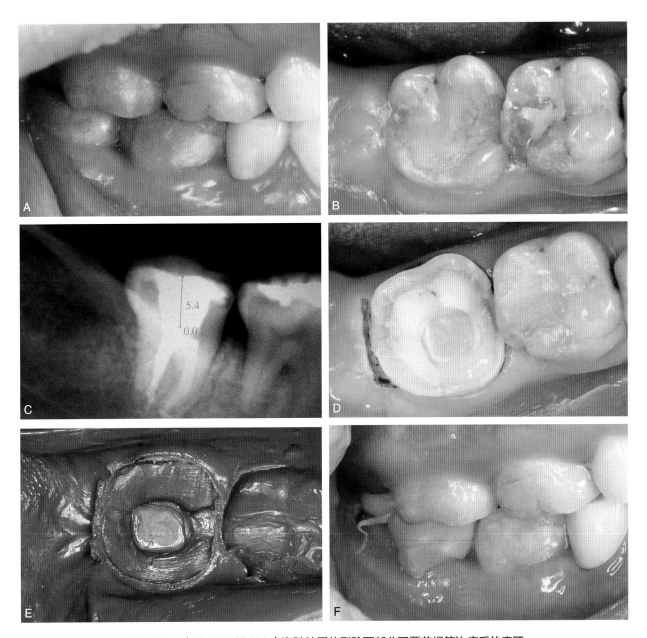

图 8-6-3　应用 CAD/CAM 全瓷髓腔固位型殆面部分冠覆盖根管治疗后的磨牙

A~C. 47 经过完善的根管治疗,4 个轴壁存留,牙冠远中边缘嵴高度基本平齐牙龈。如果全冠修复,冠边缘则会深入龈缘下方,容易引起冠周炎症且固位力不足;改用殆面部分冠修复,可以避免刺激牙周组织,同时改变咬合负载力的传导方向,从横向易造成牙冠折裂的分力到纵向传导到基牙牙根整体。同时,保留牙齿轴面一周的釉质完整和牙本质厚度,不减弱牙齿抗力且又可以发挥树脂粘接力　D. 降低殆面高度,髓腔用树脂充填后形成嵌体洞形,最大程度保留四周釉质　E. 取聚醚橡胶终印模　F. 咬合记录

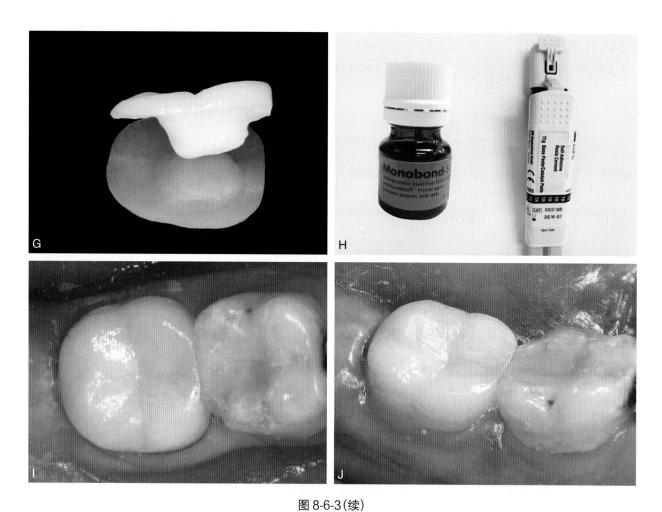

图 8-6-3(续)

G. 制作 CAD/CAM 切削加工的二硅酸锂增强玻璃陶瓷的髓腔固位型殆面部分冠　H. 氢氟酸酸蚀后涂抹硅烷偶联剂，再用双固化树脂水门汀粘固（Multilink N，Ivoclar Viva dene）　I、J. 殆面部分冠粘固后

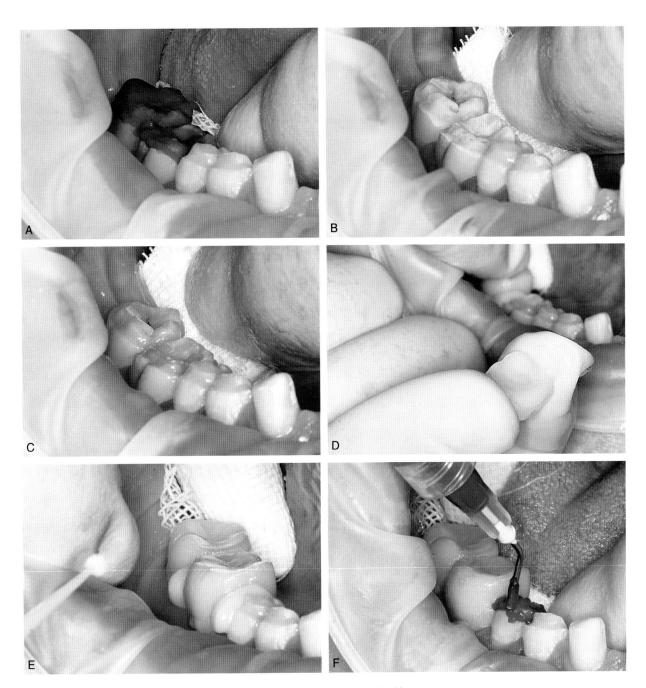

图 8-6-4　后牙𬌗面部分冠树脂粘固

修复体表面处理完成准备粘固后,口内上橡胶开口器并用大棉卷在颊舌两侧隔湿。术者站在患者后面,用手指压迫棉卷保护舌体并在粘固过程中一直保持。𬌗面部分冠数目涉及多颗牙时,分段粘固。经过釉质的磷酸酸蚀(A)、冲洗吹干后显示均匀的白垩状脱矿层(B)、表面涂抹一体型多用途树脂粘接剂(Universal Bond)(C)、放置光固化树脂粘接糊剂后修复体就位(D)、用小棉棒初步去除多余树脂(E)、光照初步固化、用牙线恢复邻面接触、等待完全固化后牙周洁治、清理多余树脂、抛光等步骤,完成粘固。一段的粘固初步完成后,开始下一段的粘固过程(F)。但是釉质酸蚀前需要再次确认修复体的邻接触和能完全就位

病例一：患者女，60岁，口颌面部咀嚼肌疲劳疼痛，后牙中重度磨耗，咬合垂直距离降低，颞下颌关节髁突后移位。治疗计划是利用后牙殆面部分冠和前牙舌贴面抬高咬合垂直距离，具体临床操作如图8-6-5~图8-6-15所示。

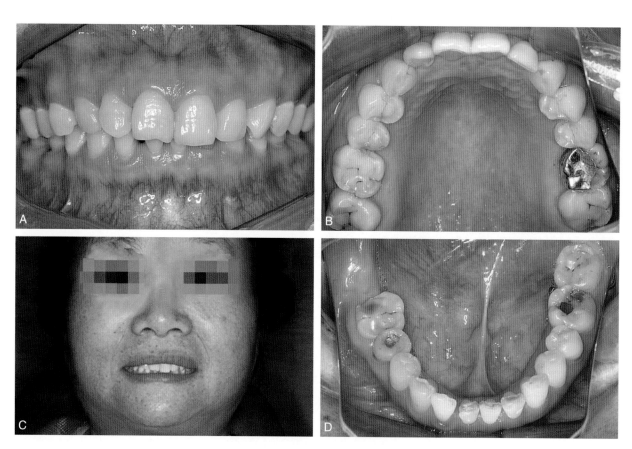

图 8-6-5　牙齿磨耗、咀嚼肌功能紊乱患者的咬合重建修复
A. 口内 ICO 正面像　B. 上颌殆面像　C. 患者正面像　D. 下颌殆面像

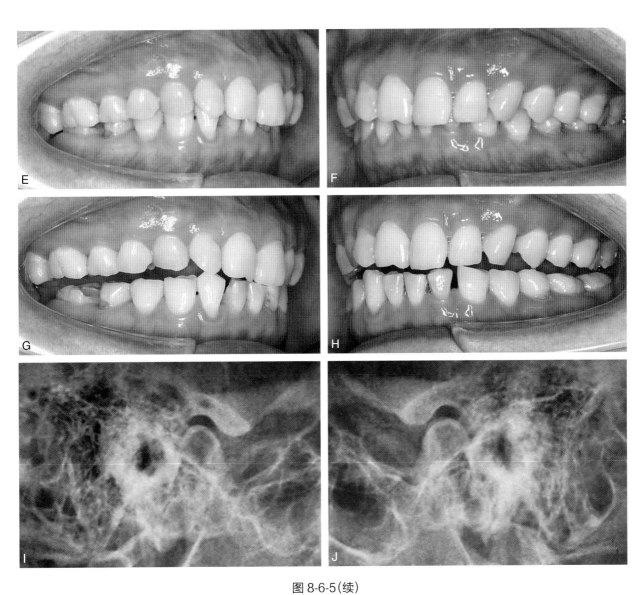

图 8-6-5(续)

E. MIP 位右侧咬合像　F. MIP 位左侧咬合像　G. 前伸对刃位右侧口内像　H. 前伸对刃位左侧口内像　I. MIP 位右侧颞下颌关节影像　J. MIP 位左侧颞下颌关节影像

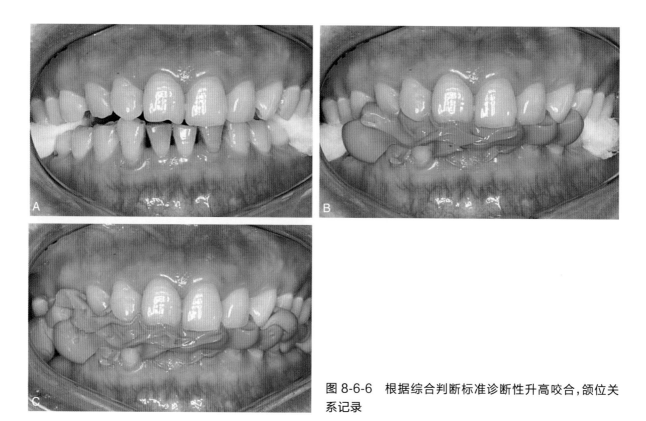

图 8-6-6　根据综合判断标准诊断性升高咬合,颌位关系记录

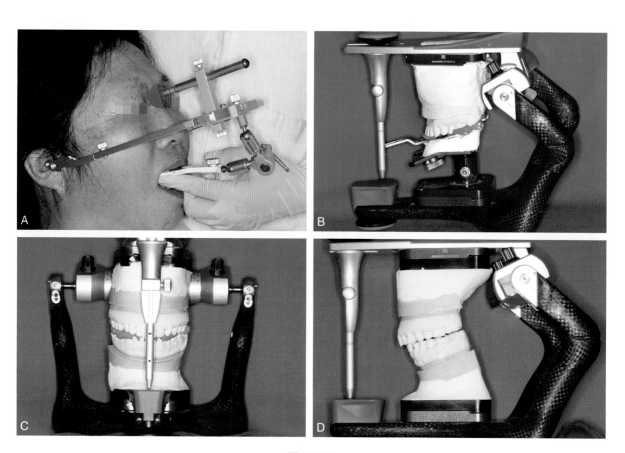

图 8-6-7
A.面弓转移　B、C.研究模型上𬌗架　D.𬌗架上可见需要升高的上下颌间隙

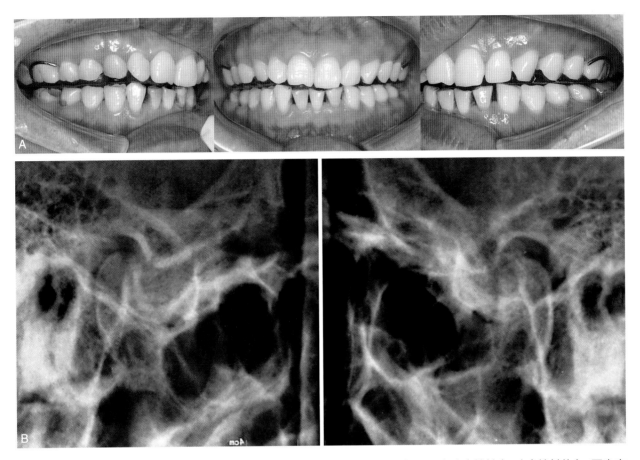

图 8-6-8　制作并给患者戴用上颌平板式稳定殆垫(A),彻底调殆,使每颗牙有 2~3 个咬合接触点,咬合接触均匀,牙尖交错殆和下颌侧方运动时的咬合接触点基本重合,避免咬合高点和殆干扰。观察颞下颌关节以及咀嚼肌,适应 3 个月后复查颞下颌关节骨质和间隙变化(B),确认无不良改变,说明患者已适应升高的咬合垂直距离

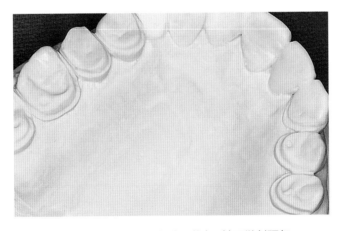

图 8-6-9　开始殆面部分冠修复,基牙微创预备

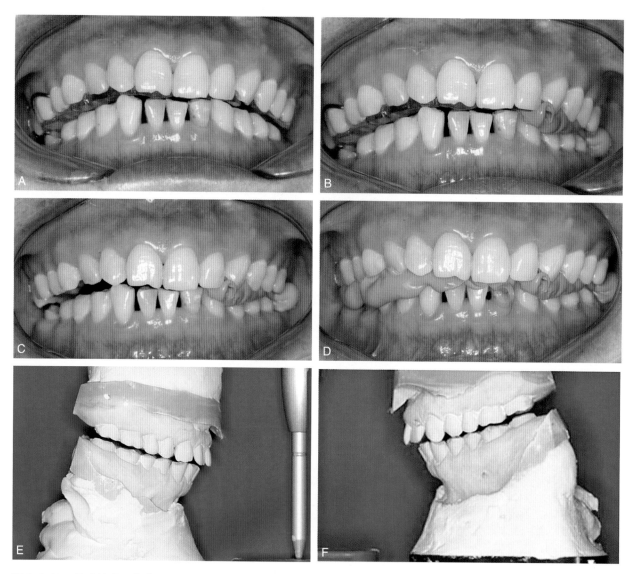

图 8-6-10　将𬌗垫分段（A），分别戴用部分𬌗垫，用硅橡胶咬合记录材料制取未戴𬌗垫部分牙列之间的颌位记录（B），硬化后取下𬌗垫（C），在另一部分牙列间空隙中补充咬合记录材料，使之连接成一体（D），取下颌位关系记录后转移上下颌工作模型到可调式𬌗架上（E、F）

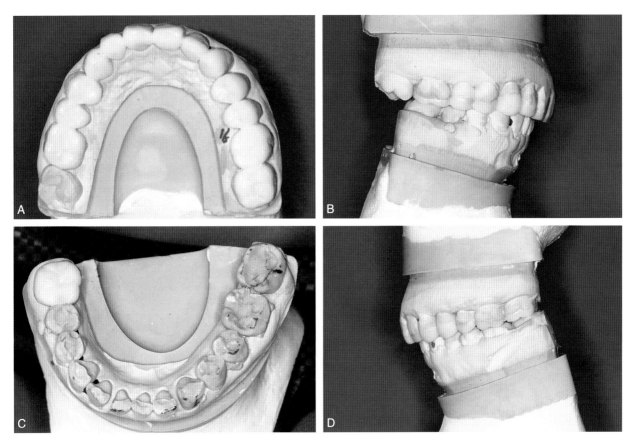

图 8-6-11 先在殆架上制作后牙殆面部分冠和前牙舌侧贴面的诊断蜡型,后在口内试戴并让患者做轻咬合和下颌侧方运动,调改咬合接触关系

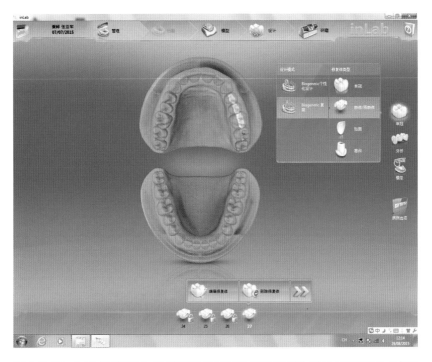

图 8-6-12 工作模型扫描,准备用计算机辅助设计和制作系统(CEREC Ⅲ)完成殆面部分冠制作

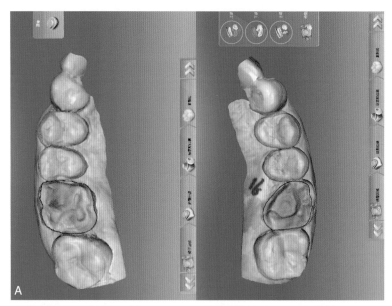

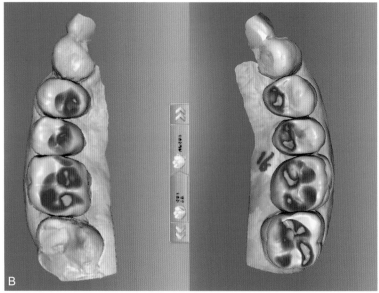

图 8-6-13　计算机扫描工作模型,沿𬌗面部分冠边缘线画线,用数据库𬌗面部分冠数据进行修复体设计(CAD)(A)。将调改好的诊断蜡型扫描,复制其咬合面到设计好的𬌗面部分冠上(B),调整并完成计算机辅助设计

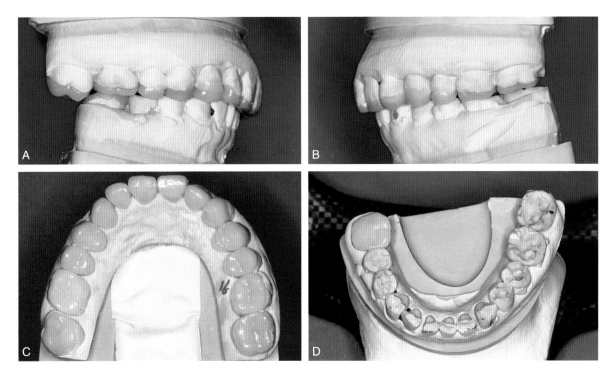

图 8-6-14　烧结完成的后牙全瓷殆面部分冠（E MAX CAD）和前牙舌侧全瓷贴面（E MAX）；其中舌贴面是直接包埋诊断蜡型后热压铸造完成的

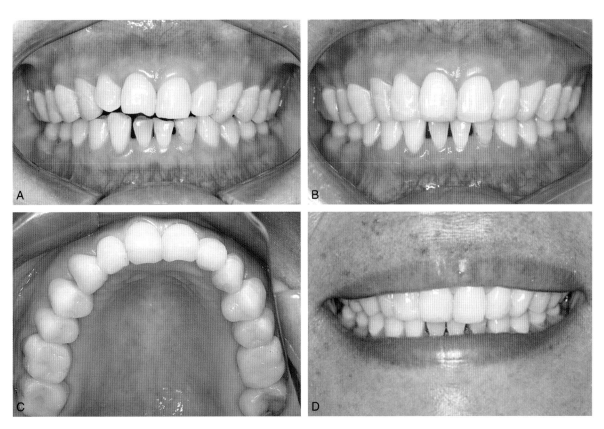

图 8-6-15　先粘固后牙殆面部分冠（A），再粘固前牙舌贴面（B），粘固完成后精细调殆，研磨抛光（C），修复完成后的患者微笑像（D）。患者咀嚼肌（咬肌）易疲劳的临床症状缓解，咀嚼效率提高

病例二：患者女，40岁，因牙齿磨耗和明显的牙本质敏感症状，要求全牙列保护修复。具体临床操作如图 8-6-16~图 8-6-32 所示。

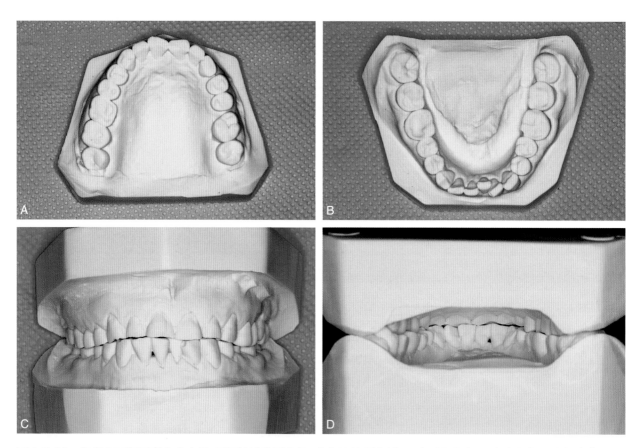

图 8-6-16　患者上下颌牙列中度磨耗，后牙轴壁釉质完整，咬合面釉质磨耗，牙本质暴露（A~D），上颌切缘磨短（E），面部下 1/3 短，咀嚼肌（双侧咬肌和双侧颞肌）易疲劳，诊断性升高咬合垂直距离后（F），患者感觉舒适。将初步估算的咬合垂直距离升高后的𬌗间隙，用硅橡胶咬合记录材料进行记录和转移（G、H）

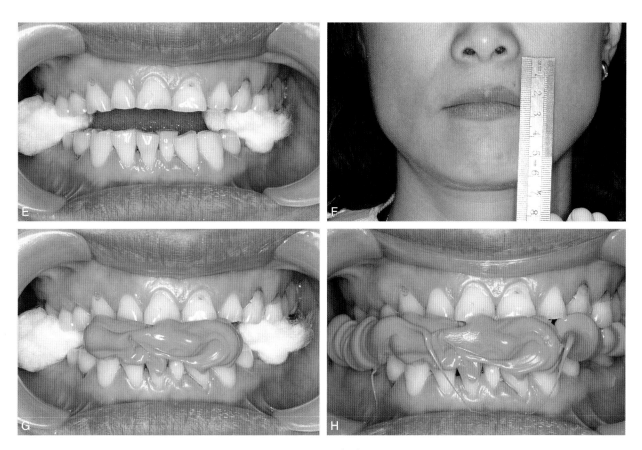

图 8-6-16(续)

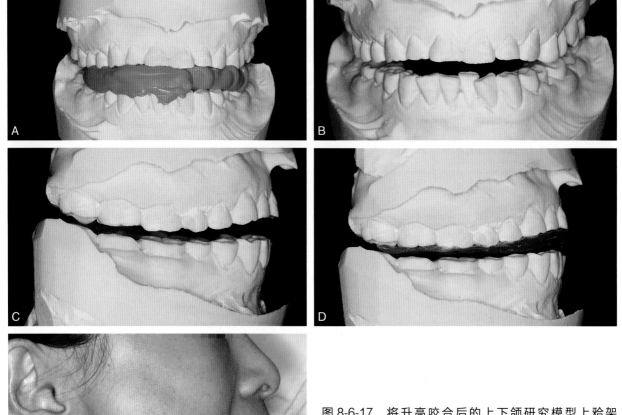

图 8-6-17 将升高咬合后的上下颌研究模型上𬌗架（A~C），将马蹄形蜡片放置在口内上颌牙列上，蜡片下方为计划建立的新的𬌗平面（D），用蜡刀调整其厚度，并用𬌗平面板检查马蹄蜡下方高度和走向（E），使𬌗平面的位置和走向符合美学和生理学要求（根据上唇位置确认上颌前牙位置，𬌗平面与瞳孔连线以及鼻翼耳屏面平行）

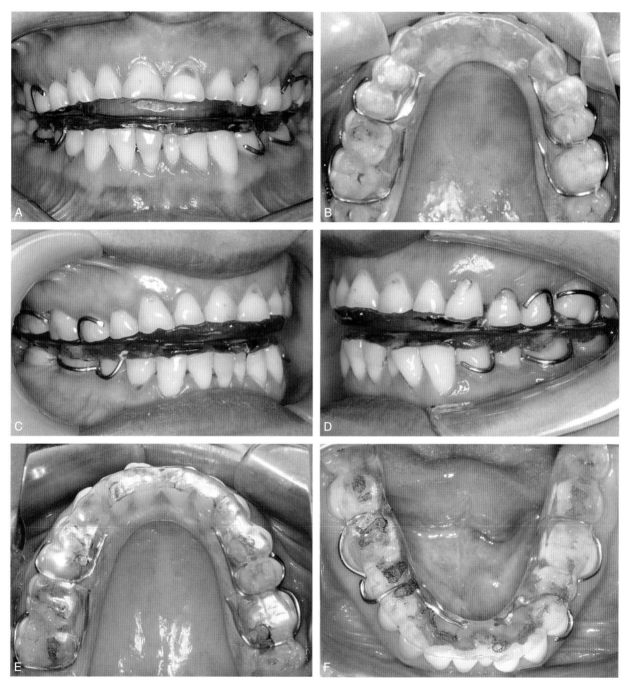

图 8-6-18　通过𬌗平面分析，了解上颌前牙需要增加的牙冠长度。制作并戴用上下颌平板稳定𬌗垫 3 个月（A~D）。戴𬌗垫后每周调改咬合接触直至咬合接触均匀无干扰，咬合舒适，下颌可在𬌗垫上各方向自由滑动（E、F）。闭口时咀嚼肌舒适无疲劳紧张感，面部表情放松协调，开、闭口无障碍。面型恢复到面下 1/3 距离基本等同于面中 1/3 距离。微笑时上颌牙暴露程度患者认可（G、H）。第 1 个月，每天戴用 16 小时以上，吃饭时取下。1 个月后，调改咬合面成半解剖式形态使之可以在戴用时进食，直到观察期满 3 个月（I、J）

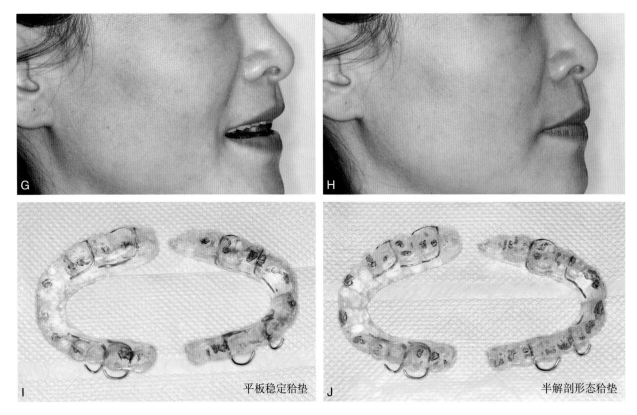

平板稳定𬌗垫

半解剖形态𬌗垫

图 8-6-18(续)

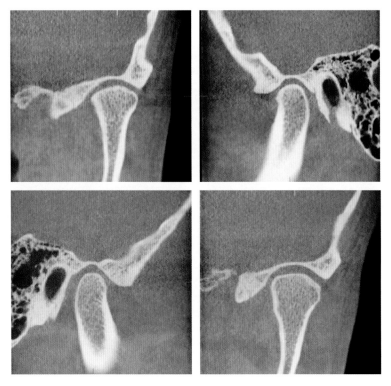

图 8-6-19　3 个月后复查颞下颌关节间隙和骨质变化,确认无不良改变,并取得患者同意后开始修复

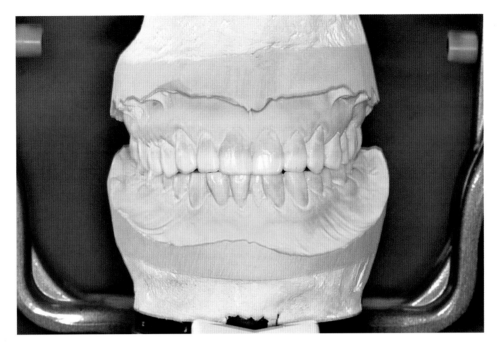

图 8-6-20　制作诊断蜡型,便于和患者交流修复后形态

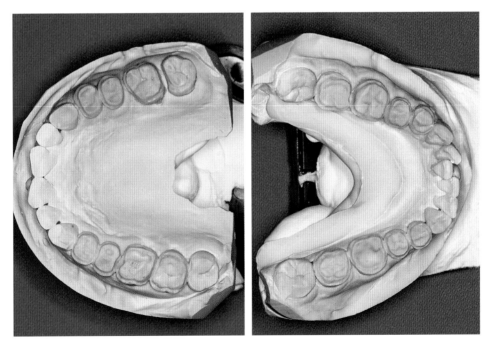

图 8-6-21　上下颌后牙殆面部分冠微创基牙预备

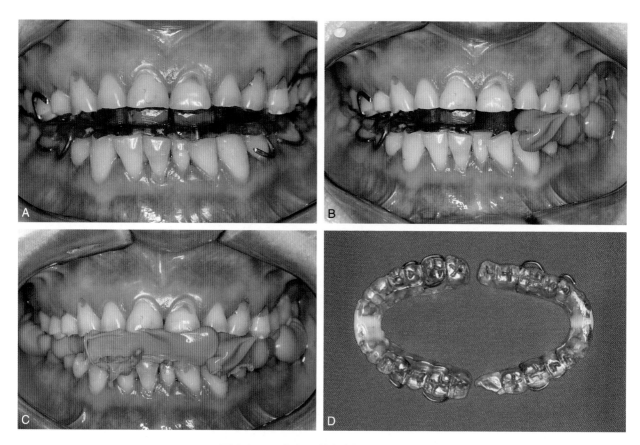

图 8-6-22 分段再联合法制取颌位记录

A. 将上下𬌗垫分段　B. 用单侧𬌗垫支持用硅橡胶咬合记录材料制取一侧颌位关系　C. 然后再制取另一侧颌位关系并连接成一体，用此法制取上下颌之间的颌位记录　D. 所有咬合记录完成后，再将𬌗垫用自凝树脂连接继续使用到完成其使命

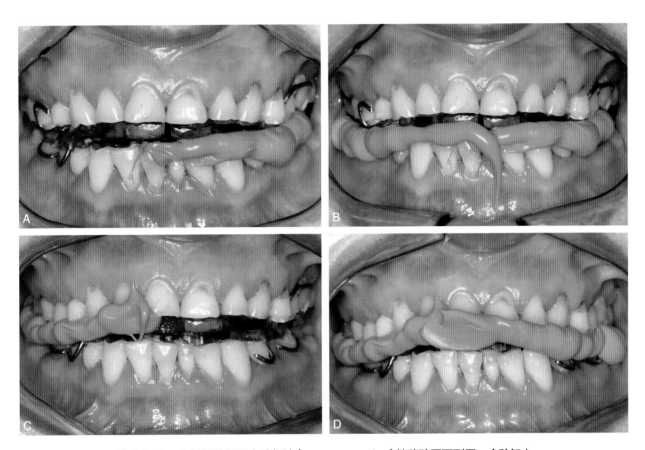

图 8-6-23　交叉颌位记录上骀架法（cross-mounting）转移骀平面到同一个骀架上

利用交叉颌位记录上骀架方法的目的是为了转移暂时修复体或者骀垫上确定好的骀平面到工作模型上，指导后牙的上下颌修复体制作。要使用架环为磁铁固位的骀架系统（如吉尔巴赫骀架系统），这样可在同一个骀架上更换对颌模型。分别制取上下颌戴用骀垫状态的参考模型和对颌工作模型之间的颌位记录，即除了制取上下都是工作模型的颌位记录外，再制取上颌为骀垫的参考模型（A、B）和下颌为工作模型之间的颌位记录以及上颌为工作模型下颌为骀垫的颌位记录（C、D），通过后两个颌位记录将参考模型也固定到和工作模型的同一个骀架上。至少需要上颌为骀垫、下颌为基牙的颌位记录，以及上下颌均为基牙的颌位记录（E）才能转移上下颌之间的间距（F）和骀平面（G），而下颌为骀垫、上颌为基牙的颌位记录用以辅助确认转移的正确性

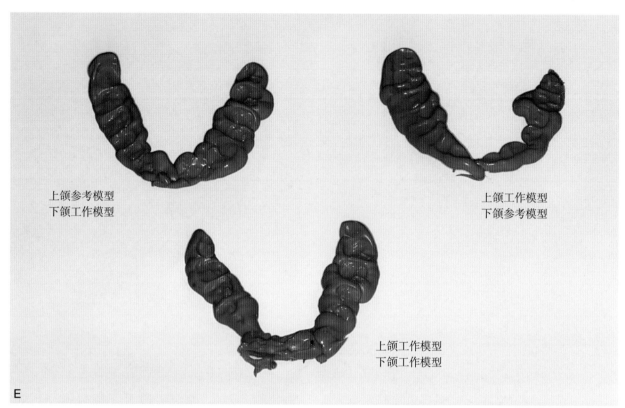

上颌参考模型
下颌工作模型

上颌工作模型
下颌参考模型

上颌工作模型
下颌工作模型

E

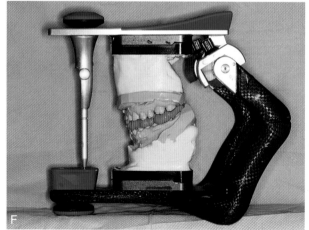

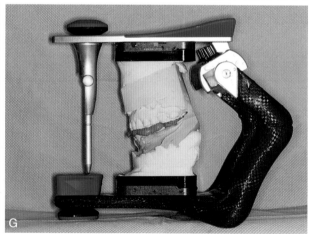

F

G

图 8-6-23(续)

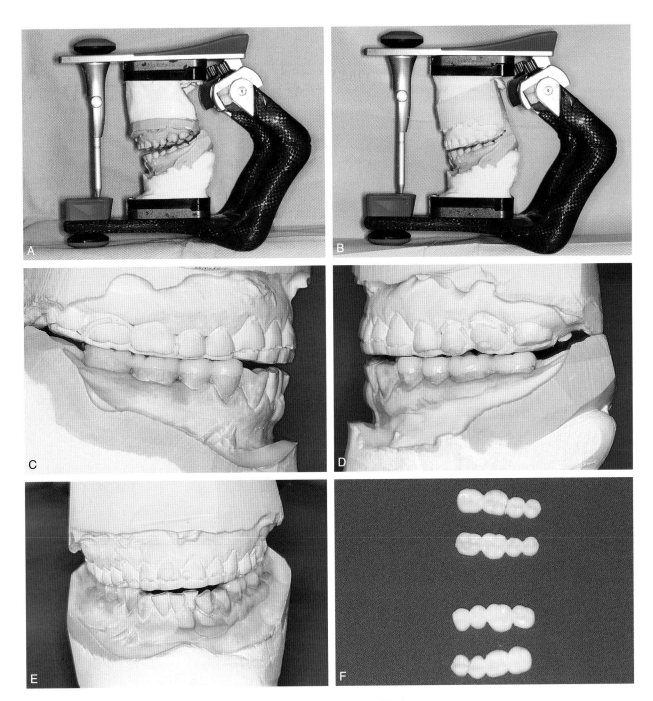

图 8-6-24　在殆架上的模型

A. 上下颌工作模型　B. 上颌为转移殆平面的参考模型,下颌为工作模型　C~F. 根据上颌参考模型的殆平面,首先制作下颌殆面部分冠的诊断蜡型

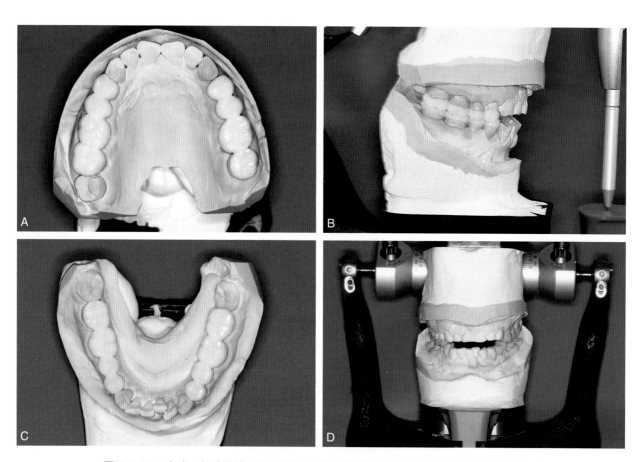

图 8-6-25　完成下颌诊断蜡型后，更换上颌为工作模型，制作上颌𬌗面部分冠诊断蜡型

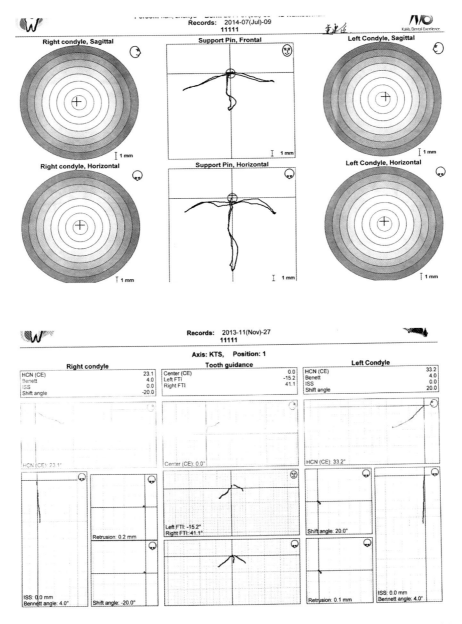

图 8-6-26　进行患者下颌运动轨迹描记,确认髁突位置基本居中,测量患者前伸髁导斜度、Bennett 角、迅疾侧移等数据用以调整殆架的设定。在殆架上进行初步的咬合调整

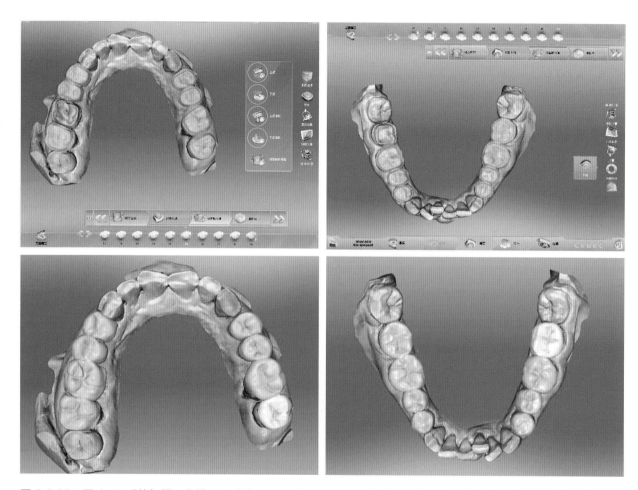

图 8-6-27　用 CAD 系统扫描工作模型和试戴后的蜡型，并进行基牙预备体画线，设计𬌗面部分冠外形。复制蜡型的咬合面，完成𬌗面形态

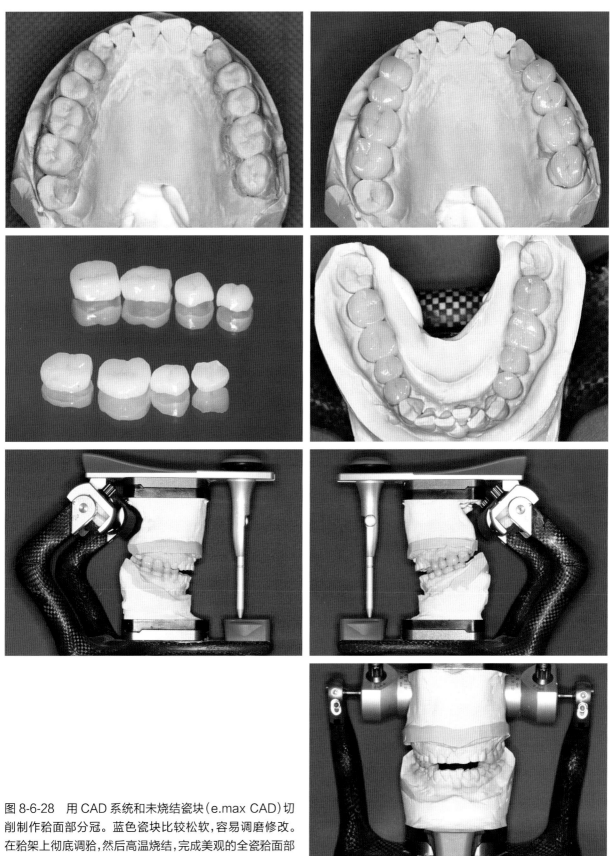

图 8-6-28 用 CAD 系统和未烧结瓷块（e.max CAD）切削制作殆面部分冠。蓝色瓷块比较松软，容易调磨修改。在殆架上彻底调殆，然后高温烧结，完成美观的全瓷殆面部分冠

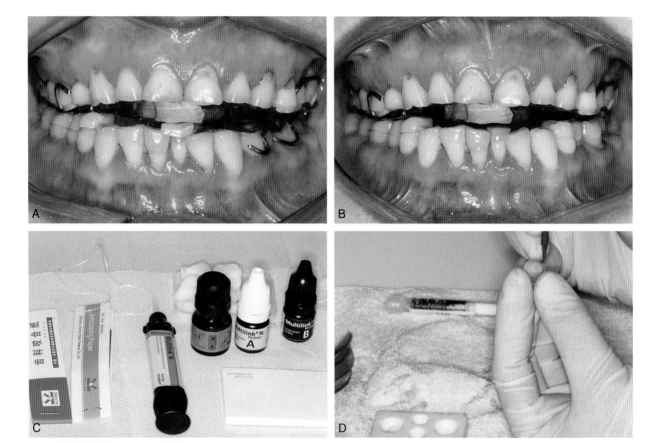

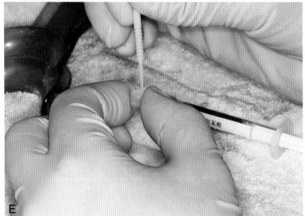

图 8-6-29　粭面部分冠试戴和粘固

试戴时用粭垫确认位置和咬合无误（A、B）；粘接系统选用双固化树脂粘接系统（Multilink N，Ivoclar Vivadent）（C）；瓷的粘接面涂布 10% 氢氟酸 20 秒（热压铸瓷为 60 秒）酸蚀后冲洗吹干（D），涂布硅烷偶联剂（E），吹干，再用树脂水门汀糊剂粘固

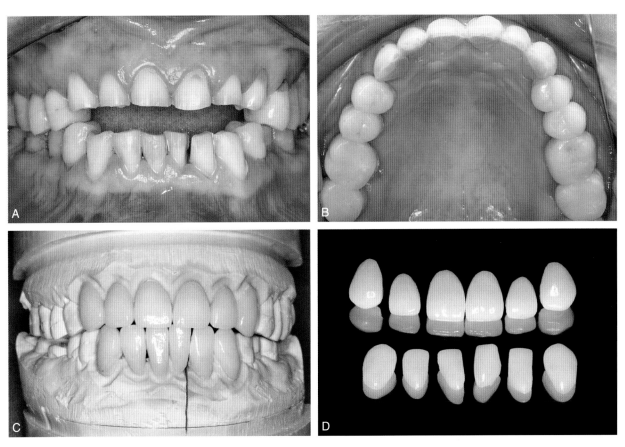

图 8-6-30 先进行后牙殆面部分冠粘固（A、B），再进行前牙唇侧全瓷贴面的基牙预备（C、D）和热压铸瓷贴面的制作。热压铸瓷贴面的粘固使用光固化专用贴面粘接系统或者对牙髓的生物安全性高的自固化树脂粘接系统 Super Bond C&B

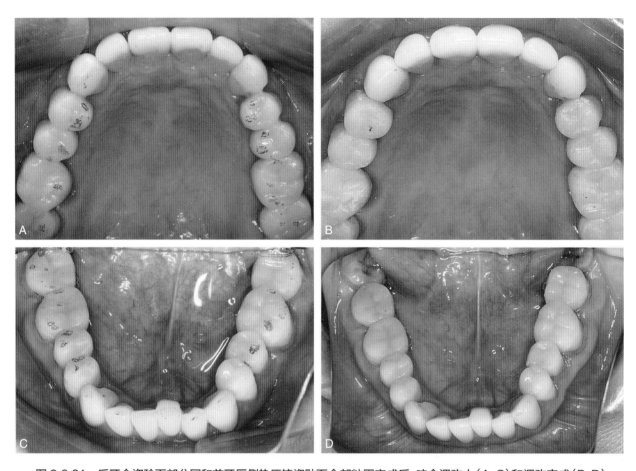

图 8-6-31 后牙全瓷𬌗面部分冠和前牙唇侧热压铸瓷贴面全部粘固完成后，咬合调改中（A、C）和调改完成（B、D）

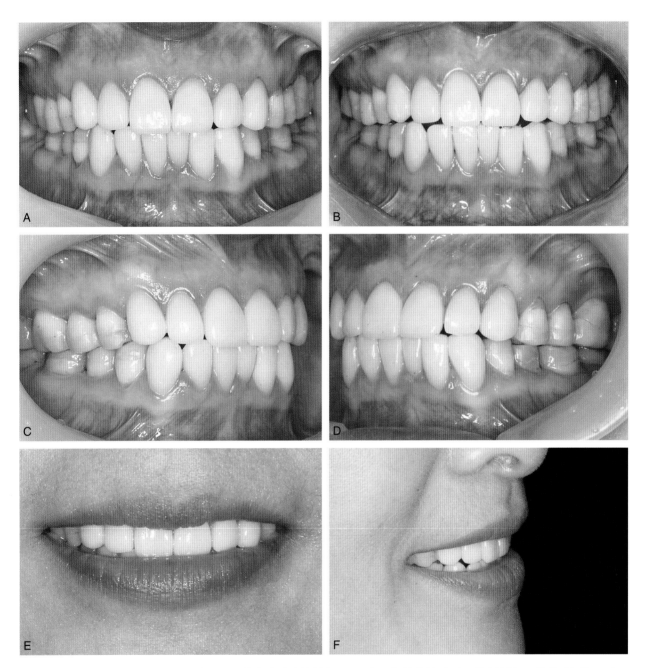

图 8-6-32　修复完成,牙尖交错位时有均匀稳定的咬合接触(A、C、D),下颌前伸位时后牙脱离接触,无前伸殆平衡及殆干扰(B)。微笑面容美好而自然(E、F),临床症状缓解,咀嚼效率提升

病例三：患者男，55 岁，因牙齿磨耗、牙本质敏感症状严重前来就诊。患者自觉牙齿磨耗严重，咀嚼乏力 2 年，近半年有面部酸痛感。

患者诊断为牙齿中、重度磨耗，咬合垂直距离下降，牙本质敏感症，咀嚼肌功能紊乱。修复方案为修复体覆盖𬌗面减轻牙本质敏感症状，升高咬合垂直距离缓解咀嚼肌疲劳症状，关闭牙间隙提高美观效果。具体临床操作为：①口内、口外、颞下颌关节、咀嚼肌全面检查；②用𬌗垫诊断性升高咬合，在𬌗垫上调𬌗至上下颌每个牙有 2~3 个均匀的咬合接触点，下颌运动时无𬌗干扰；③决定修复类型；④戴𬌗垫观察 3 个月，进行咀嚼系统再评价；⑤决定采用咬合重建修复方案后进行基牙预备和颌位关系转移，加工制作修复体；⑥后牙全瓷𬌗面部分冠和前牙舌侧全瓷贴面修复体试戴，粘固，调𬌗；⑦复查并进行修复后维护（图 8-6-33~图 8-6-41）。

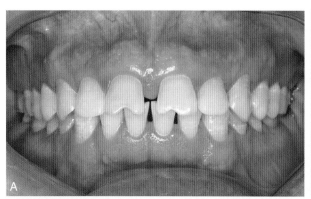
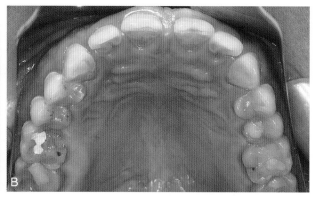
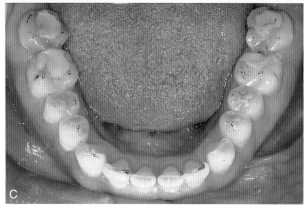

图 8-6-33 口内检查
A. 患者前牙深覆𬌗、上颌前牙舌面均匀磨耗至釉质深层，中切牙存在间隙　B、C. 上颌后牙𬌗面、舌尖及下颌后牙𬌗面有不规则磨耗和坑状缺损，牙本质暴露

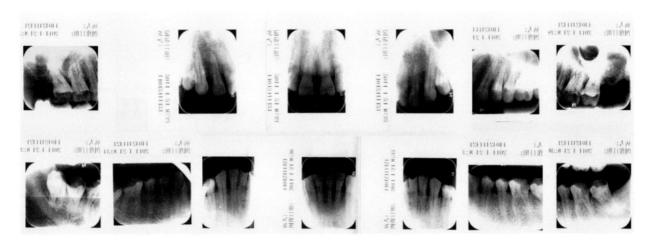

图 8-6-34　根尖 X 线片显示余留牙均为活髓牙

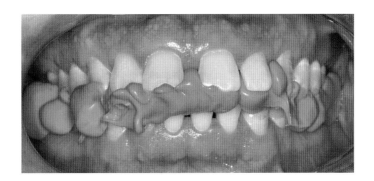

图 8-6-35　升高咬合垂直距离后颌位关系记录

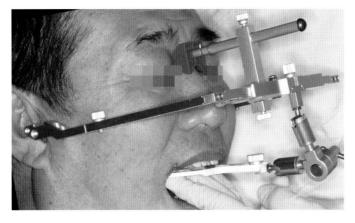

图 8-6-36　用面弓进行上颌和颅骨及颞下颌关节关系转移

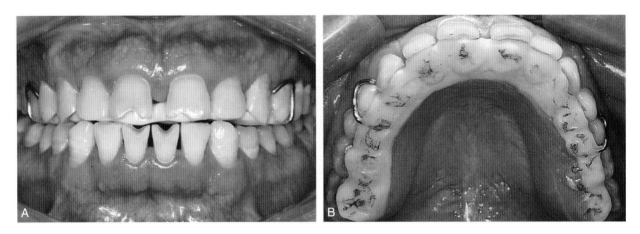

图 8-6-37 戴用上颌稳定𬌗垫并进行彻底调𬌗

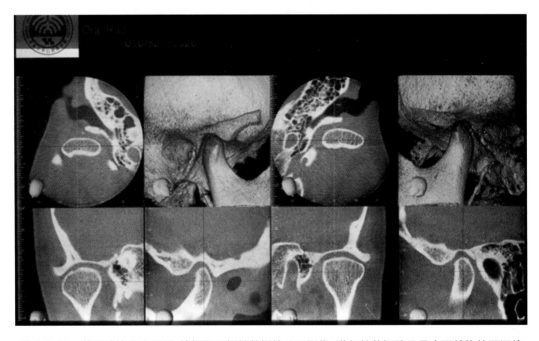

图 8-6-38 戴用𬌗垫 3 个月后,拍摄颞下颌关节螺旋 CT 影像,进行关节间隙及骨表面结构的再评价

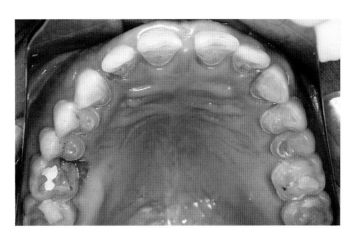

图 8-6-39 进行殆面部分冠及舌侧贴面的微创牙体预备

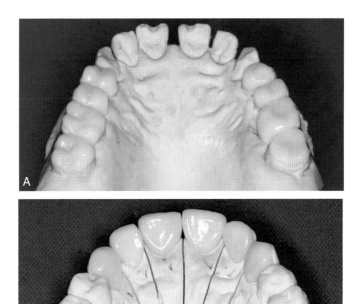

图 8-6-40 制作完成的下颌前牙舌侧热压铸瓷贴面（A）及上颌后牙 CAD/CAM 加工切削烧结的二硅酸锂增强玻璃陶瓷殆面部分冠（B）

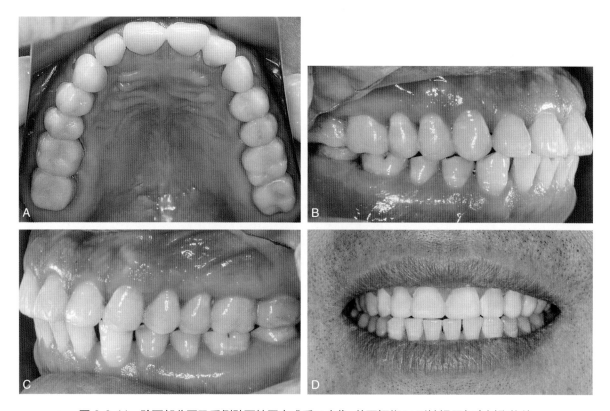

图 8-6-41　殆面部分冠及舌侧贴面粘固完成后口内像，前牙切缘 V 形缺损用复合树脂修补

病例四：患牙因轴壁菲薄无法做桩核冠而行高嵌体修复（图 8-6-42）。

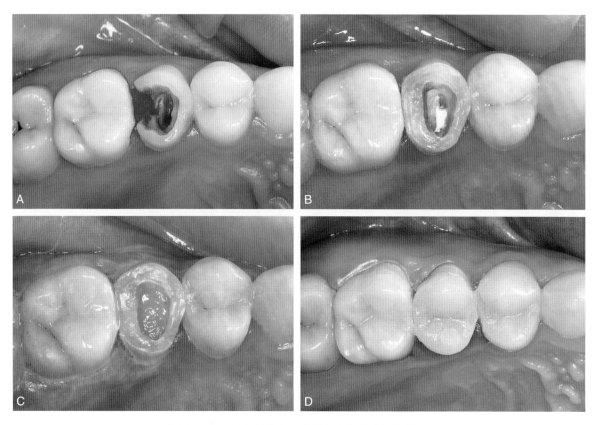

图 8-6-42　轴壁菲薄无法做桩核冠牙的高嵌体修复

A. 15 龋坏牙去除旧充填物后，余留牙体组织菲薄，远中断面齐龈　B. 重新根管治疗后形成远中树脂假壁（所谓龈壁提升技术）　C. 将髓室底树脂封闭后形成高嵌体修复预备体　D. 高嵌体用树脂水门汀粘固后

本章要点和临床应用提示

嵌体(inlay)是修复活髓牙牙体缺损的一种冠内修复体。拾面部分冠(onlay)是修复一个或多个牙尖以及毗邻咬合面或全部咬合面的部分覆盖修复体,由机械和粘接方式固位,原则上修复活髓牙的部分缺损,也可以覆盖牙体组织基本完整的根管治疗牙(前磨牙和磨牙)的咬合面,从而改变咬合力传达方式而防止牙齿劈裂。嵌体和拾面部分冠的修复材料临床常用玻璃纤维增强复合硬树脂或瓷化树脂(含瓷粉树脂)、铸造贵金属合金(金)及 CAD/CAM 硅酸盐切削瓷(二硅酸锂玻璃陶瓷)。嵌体和拾面部分冠的粘固采用双重固化树脂粘接系统。拾面部分冠修复多采用微创的基牙预备方式,为了保证树脂粘接强度,需要保留足够的釉质结构(至少三个轴壁)。后牙中重度磨耗,咬合垂直距离下降的患者,可采用微创,通过拾面部分冠升高咬合垂直距离的方法。

（姜　婷）

参 考 文 献

1. Glossary of prosthodontic terms, ninth edtion. Journal of Prosthetic Dentistry, 2017, 117(5s): e1-105.

2. Jiang T, Han SH, Ye HQ, et al. CAD/CAM ceramic overlays to restore reduced vertical dimension of occlusion resulting from worn dentitions. Inter J of Prosthodontics, 2017, 30(2): 238-241.

3. Mei. Influence of the indirect restoration design on the fracture resistance: a finite element study. Bio Med Eng Online, 2016, 15: 3.

4. Tavarez RR, Firoozmand LM, Silva MB, et al. Overlays or ceramic fragments for tooth restoration: an analysis of fracture resistance. J Contemp Dent Pract, 2014, 15(1): 56-60.

5. Rocca GT, Saratti CM, Cattani-Lorente M, et al. The effect of a fiber reinforced cavity configuration on load bearing capacity and failure mode of endodontically treated molars restored with CAD/CAM resin composite overlay restorations. J Dent, 2015, 43(9): 1106-1115.

6. Trindade FZ, Kleverlaan CJ, da Silva LH, et al. Ceramic Inlays: Effect of Mechanical Cycling and Ceramic Type on Restoration-dentin Bond Strength. Oper Dent, 2016, 41(4): e102-117.

7. Angeletaki F, Gkogkos A, Papazoglou E, et al. Direct versus indirect inlay/onlay composite restorations in posterior teeth. A systematic review and meta-analysis. J Dent, 2016, 53: 12-21.

8. Monaco C, Bortolotto T, Arena A, et al. Restoring Nonvital Premolars with Composite Resin Onlays: Effect of Different Fiber-reinforced Composite Layers on Marginal Adaptation and Fracture Load. J Adhes Dent, 2015, 17(6): 567-574.

9. Sedrez-Porto JA, Rosa WL, da Silva AF, et al. Endocrown restorations: A systematic review and meta-analysis. J Dent, 2016, 52: 8-14.

10. Morimoto S, Rebello de Sampaio FB, Braga MM, et al. Survival Rate of Resin and Ceramic Inlays, Onlays, and Overlays: A Systematic Review and Meta-analysis. J Dent Res, 2016, 95(9): 985-994.

11. Monaco C, Arena A, Scotti R, et al. Fracture Strength of Endodontically Treated Teeth Restored with Composite Overlays with and without Glass-fiber Reinforcement. J Adhes Dent, 2016, 18(2): 143-149.

12. Collares K, Corrêa MB, Laske M, et al. A practice-based research network on the survival of ceramic inlay/onlay restorations. Dent Mater, 2016, 32(5): 687-694.

13. Monaco C, Bortolotto T, Arena A, et al. Restoring Nonvital Premolars with Composite Resin Onlays: Effect of Different Fiber-reinforced Composite Layers on Marginal Adaptation and Fracture Load. J Adhes Dent, 2015, 17(6): 567-574.

14. Ender A, Bienz S, Mörmann W, et al. Marginal adaptation, fracture load and macroscopic failure mode of adhesively luted PMMA-based CAD/CAM inlays. Dent Mater, 2016, 32(2): e22-29.

15. Santos MJ, Freitas MC, Azevedo LM, et al. Clinical evaluation of ceramic inlays and onlays fabricated with two systems：12-year follow-up. Clin Oral Investig, 2016, 20 (7)：1683-1690.

16. Santos MJ, Mondelli RF, Navarro MF, et al. Clinical evaluation of ceramic inlays and onlays fabricated with two systems：five-year follow-up. Oper Dent, 2013, 38 (1)：3-11.

17. Belli R, Petschelt A, Hofner B, et al. Fracture Rates and Lifetime Estimations of CAD/CAM All-ceramic Restorations. J Dent Res, 2016, 95 (1)：67-73.

18. Dietschi D, Spreafico R. Evidence-based concepts and procedures for bonded inlays and onlays. Part I . Historical perspectives and clinical rationale for a biosubstitutive approach. Int J Esthet Dent, 2015, 10 (2)：210-227.

19. Rocca GT, Rizcalla N, Krejci I, et al. Evidence-based concepts and procedures for bonded inlays and onlays. Part II . Guidelines for cavity preparation and restoration fabrication. Int J Esthet Dent, 2015, 10 (3)：392-413.

20. Reich S. Tooth-colored CAD/CAM monolithic restorations. Int J Comput Dent, 2015, 18 (2)：131-146.

21. Sulaiman TA, Delgado AJ, Donovan TE. Survival rate of lithium disilicate restorations at 4 years：A retrospective study. J Prosthet Dent, 2015, 114 (3)：364-366.

22. Uludag B, Yucedag E, Sahin V. Microleakage of inlay ceramic systems luted with self-adhesive resin cements. J Adhes Dent, 2014, 16 (6)：523-529.

23. Smith BG, Knight JK. An index for measuring the wear of teeth. Br Dent J, 1984, 156 (12)：435-438.

24. Bartlett D, Ganss C, Lussi A. Basic Erosive Wear Examination (BEWE)：a new scoring system for scientific and clinical needs. Clin Oral Investig, 2008, 12 Suppl 1：S65-S68.

25. Lussi A, Jaeggi T. Erosion-diagnosis and risk factors. Clin Oral Investig, 2008, 12 (Suppl 1)：S5-S13.

26. Politano G, Fabianelli A, Papacchini F, et al.The use of bonded partial ceramic restorations to recover heavily compromised teeth. Int J Esthet Dent, 2016, 11 (3)：314-336.

27. Morimoto S, Rebello de Sampaio FB, Braga MM, et al. Survival Rate of Resin and Ceramic Inlays, Onlays, and Overlays：A Systematic Review and Meta-analysis. J Dent Res, 2016, 95 (9)：985-994.

第九章

桩核的粘接修复和树脂核的成形

一、桩核的意义和对基牙折裂的影响

残根及残冠致使牙冠部牙体组织大部分缺损时，为了恢复基牙预备体的形态，为全冠提供足够的固位形，必须先行根内桩（post）及牙冠部核（core）形态的修复。但是对于根管治疗后尚保留有大部分牙冠部形态的残冠或牙冠形态基本完整的患牙，是否需要做桩的问题一直存在争议。曾经有观点认为桩能加强牙根部的抗力，使根管治疗牙变得不容易折断。但是同时又有临床研究显示，金属铸造桩核修复后的上颌前牙有屡屡发生根折的现象，导致基牙的拔除。因此，是否需要桩核修复、桩的意义何在、桩的种类对长期保留牙根的意义等问题成为重要的热点研究课题。

有学者做了以下试验研究（图 9-0-1）：收集患者因牙周病而新拔除的上颌前牙，进行完善根管治疗后随机分组，分为不做桩直接树脂充填组、铸造非贵金属桩核组、预成金属桩树脂核组和预成纤维桩树脂核组；在桩核组进行全冠形态预备并制作金属全冠，保留 2mm 的牙本质肩领。对以上 4 组给予 135° 角斜向压应力，观察各组牙的折裂情况。结果显示，当牙本质厚度不足 1mm 时，未做桩的牙被压折裂所需的力量（约 180N）要小于其他 3 组做了桩核的牙（约 270~300N），有显著性统计学差异。也就是说牙本质厚度

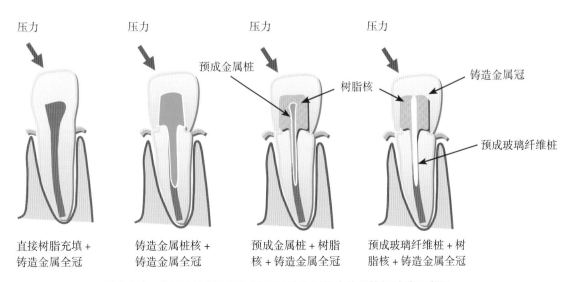

直接树脂充填 + 　　铸造金属桩核 + 　　预成金属桩 + 树脂　　预成玻璃纤维桩 + 树
铸造金属全冠　　　铸造金属全冠　　　核 + 铸造金属全冠　　脂核 + 铸造金属全冠

图 9-0-1　根管治疗后用不同类型桩核修复的离体牙抗折试验示意图

小于1mm时,牙的抗折能力低,桩可以增加牙的抗折力。铸造桩核牙的抗折能力稍大于预成金属桩核组,也大于玻璃纤维桩和树脂核组,有显著性统计学差异(图9-0-2)。而当牙本质厚度大于2mm时,无论是否做桩,或者选用何种桩,试验牙的抗折强度均基本相等(250~280N),各组之间没有显著性差异。

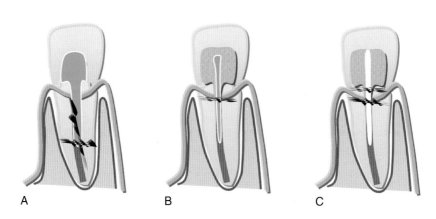

图9-0-2　基牙用不同材质的桩核修复后易发生折裂的部位示意图

A.铸造金属桩:抗折力最大,但折裂时的折裂线全在根中部或根尖部　B.预成金属桩:抗折力最小　C.预成玻璃纤维桩:抗折力中等,折裂线2/3在牙颈部。预成玻璃纤维桩增加了桩折的可能,减小了根折的可能

因此可以认为,当牙本质厚度不足1mm时,需要做桩核,而当牙本质厚度足够时,牙自身的抗折能力得以发挥,可以不需要桩核来加强牙的抗力。但是髓腔和窝洞需要用粘接性树脂进行充填。磨牙有3个轴壁余留的情况多属于这种情况,可以不做桩,仅用粘接树脂进行直接充填后行冠修复。前牙和前磨牙在全冠的基牙预备后余留牙本质厚度不足,常常需要桩核修复。如果余留牙本质厚度足够,是否做桩主要根据固位形判断;如果固位形不良,则应通过桩核的形式加以恢复(图9-0-3)。

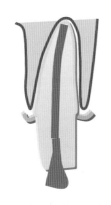 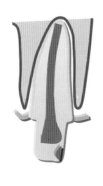 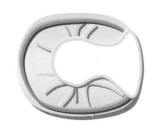

基牙全冠预备后的余留牙本质厚度在1~2mm以上时,可以不做桩

基牙全冠预备后的余留牙本质厚度不足1~2mm时,需要做桩

磨牙全冠预备后三壁余留,并且牙本质厚度1~2mm以上时,可以不做桩,树脂充填后做冠修复

图9-0-3　桩修复与否的临床判断基准示意图

抗折试验显示：

1. 牙本质厚度足够时（大于 2mm），无论何种桩均不能提高牙的抗折能力；

2. 牙冠部牙本质厚度不够时，桩核能增加牙冠部的横折抗力，提供冠的固位形；

3. 前牙和前磨牙烤瓷冠预备后，牙本质厚度小于 1mm，需要做桩；磨牙预备后，三壁以上牙本质厚度大于 1mm，可不做桩。

二、牙本质肩领

无论使用何种桩核，基牙的余留牙体组织的量尤其是有 2mm 高的牙本质肩领（dentin ferrule，环绕牙冠部或牙根的牙本质带或环）是决定修复体预后的重要因素（图 9-0-4）。牙本质肩领能明显提高牙齿抗折能力和全冠修复体的固位力。

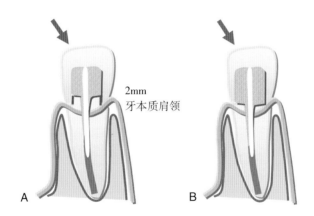

图 9-0-4　基牙在龈缘上方暴露 2mm 以上高度的、完整一圈
的牙本质肩领是保证全冠修复体固位和减少牙折的重要因素
A. 有牙本质肩领；B. 无牙本质肩领

牙本质肩领不足的残根能否保留需要结合长期预后进行综合考虑。如果判断能保留，必要时结合牙冠延长手术的方法增加龈上暴露牙本质高度，增加牙本质肩领效应、维持牙周生物学宽度，或采用正畸牵拉残根的方法获得牙本质肩领。

三、桩核修复的适应证

1. 残根的修复　冠形态缺失，根长正常，影像学检查无牙周膜间隙的增宽，无牙根的进行性内外吸收，健康余留牙体组织高度超过龈缘上 2mm，进行过完善的根管治疗，无进行性根尖周病变。

2. 完善根管治疗后的前牙和前磨牙　需要全冠修复或保护前须先行桩核修复。前牙和前磨牙牙冠部倒凹大，去除倒凹后，余留牙体组织轴壁的厚度往往只有 1.5~2mm。在进行烤瓷冠或全瓷冠的修复时，为了保证瓷层厚度，尤其是颈部厚度，不形成瓷的悬突，必须在牙冠唇颊面及近远中邻面的唇颊 1/3~1/2 部（金属烤瓷冠）或者四周（全瓷冠）进行肩台预备。肩台预备必将进一步磨除牙体组织，使余留牙本质厚度小于 1mm，缺乏抗力形，所以需要先行桩核的修复，使咬合力负荷沿桩分散到牙根中更广泛的区域，避免牙冠部薄弱牙体组织的折裂。

3. 完善根管治疗后的磨牙　需要全冠修复或保护,牙冠余留牙体组织少或全冠预备后牙冠余留牙体轴壁厚度小于 1mm 而不具有抗力形时,也需要先行桩核的修复。

直接冠修复	桩核冠修复
• 前牙活髓,大面积牙体缺损 • 前磨牙活髓,大面积牙体缺损或隐裂 • 磨牙活髓,大面积牙体缺损或隐裂 • 磨牙根管治疗后,树脂充填,全冠预备完成后牙本质三壁以上余留,牙本质厚度大于 1mm	• 前牙根管治疗后 • 前磨牙根管治疗后 • 磨牙根管治疗后,全冠预备完成后仅有两壁以下牙本质余留,或牙本质厚度小于 1mm

四、短残根的保留

在残根修复时,如果正常余留牙体组织在龈缘上的高度小于 2mm,就很难取得足够的牙本质肩领(dentin ferrule)效应而致使牙冠的抗力形下降、固位力下降。为了解决这个问题,如果牙根长度正常,可以考虑用正畸的冠向牵引残根方法或牙周手术去骨同时切除牙龈的方法达到冠延长增高龈缘上的残根暴露高度。残根桩核冠修复的长期预后受修复后冠根长度比的影响较大,理想的冠根比为根长大于冠长,即根长∶冠长 >1,如果冠根比倒置,冠长明显大于根长,则容易造成根的负荷过重导致牙槽骨吸收,牙齿松动。这种残根保留后不能保证长期良好预后,需要早期采取措施。牙冠延长手术后龈缘高度变化,需要注意和邻牙的颈缘线协调。如果综合评估后保留牙根预后不良,现在主张拔除后进行种植修复、粘接固定义齿修复或全冠固位固定义齿修复。如果伴有其他多颗牙齿的缺失,也可以从简化修复设计的角度出发,对经过完善根管治疗的残根进行根面直接树脂充填或者用铸造根帽复合根上附着体,在其上行可摘覆盖义齿修复。

五、铸造桩核和预成桩联合树脂核的选择

制作桩核的目的是增加残根及大面积缺损的牙冠在进行全冠修复时的固位形及防止牙冠从颈部横折。铸造金属桩核是延续多年使用的传统桩核制作方法。桩核的基牙预备需要去除髓室壁的倒凹、磨除遮盖根管口的髓室顶牙本质,充分暴露根管口;还需要在去除根管上段牙胶尖后扩大根管直径,消除根管弯曲。这样易于桩的印模采取、蜡型制作及桩的就位,并保证桩具有足够的粗度和强度。通常桩的直径等于根径的 1/3。桩过粗造成牙体组织磨除量过大,牙根的抗力形减弱;而桩过细则制作困难,桩的强度受影响。长期的临床研究显示,铸造桩的寿命平均为 7.3 年。在失败的病例中,根折的现象时有发生。由于桩预备时去除了较大量的牙体组织,牙根组织的抗力形下降,再加上铸造金属桩的硬度和弹性模量远远大于牙体组织,桩的末端容易形成应力集中区,因此在咬合力的长期负荷下,牙根的疲劳极限先于金属桩的疲劳极限而来临,则可发生根折(图 9-0-5)。

将预成金属桩和玻璃纤维桩粘接到根管内,再用核树脂进行核成形的方法是近年来普及的桩核修复方法。它可以克服铸造金属桩的主要缺点:

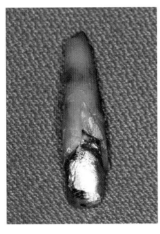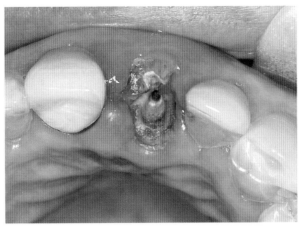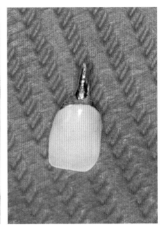

图 9-0-5　金属铸造桩核修复后基牙折裂而桩核完整

1. 根管预备量少,磨除牙体组织少,对牙根的抗力形影响小。

2. 硬度及弹性模量下降,尤其是玻璃纤维桩的弹性模量接近于牙本质。通过树脂粘接糊剂将桩和牙本质连成一体,咬合力负荷均匀分散到桩的全长周围的牙本质上,不易造成应力集中及牙根折裂。如负荷过大时,玻璃纤维桩的疲劳先于牙根的疲劳,桩折而避免根折,为再修复留下了可能。

在口内直接粘接预成桩和形成树脂核可以减少患者来诊次数,将传统的桩核冠修复三次就诊次数缩短为两次完成。三次就诊包括:①桩核预备取模或取蜡型;②技工制作桩核后在口内试戴并粘接,进行全冠预备后制取工作印模;③全冠戴入。两次就诊包括:①桩核的基牙预备,选择预成桩后进行树脂粘接,成形树脂核,全冠预备,制取工作印模;②全冠戴入。

但是,在下列情况下,仍然适合 7 铸造金属桩:

1. 需要改变桩核角度。

2. 根管形状不规则。

3. 牙冠部固位形较差,不易于树脂核的成形和固位。

4. 边缘视野不良,由于操作不当,树脂核和牙体之间容易出现间隙。

5. 磨牙位置较后,患者开口度较小,不能耐受较长时间在大张口状态下的临床操作。

6. 不能熟练运用直接法进行树脂修复操作。

7. 金合金的弹性模量小于镍铬合金,如果用铸造桩核则应该尽可能采用金合金铸造桩核。

铸造桩	预成桩
● 需要改变桩核角度	● 桩无需更改角度
● 根管不规则	● 根管细圆而规则
● 树脂核的固位形不良	● 树脂核的固位形良好
● 漏斗状根管口	● 根管壁菲薄
● 边缘视野不良,树脂核容易出现空隙	● 漏斗状根管口
	● 全瓷冠修复

六、预成桩的种类

预成桩可分成以下几种(图9-0-6):

1. 预成纤维桩   纤维周围环氧树脂、PMMA 聚合树脂基质包绕。

(1)预成碳纤维桩。

(2)预成玻璃纤维桩:非结晶态二氧化硅混合物组成 E-glass 玻璃纤维,固化形成适于根管内使用的不同粗细和形态(平行、锥形、双锥形等)。多数为 X 线投射或弱阻射,也有 X 线阻射产品(FRC, Postic Plus Ivoclar Vivadent)(图9-0-7),便于对粘接后根管充填效果的确认。

(3)半预成玻璃纤维桩:未完全固化的 E-glass 玻璃纤维束被包裹在预浸润的复合树脂中形成带状或条状,遮光包装,可以根据根管形态剪取长度,插入根管内塑形后光固化成形。

(4)石英纤维桩:结晶态的纯二氧化硅,弹性模量低,硬度高,抗疲劳性能好,粘接性好。

2. 预成金属桩   不锈钢桩、钛合金桩。

3. 预成瓷桩   弹性模量低,硬度高,粘接强度稍低于玻璃纤维桩。

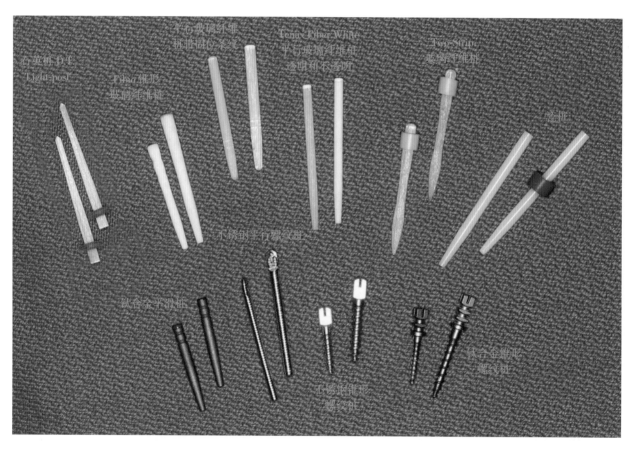

图9-0-6   常见的预成桩

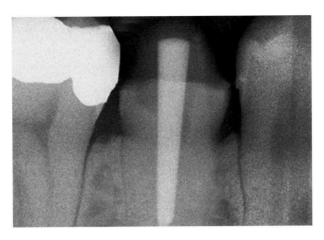

图 9-0-7　对 X 线阻射显影的玻璃纤维桩(FRC Postec Plus,Ivoclar Vivadent)

七、预成桩的粘接和树脂核的成形

(一) 玻璃纤维桩和根管壁的粘接

美学修复已经成为普遍要求,热压铸瓷冠修复时如用金属桩核则容易透出金属色,而玻璃纤维桩呈现为不透明的白色或透明色,作为冠修复的基础,不影响具有高的通透性的全瓷冠的美学表现。

将玻璃纤维桩粘接到经过完善根管治疗的根管内时,需要注意以下事项:

1. 玻璃纤维桩的粘接要用树脂水门汀,达到化学粘接。

2. 根管壁易残留丁香油或化学药物,阻碍树脂水门汀聚合,先用乙醇棉球彻底擦洗,再酸蚀。

3. 树脂水门汀的选择要具有流动性、湿润性,易于操作、聚合时间快、粘接强度高、美观透明等特点。

4. 根管壁和树脂水门汀之间预留树脂间隙,有利于粘接。选择比根管扩大钻小一个型号的预成桩。

5. 不同形态预成桩中(平行、锥形、双锥形等),用双重固化粘接水门汀粘接后,以平行桩的固位力最大。

6. 透明桩和不透明桩比较,透明桩的光透过程度有限,粘接强度并无明显提高。而颈部粘接强度大于根中部及根尖部。不透明桩的粘接强度均匀。

玻璃纤维桩粘接前进行的表面处理方式对粘接强度有影响。有试验分别进行了单纯乙醇处理、乙醇 + 表面处理剂 ED Primer、喷砂、喷砂 + 表面处理剂 ED Primer 的比较研究。结果显示,7500 次冷热循环(5℃/55℃),30 万次机械载荷(30N)后用万能试验机匀速(2mm/min)牵拉桩检测拔出粘接强度(push-pull bonding strength)时,ED Primer 预先处理不能提高粘接强度,喷砂可明显提高粘接强度。另外,玻璃纤维桩表面用磷酸酸蚀后用硅烷偶联剂处理可以提高桩的粘接强度。

(二) 玻璃纤维桩的粘接系统比较

全酸蚀粘接水门汀的粘接强度大于自酸蚀粘接水门汀。试验显示,分别用全酸蚀和自酸蚀方法进行根管内壁蚀刻处理后,树脂水门汀粘接桩后的基牙各部位拔出粘接强度如下(单位 MPa):①全酸蚀:颈部 =10.8,根中部 =7.9,根尖方向 =7.1;②自酸蚀:颈部 =8.1,根中部 =6.0,根尖方向 =6.9。但是考虑到根管内的操作性能,多倾向于无需酸蚀和水洗的自酸蚀粘接系统。

自酸蚀化学固化型水门汀粘接后固位力大于光固化水门汀。

因此,玻璃纤维桩的根管内粘接,选择全酸蚀或自酸蚀双重固化粘接系统(图 9-0-8)。

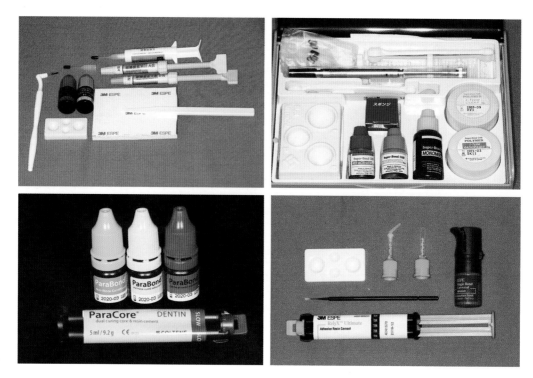

图 9-0-8　各种预成桩的树脂粘接系统

（三）预成桩和树脂核材料的粘接

预成桩粘接在根管内后，核树脂要粘接在桩和剩余牙本质上。桩和核树脂材料之间的粘接性能也非常重要。以下是关于桩和核粘接的几个研究结果，可为临床选择桩核材料提供参考。

1. 桩和核的抗牵拉破坏力从强到弱的顺序是钛合金桩、不锈钢桩、玻璃纤维桩。

2. 桩和树脂核的粘接力从强到弱的顺序是玻璃纤维桩、钛合金桩、不锈钢桩。

3. 核的直径对桩核抗牵拉破坏力的影响　如果使用的是金属桩，树脂核直径分别是 4mm 和 2mm 时，桩核的抗牵拉破坏力受核直径的影响明显，直径越大，受牵拉抗力时越不容易破坏。如果使用的是玻璃纤维桩，则桩和树脂核粘接时的抗牵拉破坏力不受核直径的影响。提示在临床应用中，预成金属桩的树脂核的厚度必须保证。而使用玻璃纤维桩时，树脂核的厚度没有明显影响。

通常先用树脂粘接系统将预成桩粘接到根管内后，在桩表面再度进行表面粘接处理，更换硬度更高的粘接树脂围绕桩堆塑成形后成为树脂核。

也有产品主张桩的粘接和核的成形用一种粘接树脂糊剂一次完成，这种树脂糊剂具有根管内粘接的充分的流动性和固化后有一定的硬度，可以用于粘接预成桩后直接堆积成树脂核（图 9-0-9）。这样可以简化粘接步骤，缩短椅旁操作时间，减少材料和操作的误差。

（四）预成玻璃纤维桩的基牙预备、粘接和树脂核成形操作步骤

1. 基牙预备

（1）先按全冠预备的要求制备出除肩台之外的最终预想形态，即按照冠修复的要求均匀去除切缘 2mm，下颌前伸至对刃位时有足够的瓷修复空间；仔细磨切邻面，避免损伤邻牙，去除邻面倒凹；唇侧均匀去除 1mm，舌隆突下方去除 0.5~1mm，将最大外形高点线降至牙颈部，保留 2mm 左右的和唇面平行的颈环，用轮状石或梨形钻头制备出舌窝。唇面预备至龈缘上 0.5mm 或平龈高，待后续排龈后预备肩台至龈下 0.5mm（烤瓷冠）或平龈（全瓷冠）。

（2）去除髓室顶的牙体组织，去除髓腔壁的倒凹，充分暴露根管口。

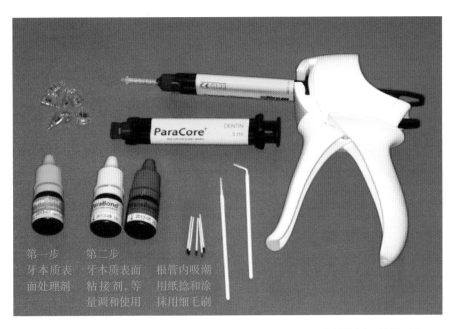

图 9-0-9 预成桩粘接和树脂核堆塑一步完成的双重固化自搅拌树脂粘接系统

（3）磨除余留过薄牙体组织，但需注意根端牙体组织的高度在龈缘上 2mm 以上。

（4）测量根尖 X 线片上根管的长度，确认需要预备的根管长度，使用慢速马达及弯机头，转动 1 号 Pearso 根管扩大针，沿根管口插入根管，去除充填牙胶直达预定深度。更换 2 号 Pearso 根管扩大针，扩大根管。

（5）使用玻璃纤维桩的专用扩大钻预备根管，如果根管较粗，则由细到粗逐渐更换钻头（最大到中号）直至钻头直径和根管粗细大致吻合。

（6）选择粗细合适的玻璃纤维桩，插入预备的根管内直到预备长度。消毒待用（图 9-0-10，图 9-0-11）。

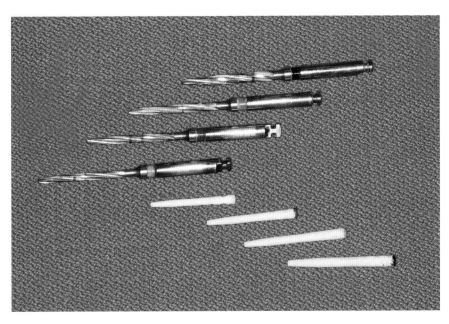

图 9-0-10 桩道预备的专用扩大钻针和相应粗细的玻璃纤维桩

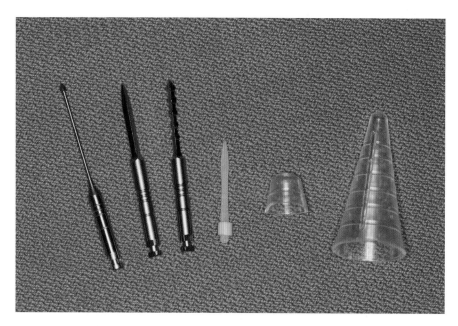

图 9-0-11　玻璃纤维桩的根内桩道预备套装(先锋钻、去牙胶钻、扩大钻)、玻璃纤维桩以及树脂核成形帽

2. 玻璃纤维桩的粘接和树脂核的形成(图 9-0-12~图 9-0-15)　桩的粘接和核的形成根据粘接系统的不同有两种做法:一是应用通用型桩和核一体粘接系统,一次性完成桩的粘接和树脂核的成形;这种方法比较简便省时。二是桩粘接完成后立即进行再度的表面处理,然后形成树脂核;这种方法可以使用强度更大的树脂核专用材料。

(1) 选择粗细合适的预成玻璃纤维桩,用橡皮圈定位插入牙根内的长度。

(2) 牙冠周围用乙醇消毒,吹干,隔湿。最好使用橡皮障隔湿。根管内用小棉棒蘸乙醇消毒,吹干。

(3) 用纸捻吸干根管内的水分。

(4) 用小毛刷饱蘸自酸蚀牙本质处理剂,涂抹到根管内壁,深处毛刷不能到达部位用探针或小海绵棒送达。等待 30 秒,吹出多余处理剂,用纸捻吸干根管。

(5) 使用双筒自搅拌树脂粘接水门汀糊剂,将尖细的注射头插入根管深处,边推入树脂糊剂,边退出注射头直到完全充满根管内。

(6) 或者在调拌纸上挤出等量的树脂粘接糊剂,均匀调拌后,装入微量注射器头内,注入根管内。用螺旋充填器在慢速下将粘接糊剂导入根管内,并同时注射到桩的表面。

(7) 将桩一边旋转一边插入根管内达预备长度(橡皮圈接触余留牙断面)。

(8) 下面的操作将根据桩核一体形成法和分别形成法有所不同:①如果是一次成形法,则继续推出树脂糊剂到具有核形态,再光照 40 秒固化树脂后截短桩到预定长度,修整核形态;②如果是分别形成法,则在插入预成桩后用毛刷将一层薄糊剂刷遍整个桩的露出部分表面(包括冠方的固位形)及余留牙本质内壁,去除多余的糊剂。注意除净黏在邻牙上的糊剂。用毛刷去除根冠口的糊剂,扩大粘接面积及加强核树脂的体积和强度。

(9) 在桩之上及余留牙本质内外涂抹表面处理剂,放置 10 秒后吹干。

(10) 在表面处理剂之上涂抹一层粘接剂,吹去多余粘接剂,并使之均匀,光照 20 秒。

(11) 用自动调拌注射器调拌树脂粘接糊剂,或在纸板上调拌树脂粘接糊剂后压入注射器,注射到桩的周围及需要堆核的牙本质上。

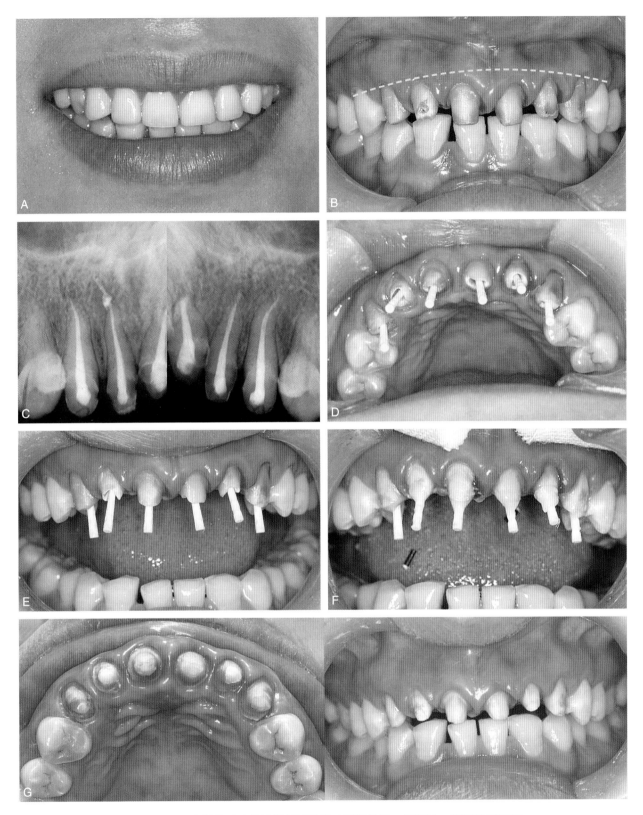

图 9-0-12　上颌前牙牙体缺损(残冠)的玻璃纤维桩 + 树脂核 + 铸瓷全冠修复

A.上颌前牙旧修复体不美观,形态和颜色不良　B.旧冠拆除后,牙体残留继发龋、旧树脂充填物,龈缘不整齐,中切牙龈缘低于两侧尖牙　C.对上颌前牙进行完善的根管治疗,进行切牙的冠延长手术改善龈缘的一致性,但左上颌中切牙龈缘延长不到位,仍然低于邻牙　D.根管预备,选择适合的玻璃纤维桩　E.每个牙的根管方向不一致　F.使用自酸蚀粘接树脂水门汀粘固玻璃纤维桩后直接形成树脂核　G.全冠预备后,龈缘一致性改善但未达到理想程度

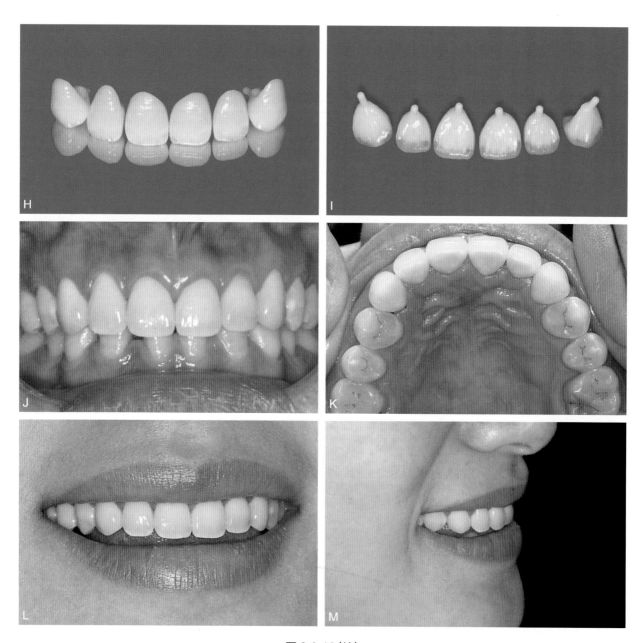

图 9-0-12(续)

H. 制作完成的热压铸瓷冠修复体唇面观 I. 铸瓷冠修复体及铸道舌面观 J. 使用自酸蚀树脂粘接剂处理牙面,树脂水门汀(Super Bond C&B)粘固全瓷冠后 K. 全瓷冠粘固在口内的咬合面观,必须注意充分调改咬合,不能有任何咬合的早接触和咬合干扰,用手指感受咬合接触状态时下颌运动中基牙的动度,如有明显动度,则说明可能有咬合高点,需用咬合纸检查,及时调磨高点 L. 热压铸瓷全瓷冠的美学效果,切缘形成和唇线吻合一致的曲线,自然的色泽和通透性使冠修复体获得非常接近健康美观的天然牙效果 M. 全瓷冠修复的侧面观

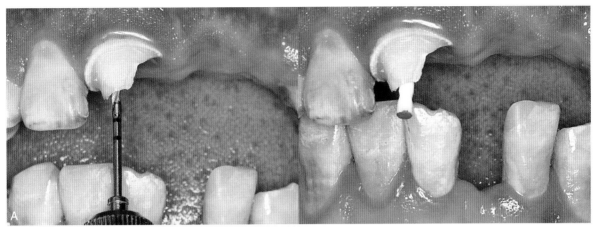

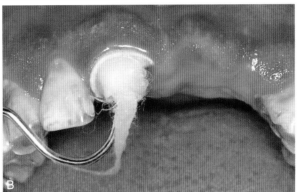

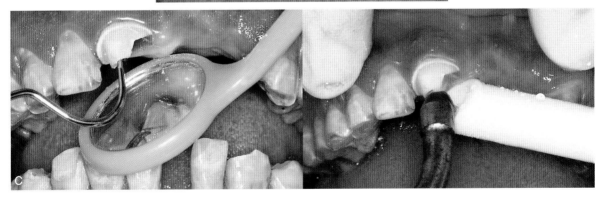

图 9-0-13　根管内酸蚀后,两步法分别粘固玻璃纤维桩和形成树脂核

用专用钻进行根管的预备,彻底去除根管上部牙胶和充填糊剂。选取合适粗细的玻璃纤维桩后,插到根管内预备的深度,表面用 37% 磷酸处理 30 秒,涂抹硅烷偶联剂待用(A),清洗根管,用乙醇棉捻反复擦洗根管后,吹干(B),用牙本质处理剂(10-3 溶液)处理根管(用 Super Bond C&B 系统进行粘固),彻底冲洗根管,吹干(C)

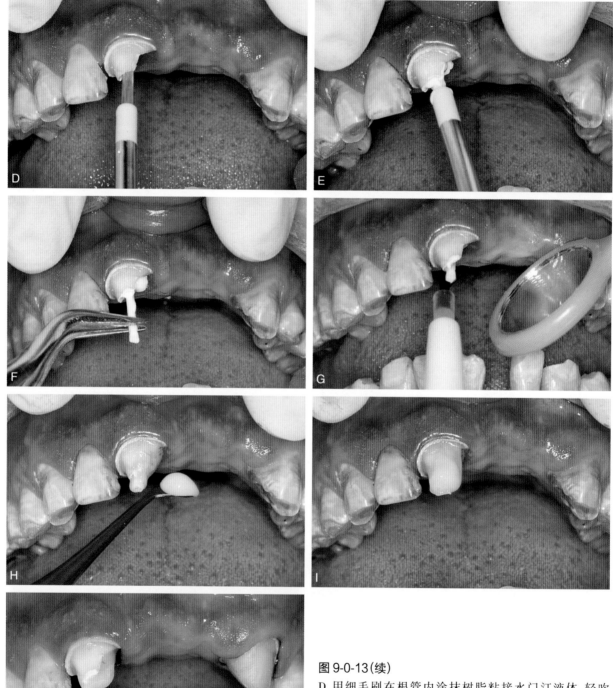

图 9-0-13(续)
D.用细毛刷在根管内涂抹树脂粘接水门汀液体,轻吹匀　E.调拌树脂水门汀粉液成糊剂,用细毛刷送入根管内　F.同时将一部分糊剂放在玻璃纤维桩表面,迅速插入根管内　G.用毛刷清除多余糊剂　H.用核树脂形成核的形态　I.核树脂堆积完毕,可视光照40秒　J.进行全冠基牙预备

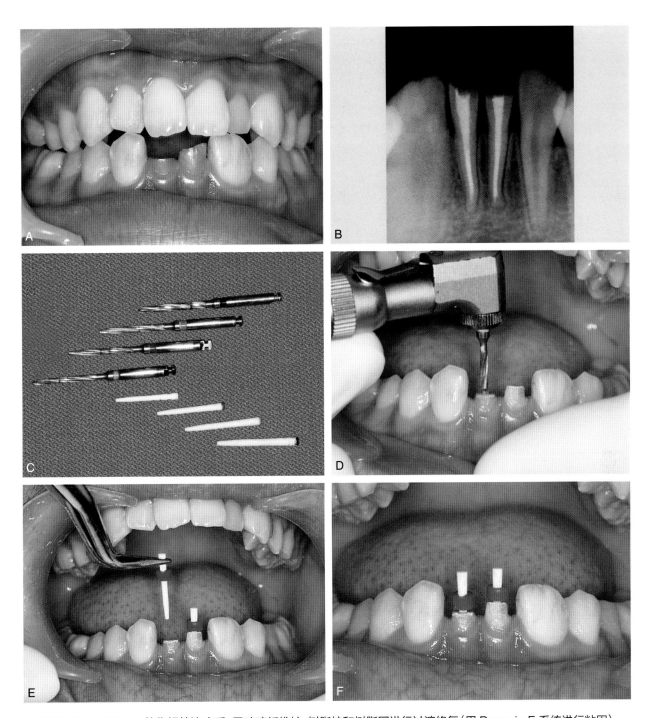

图 9-0-14 31、41 外伤根管治疗后，用玻璃纤维桩、树脂核和树脂冠进行过渡修复（用 Panavia F 系统进行粘固）

A. 患儿男，外伤导致 31、41 折断　B. 完善根管治疗后无根尖病症状、无松动、无疼痛，准备修复　C. 玻璃纤维桩和基牙预备用套钻　D. 用专用钻进行根管预备，彻底去除根管上部牙胶和充填糊剂，清洗根管，用乙醇棉捻反复擦洗根管后，吹干　E. 选取合适粗细的玻璃纤维桩后，插到根管内预备的深度，用橡皮圈做深度记号，表面用 37% 磷酸处理 30 秒，涂抹硅烷偶联剂待用　F. 两支玻璃纤维桩均达到预备的深度

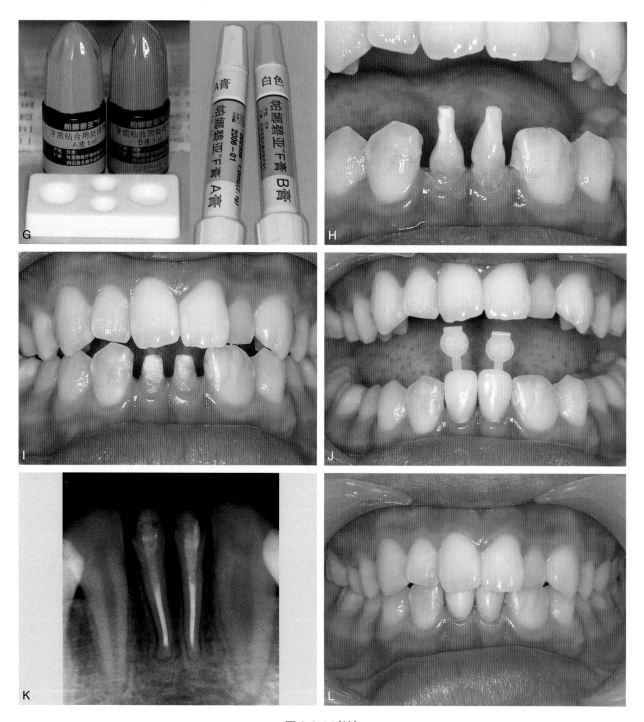

图 9-0-14（续）

G.准备树脂粘接剂和水门汀糊剂,取自酸蚀处理剂A、B液各1滴混匀 H.用毛刷或小海棉球在根管内涂抹自酸蚀处理剂,等待20秒后用纸捻吸干,等量调拌树脂水门汀糊剂A、B膏,用慢速机头和螺旋充填器导入根管内,同时一部分糊剂放在玻璃纤维桩表面,迅速插入根管内,用毛刷清除多余糊剂 I.用核树脂形成核的形态,进行全冠基牙预备 J.选用半成品临时冠材料制作临时冠 K.桩核粘接后的X线片,显示玻璃纤维桩具有充分长度并保证足够的根尖牙胶尖封闭,玻璃纤维桩和根管壁之间没有空隙 L.临时冠戴用后

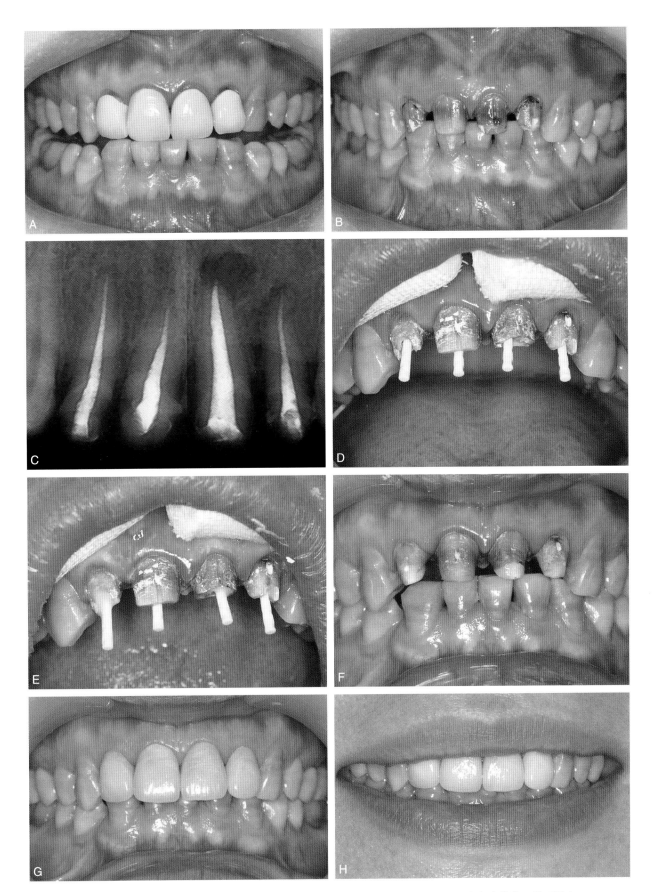

图 9-0-15 旧烤瓷冠拆除后，根管再治疗，然后进行玻璃纤维桩、树脂核以及金合金烤瓷冠的重修复

A. 上颌前牙旧烤瓷冠边缘暴露，不美观 B. 旧烤瓷冠拆除后 C. 进行了完善的根管治疗 D. 基牙根管预备后，选择玻璃纤维桩 E. 玻璃纤维桩粘接后 F. 核树脂的成形及全冠基牙预备 G. 重新制作烤瓷冠修复 H. 修复后正面冠

（12）选用大小合适的核成形模具或预成的树脂暂时冠,压在核树脂之上使树脂核成形。

（13）每个区域光照 20 秒。

（14）去除模具,修整树脂核的外形及全冠的基牙形态。

（15）排龈,预备肩台至龈下 0.5mm（烤瓷冠）或平龈（全瓷冠）。

（16）去除边缘锐角,最终修整全冠基牙形态。

（17）取出排龈线,采取印模。

（五）预成金属桩的基牙预备、粘接和树脂核的成形

预成金属桩和树脂核一般用于磨牙的桩核修复。需要基牙窝洞四壁基本完整,牙体组织边缘在龈缘之上,核的固位形良好。

1. 基牙预备

（1）先按全冠预备的要求制备出除肩台之外的最终预想形态,即按照冠修复的要求均匀去除咬合面 1~2mm,留出咬合面足够的修复空间;仔细磨切邻面,避免损伤邻牙,去除邻面倒凹;颊侧及舌侧去除倒凹,将最大外形高点线降至牙颈部,颊舌面的殆 1/2 形成殆向的聚合度;前牙舌侧按照原有舌侧形态均匀去除 0.5mm,制备出舌窝。颊舌面及邻面均预备至龈缘上 0.5mm 或平龈高,待后续排龈后预备肩台至龈下 0.5mm（烤瓷冠）或平龈（全瓷冠）。

（2）去除髓室顶的牙体组织,去除髓腔壁的倒凹,充分暴露根管口。

（3）磨除余留的过薄牙体组织,但需注意牙体组织边缘高度在龈缘上 2mm 以上。

（4）测量根尖 X 线片上根管的长度,确认需要预备的根管长度,使用慢速马达及弯机头,转动 1 号 Pearso 根管扩大针,沿根管口插入根管,除去充填牙胶直达预定深度。更换 2 号 Pearso 根管扩大针,扩大根管。

（5）使用预成金属桩（钢桩或钛合金桩）的专用扩大钻预备根管（图 9-0-16）。如果根管较粗,则由细到粗逐渐更换钻头（最大到中号）直至钻头直径和根管粗细大概吻合。

（6）选择粗细合适的金属桩,插入预备的根管内直到预备长度（图 9-0-17）。用切断钳剪去多余的末端金属桩,使桩的长度等于预备长度加上冠部预想桩核高度,用钻针修整断端。消毒待用。如用贵金属桩或钛合金桩,则需先在桩表面涂抹一层贵金属处理液,吹干待用。

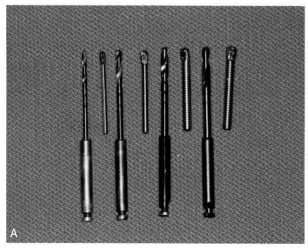
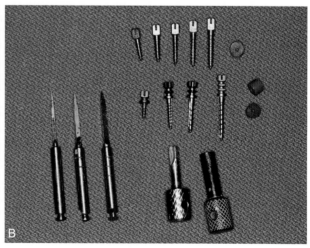

图 9-0-16　金属预成桩的桩道预备套装和相应的预成桩

A. 预成不锈钢桩　B. 预成钛合金桩

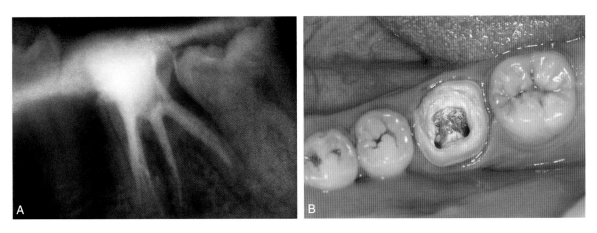

图 9-0-17　36 大面积牙体缺损,已经过完善根管治疗,准备桩核冠修复

A. 根管治疗后牙的 X 线影像检查　B.进行全冠外形的初步基牙预备后进行近远中颊根预备,准备各粘入一根预成金属桩,桩的深度达到根长 2/3 并保证 5mm 以上的根尖封闭

2. 桩的粘接和树脂核的成形操作(图 9-0-18,图 9-0-19)　基本与玻璃纤维桩的粘接和树脂核的成形相同。

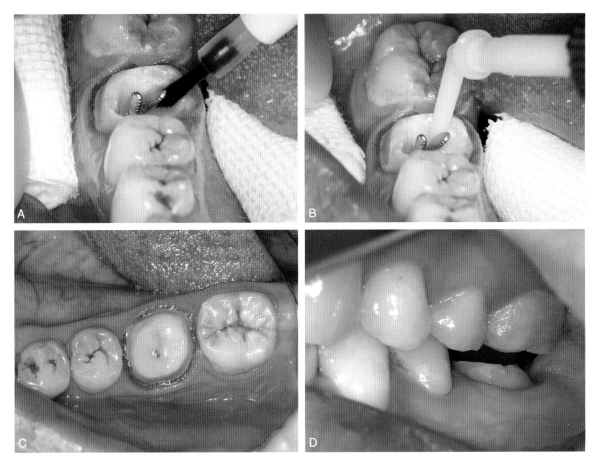

图 9-0-18　金属预成桩的粘接和树脂核的成形

A. 自动混合双重固化树脂粘接糊剂的注射头插入到根管内后注入糊剂,插入平行金属桩(Parapost,Coltene Whaledent),粘接后表面涂抹树脂粘接剂,光照 20 秒　B. 继续注入树脂糊剂到窝洞内　C. 树脂核形成　D. 全冠预备后的基牙

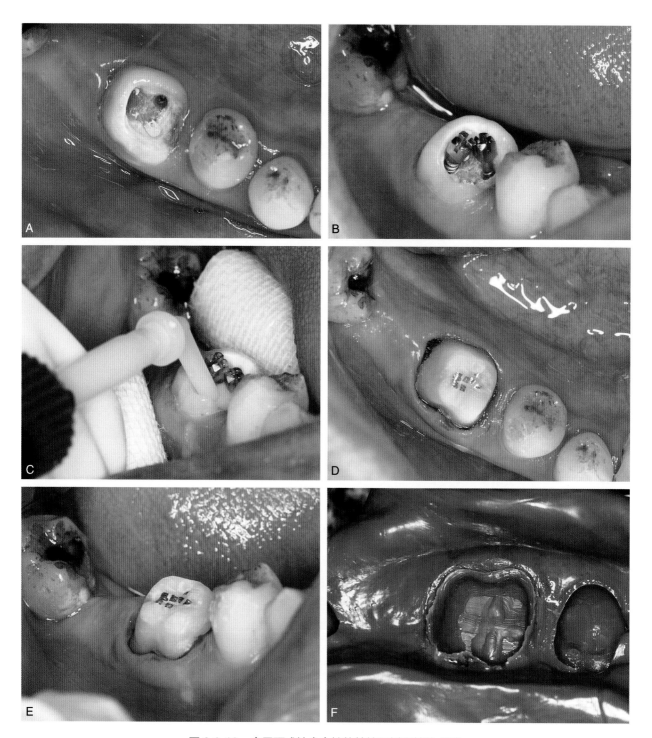

图 9-0-19　金属预成钛合金桩的粘接和树脂核的成形

A. 桩道预备完成　B. 试戴预成桩　C. 自动混合双重固化树脂糊剂注入窝洞内, 插入预成桩, 继续注入树脂糊剂直到预定高度(桩的顶端)　D. 树脂核形成后基牙的全冠预备　E. 全冠预备形颊面观　F. 用聚醚橡胶制取工作印模

八、漏斗状根管口的桩核修复

当残根表面的龋坏深达根管口,或经过桩核修复但发生根管治疗失败者,在旧桩核拆除后需要重新修复的病例,常呈现漏斗状根管口。这种情况时残根的余留牙本质壁薄,如果以铸造金属桩核修复,则桩核的固位形差,而且容易发生根折。由于根管口部的大面积破坏,往往难以获得全冠修复体边缘必须包绕的龈缘上至少 2mm 的牙本质肩领高度,因此,漏斗状根管口的修复比较困难。在根管长度满足合理冠根比的前提下可以进行残根的试保留,玻璃纤维桩和树脂核修复适宜于这种情况的修复。但是单根玻璃纤维桩难以占满漏斗状根管的空间,可以考虑以下三种方式进行改良型修复(图 9-0-20):

1. 根管壁先用光固化树脂恢复正常根管形状后用预成玻璃纤维桩粘接。

2. 根管内先插入主桩,添加辅桩或树脂碎片填补间隙(图 9-0-21)。

3. 用可塑形的半预成玻璃纤维桩和流动树脂浸润形成桩核形态后,用树脂水门汀糊剂粘接(图 9-0-22)。

有龈缘上 2mm
高的牙本质肩领

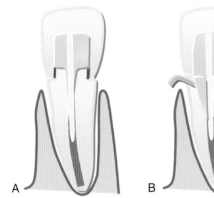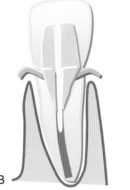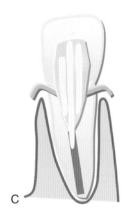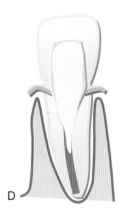

图 9-0-20　具有漏斗状根管口根管的玻璃纤维桩和树脂核的修复方式示意图
A. 正常根管形态,全冠修复体边缘包绕充分高度的牙本质肩领　B. 漏斗状根管口,根管壁先用光固化树脂恢复正常根管形状后用预成玻璃纤维桩粘接　C. 根管内先插入主桩,添加辅桩或树脂碎片填补间隙　D. 用可塑形的 E 型玻璃纤维束光固化,包绕硬树脂或瓷化树脂成为半预成纤维桩,复合树脂形成核形态后,用树脂水门汀糊剂粘接

图 9-0-21　具有漏斗状根管口的根管用多根玻璃纤维桩粘接修复

A. 患儿女 13 岁,21 大面积缺损,已经过完善根管治疗,残根无疼痛、无松动
B. X 线片可见根管粗大,根管口呈漏斗状,根部余留牙本质壁薄

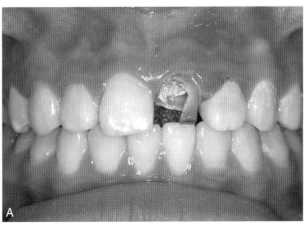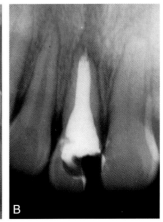

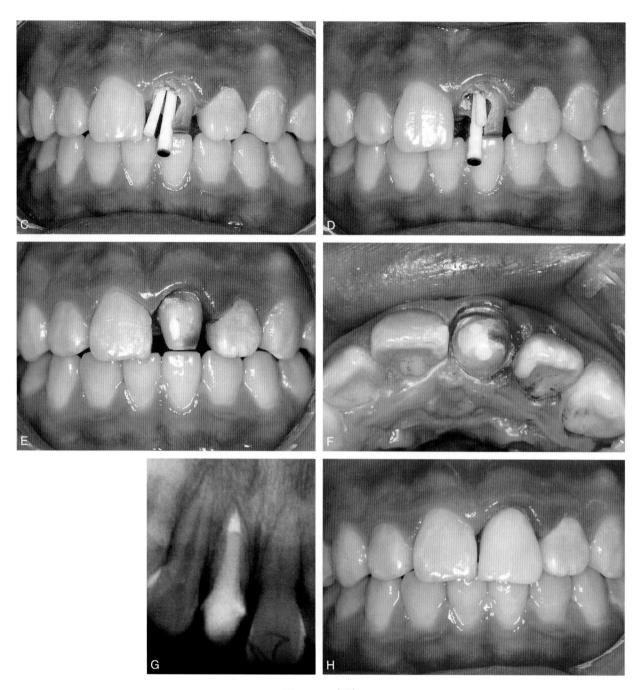

图 9-0-21（续）

C.根管预备后,选择玻璃纤维桩,因为根管粗大,单根桩不能达到基本充满根管的目的,故选用两根桩,一根较粗作为主桩,插到预备长度,另一根作为辅桩,尽量填补空隙　D.分几个不同位置和角度试验桩的插入方式,上下竖着排列时桩的位置比较深入　E.两根桩粘接后进行树脂核的堆积和成形,进而行全冠的基牙预备　F.从咬合面观可看出上下排列的两根玻璃纤维桩　G.桩粘接后的根尖X线片确认根管充满　H.戴用临时冠

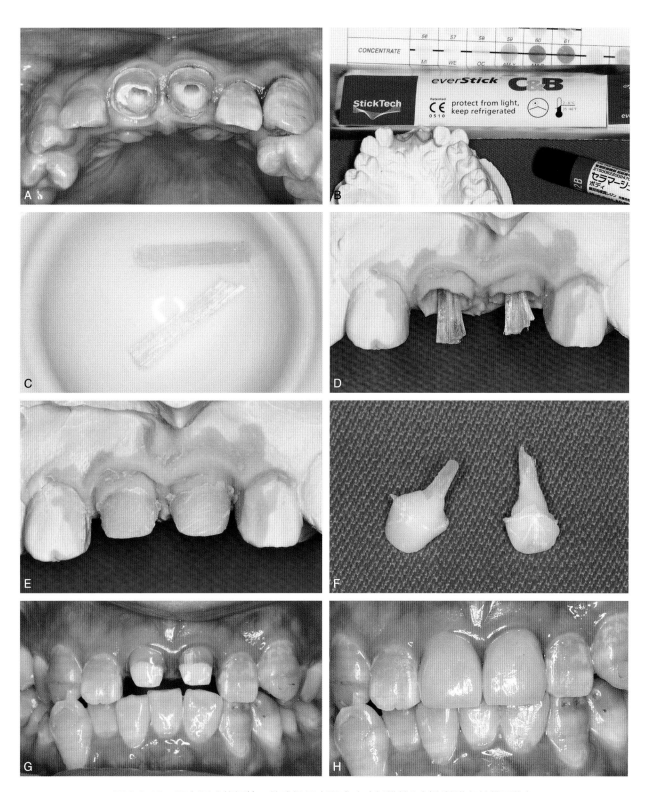

图 9-0-22　具有漏斗状根管口的残根用半预成玻璃纤维桩和树脂核进行桩核冠修复

A.旧冠拆除及旧铸造金属桩去除后，根管口呈开放的漏斗状　B.重新根管治疗后，预备桩道，制取工作模型　C.截取适当长度的玻璃纤维束　D.将玻璃纤维束放入根管内　E.表面树脂单体浸润后光固化成形，然后包绕瓷化树脂形成树脂核　F.半预成玻璃纤维桩和树脂核　G.桩核粘接就位　H.全瓷冠修复后

本章要点和临床应用提示

　　残根及残冠致使牙冠部牙体组织大部分缺损时,桩核可为全冠提供足够的固位形。余留牙体组织充足,全冠预备后牙本质厚度大于 2mm 时,可以不使用桩核。桩核可以增加牙冠部对横向作用力的抵抗。桩核有不同种类,包括预成玻璃纤维桩和树脂核、预成金属桩和树脂核、铸造金属桩核。铸造金属桩核固位力良但牙根抗折力减弱;玻璃纤维桩可以提高根折线的位置,有利于牙根的远期保留。

　　预成桩的根管内粘接使用自酸蚀化学固化或双重固化树脂粘接材料。根管壁应该用乙醇擦洗。选择比根管扩大钻直径稍小一号的预成桩。表面呈平行形态的玻璃纤维桩的树脂粘接力最大。表面喷砂可提高玻璃纤维桩的粘接力,但对强度可能有影响。预成金属桩上核树脂厚度必须保证,预成玻璃纤维桩上核树脂厚度对抗力没有明显影响。过于短小的残根的保留需要结合长期预后综合考虑是否修复,必要时结合牙冠延长手术增加牙本质肩领效应、维持牙周生物学宽度,或采用正畸牵拉残根的方法。具有漏斗状根管口残根的桩核冠修复可以采用多根预成玻璃纤维桩和树脂核的方式,也可以采用玻璃纤维束制作半预成的玻璃纤维桩和树脂核。

（姜　婷）

参 考 文 献

1. Fokkinga WA, Kreulen CM, Le Bell Ronnlof AM. In vitro fracture behavior of maxillary premolars with metal crowns and several post-and-core systems. Eur J Oral Sci, 2006, 114(3):250-256.

2. Creugers NH, Mentink AG, Fokkinga WA, et al. 5-year follow-up of a prospective clinical study on various types of core restorations. Int J Prosthodont, 2005, 18(1):34-39.

3. Balkenhol M, Wostmann B, Rein C, et al. Survival time of cast post and cores: a 10-year retrospective study. J Dent, 2007, 35(1):50-58.

4. Qing H, Zhu Z, Chao Y, et al. In vitro evaluation of the fracture resistance of anterior endodontically treated teeth restored with glass fiber and zircon posts. J Prosthet Dent, 2007, 97(2):93-98.

5. Salvi GE, Siegrist Guldener BE, Amstad T, et al. Clinical evaluation of root filled teeth restored with or without post-and-core systems in a specialist practice setting. Int Endod J, 2007, 40(3):209-215.

6. Goncalves LA, Vansan LP, Paulino SM, et al. Fracture resistance of weakened roots restored with a transilluminating post and adhesive restorative materials. J Prosthet Dent, 2006, 96(5):339-344.

7. Jung RE, Kalkstein O, Sailer I, et al. A comparison of composite post buildups and cast gold post-and-core buildups for the restoration of nonvital teeth after 5 to 10 years. Int J Prosthodont, 2007, 20(1):63-69.

8. Gu XH, Kern M. Fracture resistance of crowned incisors with different post systems and luting agents. J Oral Rehabil, 2006, 33(12):918-923.

9. Gegauff AG. Effect of crown lengthening and ferrule placement on static load failure of cemented cast post-cores and crowns. J Prosthet Dent, 2000, 84(2):169-179.

10. Ferrari M, Vichi A, Garcia-Godoy F. Clinical evaluation of fiber-reinforced epoxy resin posts and cast post and cores. Am J Dent, 2000, 13(9):15B-18B.

11. Heydecke G, Butz F, Hussein A, et al. Fracture strength after dynamic loading of endodontically treated teeth restored with different post-and-core systems. J Prosthet Dent, 2002, 87(4):438-445.

12. Eskitascioglu G, Belli S, Kalkan M. Evaluation of two post core systems using two different methods(fracture strength test and a finite elemental stress analysis). J Endod, 2002, 28(9):629-633.

13. Pontius O, Hutter JW. Survival rate and fracture strength of incisors restored with different post and core systems and endodontically treated incisors without coronoradicular reinforcement. J Endod, 2002, 28 (10): 710-715.

14. Pilo R, Cardash HS, Levin E, et al. Effect of core stiffness on the in vitro fracture of crowned, endodontically treated teeth. J Prosthet Dent, 2002, 88 (3): 302-306.

15. Al Wahadni A, Gutteridge DL. An in vitro investigation into the effects of retained coronal dentine on the strength of a tooth restored with a cemented post and partial core restoration. Int Endod J, 2002, 35 (11): 913-918.

16. Bolhuis HPB, De Gee AJ, Feilzer AJ, et al. Fracture strength of different core build-up designs. Am J Dent, 2001, 14 (5): 286-290.

17. Butz F, Lennon AM, Heydecke G, et al. Survival rate and fracture strength of endodontically treated maxillary incisors with moderate defects restored with different post-and-core systems: an in vitro study. Int J Prosthodont, 2001, 14 (1): 58-64.

18. Fokkinga WA, Kreulen CM, Vallittu PK, et al. A structured analysis of in vitro failure loads and failure modes of fiber, metal, and ceramic post-and-core systems. Int J Prosthodont, 2004, 17 (4): 476-482.

19. Michalakis KX, Hirayama H, Sfolkos J, et al. Light transmission of posts and cores used for the anterior esthetic region. Int J Periodontics Restorative Dent, 2004, 24 (5): 462-469.

20. Bolhuis HP, de Gee AJ, Pallav P, et al. Influence of fatigue loading on the performance of adhesive and nonadhesive luting cements for cast post-and-core buildups in maxillary premolars. Int J Prosthodont, 2004, 17 (5): 571-576.

21. Zhi Yue L, Yu Xing Z. Effects of post-core design and ferrule on fracture resistance of endodontically treated maxillary central incisors. J Prosthet Dent, 2003, 89 (4): 368-373.

22. Hu YH, Pang LC, Hsu CC, et al. Fracture resistance of endodontically treated anterior teeth restored with four post-and-core systems. Quintessence Int, 2003, 34 (5): 349-353.

第十章

树脂粘接在美学修复中的应用

树脂粘接技术在美学修复中的代表性应用是全瓷贴面修复和全瓷冠修复。瓷贴面修复的固位力主要依靠树脂粘接系统和釉质及瓷材料的化学结合，因此，粘接效果直接影响到修复效果的持久性和稳定性。

第一节　瓷贴面的粘接修复

瓷贴面（laminate veneer）修复是体现微创牙科治疗理念的前牙美学修复，是用菲薄的瓷片修复体遮盖并主要修复牙冠唇或颊侧表面的修复方式。通常只需要少量的基牙预备，即在基牙唇面或颊面磨除贴面所需厚度，即 0.5~0.8mm 厚的釉质，有时根据基牙部位和缺损情况适当扩展预备形态。一般无需预先进行牙髓失活，在预备过程中也不会过多刺激牙髓组织。基牙预备的目的是为具有一定厚度的贴面修复体创造一定的修复空间，避免贴面突出于牙面造成牙过突及形成边缘悬突，基牙预备同时去除倒凹，有利于贴面完全就位于基牙表面。

由于贴面修复体基本不具有机械固位形，贴面的固位主要靠粘接，只有树脂粘接材料才能获得贴面长期稳定的粘接效果。而釉质和树脂的粘接强度比牙本质高，所以基牙预备必须在釉质层内，避免牙本质暴露降低粘接效果。如果不能获得完整的唇颊面釉质粘接面，至少要保证有 70% 以上的釉质粘接面积才能获得足够的粘接效果。

一、瓷贴面的类型

瓷贴面根据材料和加工方法不同分为热压铸瓷贴面、烤瓷贴面、氧化铝瓷粉压型烧结贴面（Procera）和氧化锆瓷块切削贴面等。

目前以热压铸瓷贴面最为常用。热压铸瓷是将专用硅酸盐瓷块熔融后注射到失蜡后的型盒中成形。和烤瓷相比，铸瓷的强度增加，弹性增高，抗折性能提高。由于其物理性能提高，美观性好，操作简便，价格相对便宜，得到了普遍应用。铸瓷材料也在不断更新换代，性能和强度逐渐提高。第一代铸瓷（IPS Empress Ⅰ）材料在铸造完成后不能在其上加瓷，需要铸成贴面的完全形态，如有缺如，只能重铸。修复体表面的色调形成，只能在比色后在铸瓷表面外染色。第二代热压铸瓷系统 IPS Empress Ⅱ（白榴石增强长石 leucite reinforced feldspar）提高了原有强度等物理性能，具有良好的表现色调和质地，但仍需要外染色，在临床中初步获得了良好的修复效果。它的第三代产品 IPS e.max（二矽酸锂玻璃陶瓷 lithium disilicate glass-ceramic，LS2）在提高原有强度的基础上，还可在铸瓷体上进行回切，用粉浆涂塑的方法进行补瓷，从而修正修复体的形态和进行饰色。在铸成贴面的切缘回切部分瓷后，再加釉质瓷经过中温烧结，可以达到更好的切缘半透明美观效果。

硅酸盐类铸瓷材料在强度上逊于氧化铝瓷和氧化锆瓷，其中以氧化锆瓷的强度最高。但是和铸瓷的半通透性相比，氧化铝瓷显示为不透明的白色，氧化锆瓷有低透型和高透型之分，但是通透性依然低于玻璃陶瓷，主要用于形成内基底层，贴面的成形需要在基底层上继续堆瓷，通过烤瓷层表现色泽和半透明效果。所以在美观性上不如铸瓷贴面自然通透。

瓷贴面的最小厚度以烤瓷贴面为最薄，其次为热压铸瓷贴面。为了保证贴面强度和表现自然色泽，厚度一般最少需要 0.3mm（烤瓷）~0.5mm（铸瓷），而氧化铝瓷和氧化锆瓷贴面需要在基底上继续堆瓷，所以厚度增加，厚度最少需要 0.8mm，基牙预备量也要相应增加。铸瓷贴面的半通透性美观自然，但是对于基牙过深的底色，其遮盖效果有限。因此如基牙为重度变色牙，则容易透露出原有的暗色。这时需要加大厚度，或选用氧化铝瓷或氧化锆瓷贴面，以便遮盖基牙较深的底色。但是氧化铝和氧化锆的树脂粘接强度明显低于玻璃陶瓷，所以在其粘接性能未得到有效提高和确认之前，在临床中并未得到常规应用。

二、瓷贴面的适应证

1. 轻中度变色牙（四环素牙、氟牙症、死髓牙）（图 10-1-1）。

2. 切牙的切缘缺损（牙冠余留 2/3 以上）（图 10-1-2）。

3. 轻中度釉质发育不全（图 10-1-3）。

4. 轻度牙齿排列不齐，牙面突度调整（图 10-1-4）。

5. 牙齿之间的小间隙，关闭后牙冠的长宽美学比例可以被接受。利用贴面关闭间隙比牙冠修复的方法对牙齿的创伤小，可以带来确切的美观修复效果。间隙处的瓷贴面具有和基牙一致的厚度，舌侧不留凹陷或死角（图 10-1-5，图 10-1-6）。

6. 牙冠形态不良（过小牙、锥形牙、乳牙滞留、形态不美观等）（图 10-1-7）。

7. 唇颊面隐裂，无牙髓炎症状和牙根尖病变。

三、瓷贴面的禁忌证

1. 重度变色牙，贴面不易遮盖，应更换成遮色能力强的全冠修复体。

2. 釉质缺损超过牙冠唇颊面的 1/2 使粘接面积不充分。

3. 大面积缺损深达牙本质，不能获得足够的釉质粘接。

4. 牙根暴露过多，牙骨质粘接力差，贴面容易脱粘接或者发生边缘继发龋。

5. 牙冠缺损过大或者具有过多树脂充填体，应用桩核及全冠修复。

6. 咬合过紧，使咬合接触不能避开瓷粘接线或不能获得足够的瓷层厚度。

四、瓷贴面的牙体预备

瓷贴面的基牙预备形态有三种基本类型：开窗型、对接型和包绕型（图 10-1-8）。

1. 开窗型　仅在基牙唇颊面均匀磨除 0.5~0.8mm 的釉质，周围形成 0.5~0.8mm 的内钝角肩台。牙颈部预备到平龈或龈下 0.5mm，邻面到接触点之上的唇颊面，不破坏接触点，切缘或牙尖部平齐切缘或牙尖，不磨短切缘或牙尖，形成切缘肩台。瓷贴面粘接后，牙尖交错位时舌侧的咬合接触点完全在天然牙上。下颌前伸呈对刃关系时的咬合接触也主要在天然牙切缘上，或是两颗牙以上同时成组接触。主要用在上

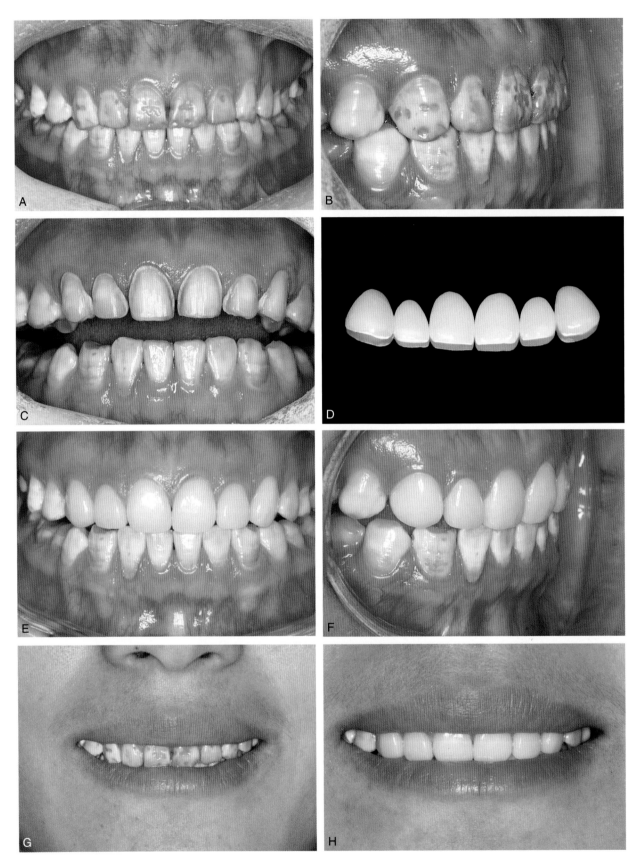

图 10-1-1　氟牙症的全瓷贴面修复

A、B. 年轻女性,氟牙症致不美观,修复前正侧面观　C. 上颌前牙瓷贴面基牙预备　D. 热压铸瓷贴面,厚度 0.5~0.8mm
E、F. 全瓷贴面粘接后正、侧面观　G、H. 全瓷贴面修复前、后微笑观

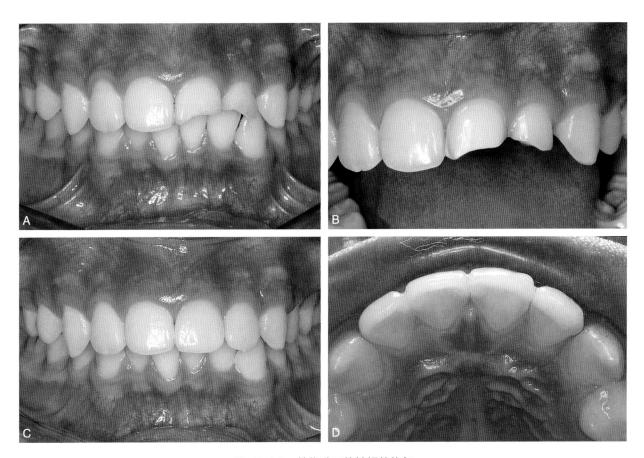

图 10-1-2　外伤致牙体缺损的修复

A、B. 外伤致 21、22 切缘折裂缺损，未暴露牙髓　C. 热压铸瓷贴面粘接后唇面观　D. 热压铸瓷贴面粘接后舌面观

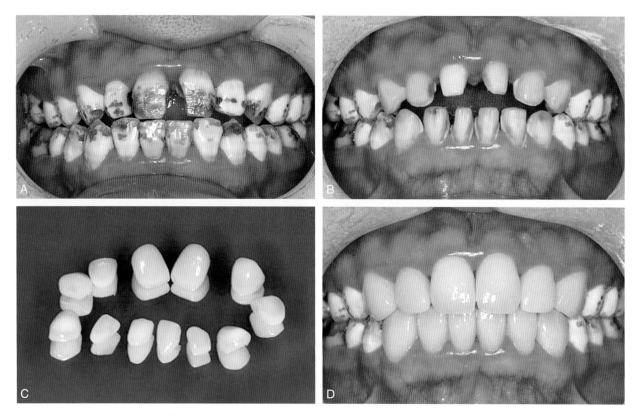

图 10-1-3 氟牙症釉质发育不全和龋齿导致的牙体组织缺损，分别用全瓷贴面和全瓷冠修复

A. 严重氟牙症和龋齿伴有牙釉质变色和缺损，未累及牙髓 B. 上颌中切牙进行全瓷冠基牙预备，侧切牙和尖牙及下颌前牙进行瓷贴面基牙预备 C. 热压铸瓷贴面及全瓷冠制作 D. 瓷贴面及全瓷冠粘接后口内正面观

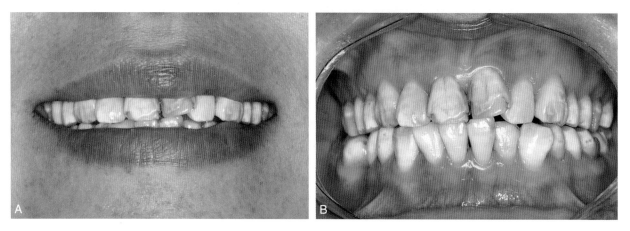

图 10-1-4 瓷贴面修复牙齿排列不齐及釉质发育不全

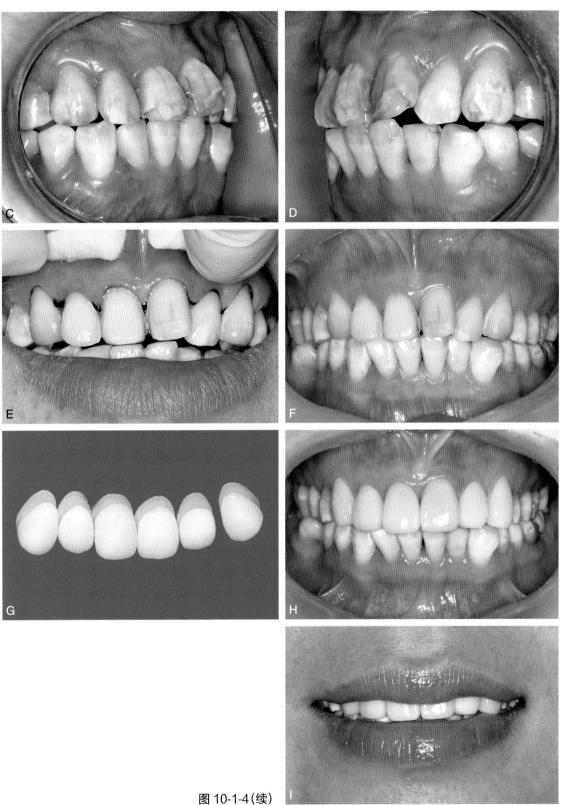

图 10-1-4（续）

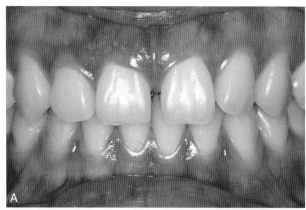
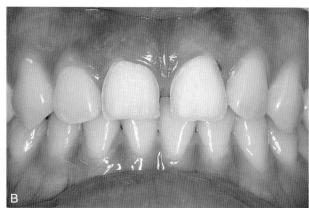
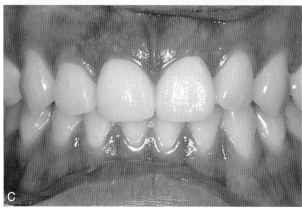

图 10-1-5 全瓷贴面修复 11、21 间隙

A. 牙列排列整齐,11、21 存在小间隙 B.11、21 唇面均匀磨除 0.5mm 做基牙开窗式预备 C. 瓷贴面粘接后关闭间隙,获得自然美观的效果

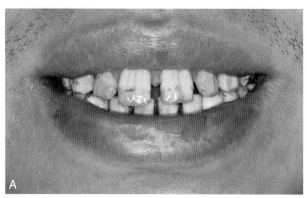
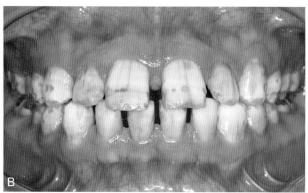

图 10-1-6 全瓷贴面修复前牙散在间隙

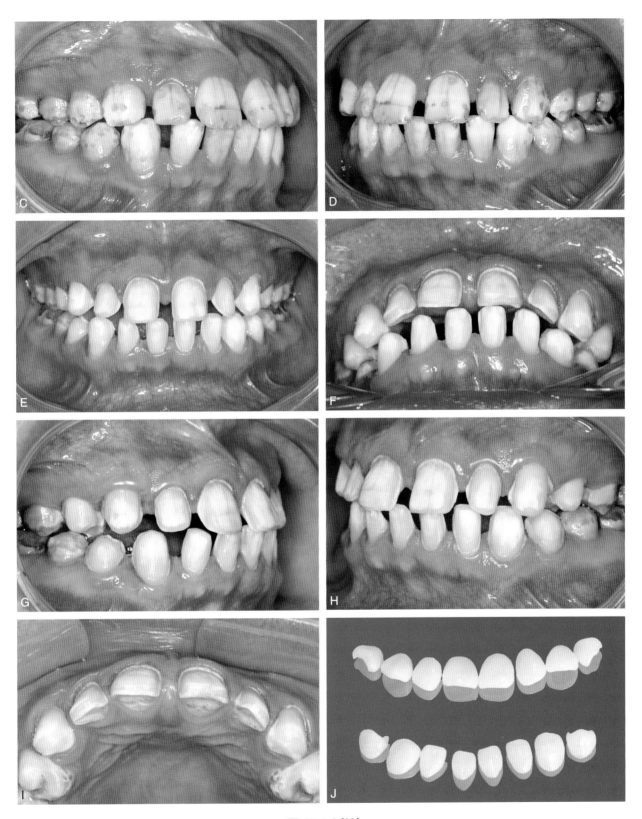

图 10-1-6（续）

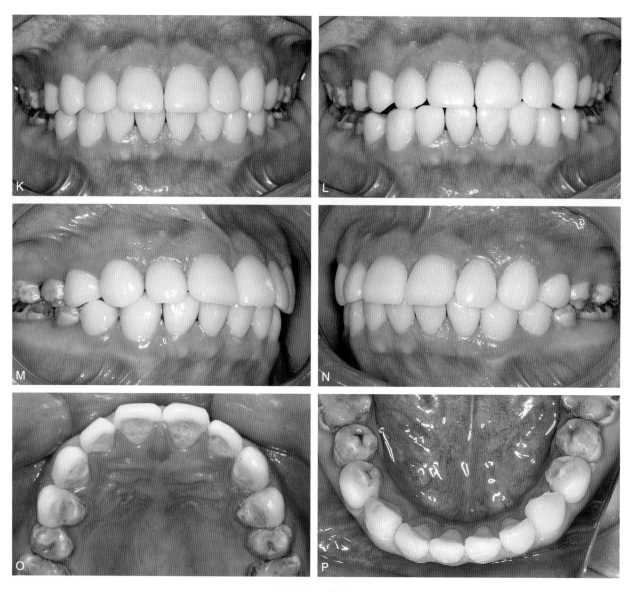

图 10-1-6（续）

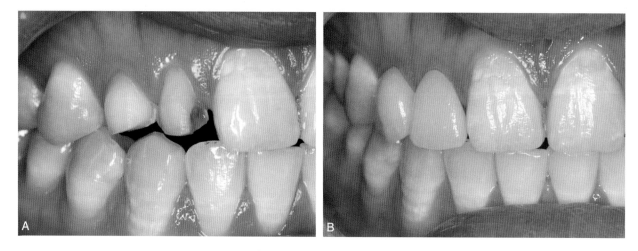

图 10-1-7　全瓷贴面改善乳牙滞留造成的外形不良

A. 52、53 滞留,形态小而不对称,牙根短而细小,釉质粘接面积满足 70% 以上的要求　　B. 用热压铸瓷贴面修复

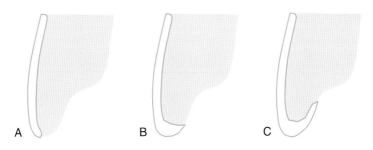

图 10-1-8　全瓷贴面的基牙预备类型示意图
A.开窗型预备：上颌中切牙、上下颌前磨牙　B.对接型预备：上颌侧切牙、
下颌切牙　C.包绕型预备：上下颌尖牙

颌中切牙和前磨牙。

2. 对接型　在开窗型的基础上，磨短过于菲薄的切缘或牙尖 1mm，但预备形不延伸到舌侧。切缘或牙尖由瓷恢复。瓷贴面粘接后，牙尖交错位时舌侧的咬合接触点完全在天然牙上。下颌前伸至前牙对刃时咬合在瓷上，但要保证数牙切缘同时接触以形成组牙功能接触。主要适用于上颌侧切牙和下颌所有切牙。

3. 包绕型　在对接型的基础上扩展预备形到包绕牙尖至舌侧，牙尖由瓷恢复。瓷贴面粘接后，牙尖交错位时咬合接触点完全在天然牙的功能尖，即舌尖或中央窝及边缘嵴上，不接触瓷贴面。侧方咬合时如后方有天然牙牙尖接触，则瓷面上的接触轻于天然牙。如无天然牙牙尖接触，则瓷面应形成多牙同时接触的组牙功能粭型。主要适用于上下颌尖牙。

瓷贴面基牙预备的器具有：专用的带深度（0.3mm、0.5mm 等）指示的金刚砂指导钻、先端直径 0.9mm 的锥形圆头金刚砂钻（TR12，Mani）、金刚砂磨光钻、钢质研磨砂条（用以分开邻面和去除釉质菲边）（图 10-1-9）等。

瓷贴面修复前，先按照美学效果和患者的要求，进行美学诊断。如果牙齿排列、位置、大小、龈缘线等基本正常，则用带相应深度指示沟的专用钻针先在唇面横向磨出深度沟，再按照设计的厚度（Mani TR12 钻针深入牙齿表面 1/2）磨平唇面到龈缘上 0.5mm，邻面到邻接触点唇侧，如果没有龋损则不破坏邻面接

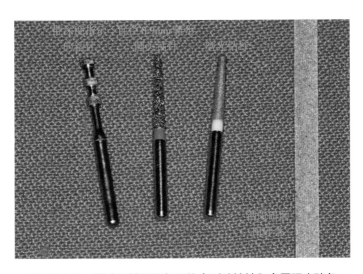

图 10-1-9　瓷贴面基牙预备用的金刚砂钻针和金属研磨砂条

触点,有龋损的话,去净龋质后先行树脂充填。然后进行切缘或牙尖的预备,上颌中切牙在切缘形成0.5mm宽的切缘肩台,保留舌面的咬合引导功能。上颌侧切牙和下颌前牙水平去除切缘1mm,上颌尖牙水平去除牙尖顶后再略向舌侧延展,使贴面能包绕牙尖。基牙粗预备后,在龈沟内压入细排龈线(000或00号线),用磨光钻修整预备面,颈部肩台到龈缘下0.5mm。用钢质研磨砂条分开邻面接触点,去除釉质菲边。准备下一步的制取印模和修复体制作。

如果牙齿排列、位置、龈缘线等美效果不佳,则应先制取研究模型,进行诊断蜡型的雕刻和修复体外形的设计。翻制硅橡胶模板(silicon index),用暂时冠专用树脂在口内形成诊断饰面(mock-up),与患者就修复体的形态、排列、丰满度等进行沟通。达成一致意见后,试戴诊断饰面进行基牙预备,用硅橡胶模板不断确认预备量,取模,灌制硬石膏模型,完成之后的修复体制作。

对于要求无痛修复的患者可实施局部麻醉,多数情况下也可无麻醉下备牙。

有研究显示,基牙预备后,即刻在牙齿表面涂布牙本质表面处理剂和粘接剂,既可以减轻基牙预备后的术后牙本质敏感症状,也可以提高修复体的粘接强度。

基牙预备后,根据需要可以粘接临时贴面。因为贴面的机械固位不良,临时贴面的美观效果和固位效果有限,需要和患者预先充分沟通。临时贴面做法是,先在唇面用37%磷酸进行2或3个点的点酸蚀,冲洗吹干后,直接在唇面覆盖复合树脂或流动树脂。也可以在模型上用间接法制作临时树脂贴面,用流动树脂粘接。贴面试戴时,用牙周洁治器将临时贴面整体撬下后,去除多余树脂,清洁消毒。

以下展示一例牙齿排列不齐,需要用诊断蜡型和口内诊断饰面进行美学效果预测和医患沟通的病例(图10-1-10)。

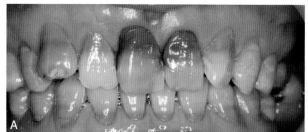
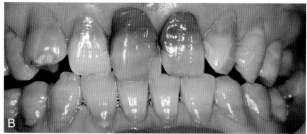
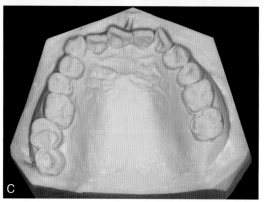

图10-1-10 患者牙齿排列不齐,要求美学修复,拒绝正畸治疗,计划用诊断蜡型和口内诊断饰面进行美学效果预测
A、B. 显示牙尖交错位和前伸对刃位的正面口内像;牙齿排列不齐,中线偏移,重度四环素牙 C. 研究模型咬合面观

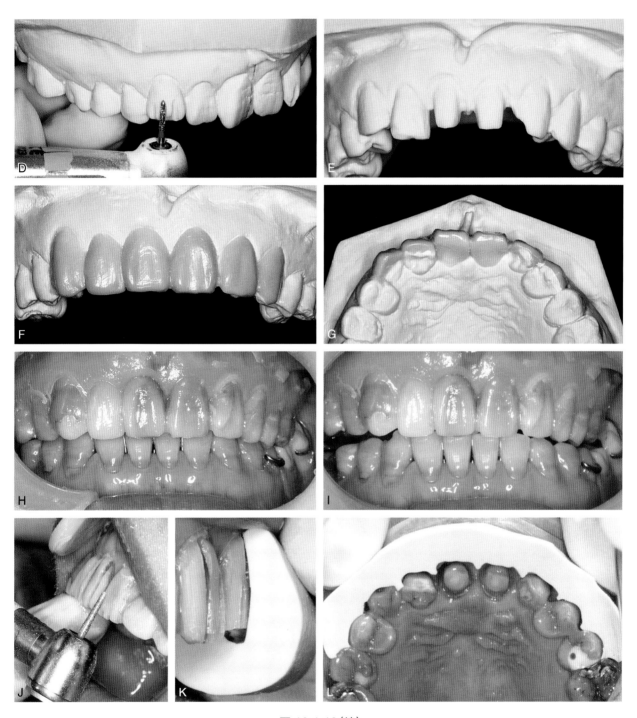

图 10-1-10（续）

D、E. 在研究模型上模拟牙体预备　F、G. 先通过诊断蜡型设计修复体形态　H、I. 制取硅橡胶模板（silicon index）后，在口内用暂时冠专用流动树脂复制其形态形成诊断饰面，对其进行修复后的美学效果预测以及医患交流，然后在口内磨改和用复合树脂添加调改形态　J~N. 患者对外形满意后，在诊断饰面上进行贴面的基牙预备，用硅橡胶模板进行基牙预备量的确认

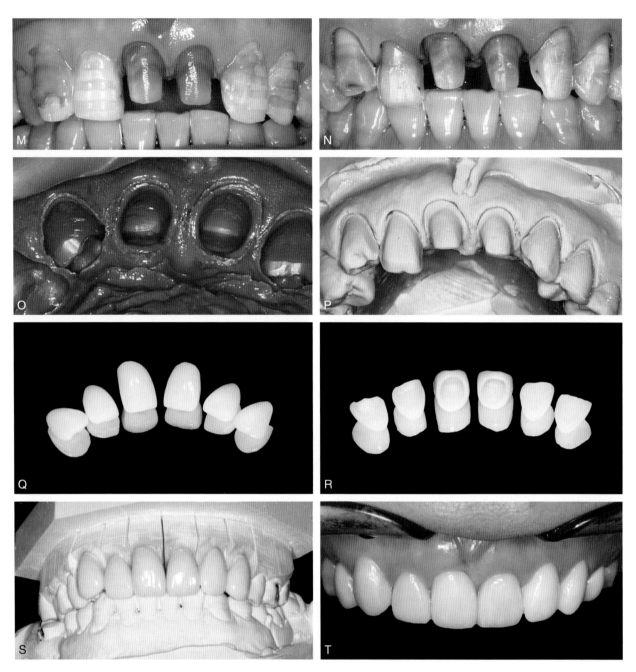

图 10-1-10（续）

O、P. 用硅橡胶或聚醚印模材制取工作印模　Q~S. 制作热压铸瓷全冠（中切牙）和贴面（侧切牙及尖牙）　T. 患者对修复体树脂粘接后的效果满意（由云南省第一人民医院董菲医师在北京大学口腔医院进修期间完成）

近年来，不做牙体预备或仅做微量牙体预备的瓷贴面修复和部分瓷贴面修复成为可能。这些贴面类型均需要更为菲薄的瓷层和美学表现力，主要依靠烤瓷贴面实现。烤瓷贴面是将工作模型翻制成耐火模型后，在其上直接涂瓷烧结成形。可以达到 0.3mm 的厚度。要求基牙色调和质地正常，这样才有利于发挥瓷贴面的美学修复优势。菲薄的烤瓷贴面要求技工操作的精确性和耐心（图 10-1-11~图 10-1-13）。

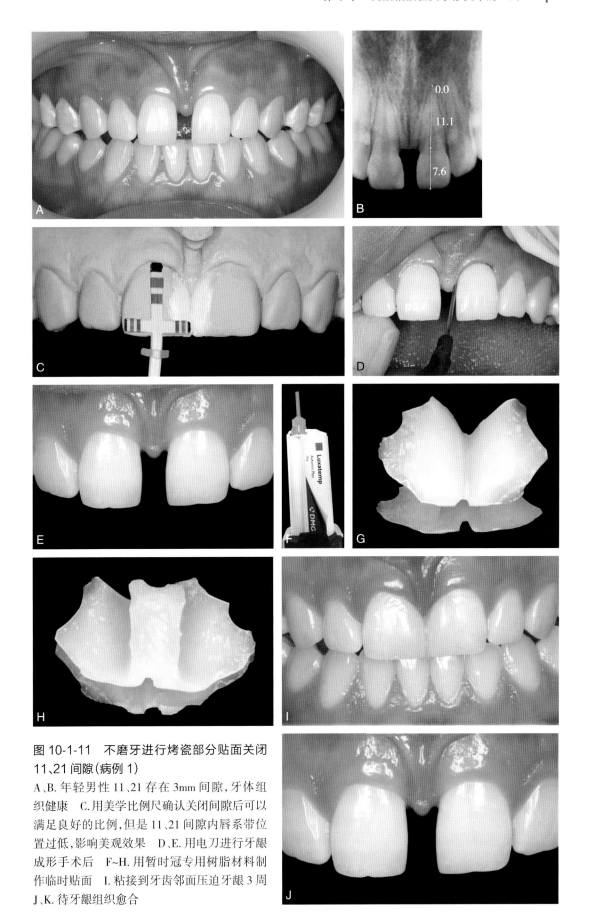

图 10-1-11　不磨牙进行烤瓷部分贴面关闭 11、21 间隙(病例 1)

A、B. 年轻男性 11、21 存在 3mm 间隙，牙体组织健康　C. 用美学比例尺确认关闭间隙后可以满足良好的比例，但是 11、21 间隙内唇系带位置过低，影响美观效果　D、E. 用电刀进行牙龈成形手术后　F~H. 用暂时冠专用树脂材料制作临时贴面　I. 粘接到牙齿邻面压迫牙龈 3 周　J、K. 待牙龈组织愈合

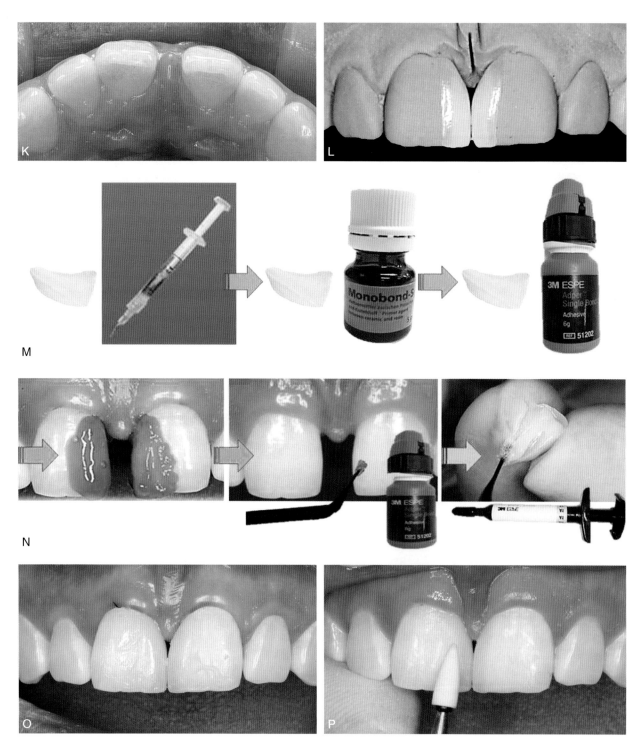

图 10-1-11(续)

L.再取模并制作烤瓷贴面　M、N.在未经过基牙预备的基础上进行烤瓷贴面的粘接修复(瓷贴面的组织面经过氢氟酸酸蚀、涂抹硅烷偶联剂、涂抹粘接剂;釉质表面经过磷酸酸蚀、涂抹表面处理剂和粘接剂,用具有早期初固化功能的光固化树脂粘接水门汀粘固)　O.粘接后,调磨咬合,确认无咬合干扰　P、Q.用瓷抛光套装逐级磨光,抛光

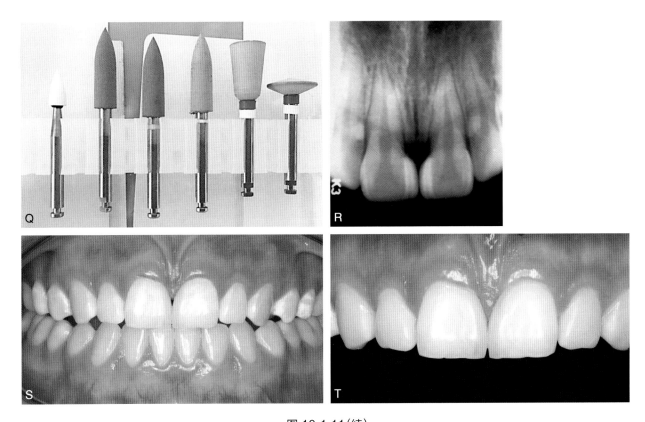

图 10-1-11（续）

R~T. 获得了良好的美学修复效果（由桂林口腔医院赵翰医师在北京大学口腔医院进修期间完成）

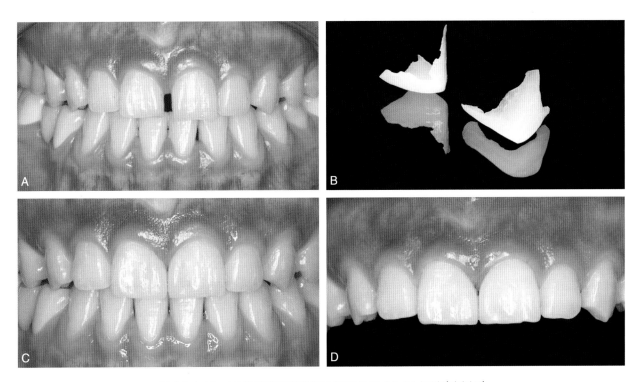

图 10-1-12　不磨牙进行烤瓷部分贴面关闭 11、21 间隙（病例 2）

A. 11、21 存在间隙　B. 在无牙体预备的基牙模型上制作烤瓷贴面，仅覆盖基牙近中邻面，关闭间隙　C、D. 粘接部分贴面后获得良好的美学修复效果（由桂林口腔医院赵翰医师在北京大学口腔医院进修期间完成）

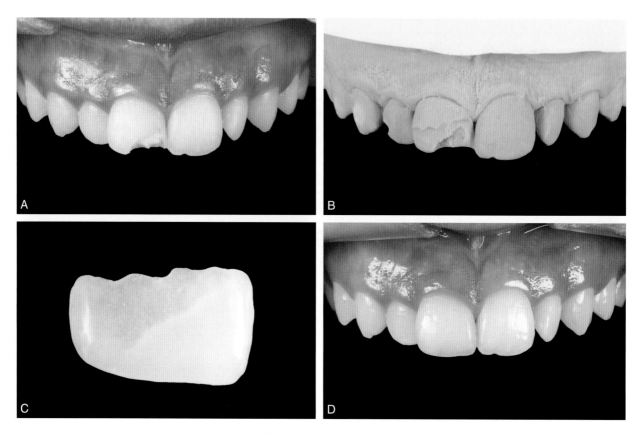

图 10-1-13 烤瓷部分贴面修复 11 切角损伤病例

A. 11 近中切角外伤缺失,未暴露牙髓组织 B. 去除明显的折裂片,少量修整切缘牙体组织 C. 制作烤瓷贴面,仅覆盖切缘达冠中 1/2 D. 粘接部分贴面后获得良好的美学修复效果(由桂林口腔医院赵翰医师完成)

五、瓷贴面的树脂粘固过程

1. **粘接系统的选择**(图 10-1-14) 瓷贴面和全瓷冠或烤瓷冠不同,因为瓷贴面菲薄,容易透出基牙的底色,如果牙色过暗,则可能导致粘固后颜色暗淡降低修复效果,这时必须使用遮色糊剂。即使牙色正常,不同粘接剂的颜色也可改变瓷贴面粘固后的色泽。所以粘固前必须根据修复牙的底色和邻牙的色调预先用试色剂暂时粘固贴面,预测性观察实际效果,根据试色结果选择树脂水门汀糊剂的色调。瓷贴面粘接系统不但要有釉质表面处理剂和处理瓷表面的硅烷偶联剂,还要有整套试色剂和不同色调的半透明树脂糊剂。试色剂和树脂糊剂的色调可有不透明的遮色(Opaque)、透明色(Clear)、Vita 比色板相对应的各种色调(A1、A2、A3、B1、B2、B3、C2、D2 等)。

2. **试色** 瓷贴面能达到形态、色调、表面纹理等和邻牙相协调是理想的修复效果。全瓷贴面菲薄,容易透露基牙底色,树脂糊剂的颜色也可能改变粘固后的色调和通透度,粘固前试色的过程是为了确定树脂糊剂的颜色。

基牙底色正常时,多用透明色或半通透的有色糊剂,通过试色来选择最适色调的树脂糊剂。但是如果基牙底色较暗,或者邻牙颜色偏色,则粘固后的色调容易不协调,可尝试通过以下方法加以改善:①在可接受范围内加厚贴面直到能遮盖基牙底色;②在贴面的组织面(粘接面)烧结一薄层白色不透明瓷遮盖基牙底色;③在贴面唇颊面外染色。基牙偏色,应该在贴面粘固前通过上述方法调整到基本协调,树脂糊剂也应该尽量选用透明色,这样粘固后的色调和试色时比较不会有大的变化。甚至贴面色调稍白于希望

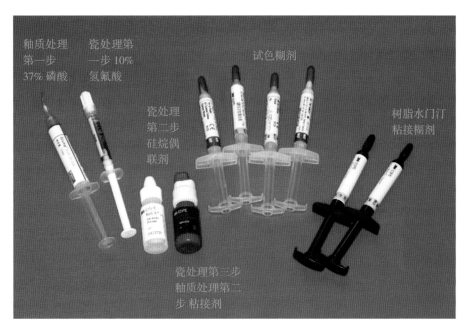

釉质处理
第一步
37%磷酸

瓷处理第
一步 10%
氢氟酸

瓷处理
第二步
硅烷偶
联剂

试色糊剂

树脂水门汀
粘接糊剂

瓷处理第三步
釉质处理第二
步 粘接剂

图 10-1-14　全瓷贴面粘接套装

得到的色调,透明糊剂粘固后牙齿底色会有少许透露,使得颜色协调自然。如果以上方法不能完全遮盖底色,则需要用带颜色的糊剂或者遮色糊剂。遮色糊剂为不透明的白色,不宜单独使用,否则会使贴面显得过白和不通透。遮色糊剂通常要和不同色调半透明糊剂混合搭配以获得良好的美观效果。搭配比例可以是遮色剂 1 份混合有色树脂糊剂数份(如 1 份搭配 1~4 份)。具体混合比例需要反复试验后达到最佳色调表现效果,积累一定经验后则可较容易找出合适比例。如果用上述所有方法均不能达到遮挡过暗底色的效果,则应考虑更换修复体设计为全冠修复体。

试色剂对牙髓有一定的刺激性,用于活髓牙时尽量缩短和牙齿的接触时间。

试色适用于硅酸盐类瓷,而用氧化铝瓷或氧化锆瓷修复时,由于基底层本身显示为不透明的瓷白色,不透露牙本色,粘固时不需用试色剂,所有色调的半透明树脂糊剂均可用于粘固。但是,氧化铝瓷和氧化锆瓷对氢氟酸酸蚀和硅烷偶联剂没有明显反应,粘接强度明显低于通常的硅酸盐瓷,因此目前氧化物瓷贴面尚不能确切的应用于临床。

3. 表面处理和粘固(图 10-1-15)

(1)牙面水洗,清洁,隔湿,消毒。

(2)使用排龈线在修复牙唇颊侧排开牙龈。排龈的目的是清楚显示基牙预备体边缘,确认贴面完全就位,同时让龈线占据龈沟内空隙,避免粘接糊剂进入龈沟不易去除而刺激牙龈。粘固后去除排龈线时可带出部分树脂糊剂,易于修复后粘接糊剂的清除。

(3)瓷粘接面用直径 50μm 的氧化铝粉末喷砂,清洁,消毒。

(4)瓷粘接面用 9% 氢氟酸酸蚀 1 分钟。因氢氟酸是强酸,直接冲入下水道中会带来一定的腐蚀,故酸蚀后需用专用碱性材料中和后再排入下水道。

(5)瓷粘接面均匀涂抹一层硅烷偶联剂后吹干。

(6)釉质粘接面用 37% 磷酸酸蚀 1 分钟。注意酸蚀剂不能接触其他牙面和软组织。水洗吹干,釉质表面将呈现特有的无光泽白垩色。检查所有粘接表面均被酸蚀。确认没有牙本质的暴露。

(7)按照所使用的不同粘接系统的使用说明书要求,涂抹釉质表面处理剂和粘接剂。可使用由表面

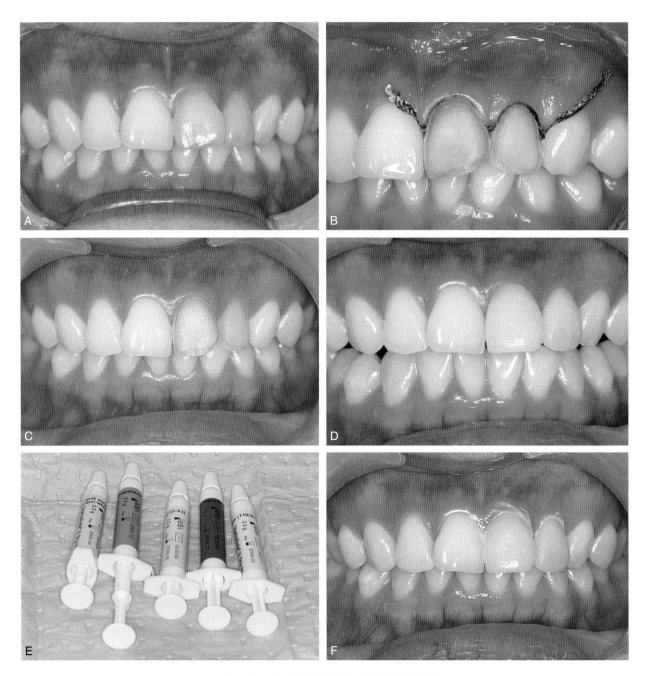

图 10-1-15　变色牙瓷贴面修复的树脂粘固过程

A. 10 年前,21、22 因外伤行根管治疗,牙变色不美观,牙体基本完整,只有舌侧有穿髓孔,已经用树脂完善充填　B. 唇面均匀磨除 0.5mm 平齐牙龈,邻面达接触点前不破坏接触点,切缘呈开窗型预备,排龈线排龈后,将牙颈部预备到龈下 0.5mm　C. 完成预备,磨光　D. 热压铸瓷贴面制作完成后试戴　E. 准备使用试色糊剂试戴　F、G. 用试色糊剂暂时粘固贴面后观察贴面色调,患者对形态、色调满意后准备粘固

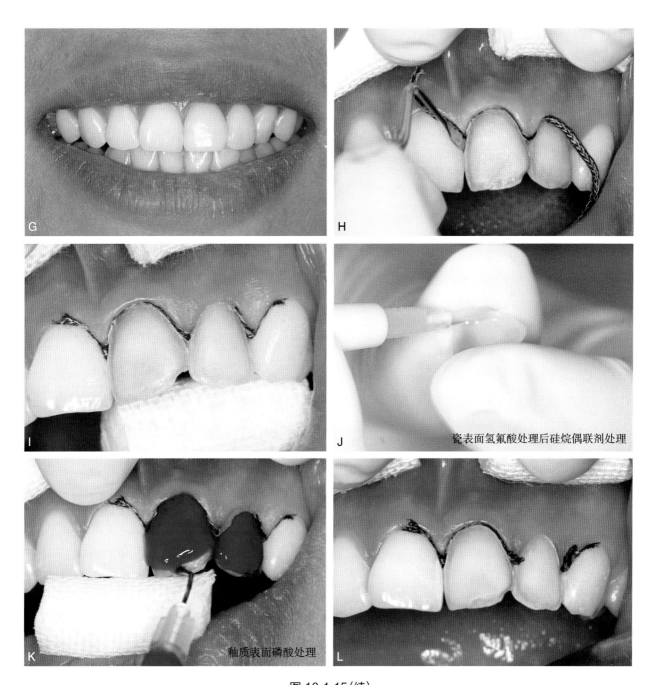

图 10-1-15(续)

H. 用排龈线排龈　I. 牙表面清洗,干燥,隔湿　J. 瓷表面涂抹 9% 氢氟酸处理 1 分钟后冲洗吹干,涂抹硅烷偶联剂 1 分钟
K. 釉质表面用 37% 磷酸酸蚀 60 秒钟　L. 冲洗干燥后牙表面呈现均匀无光泽的白垩色

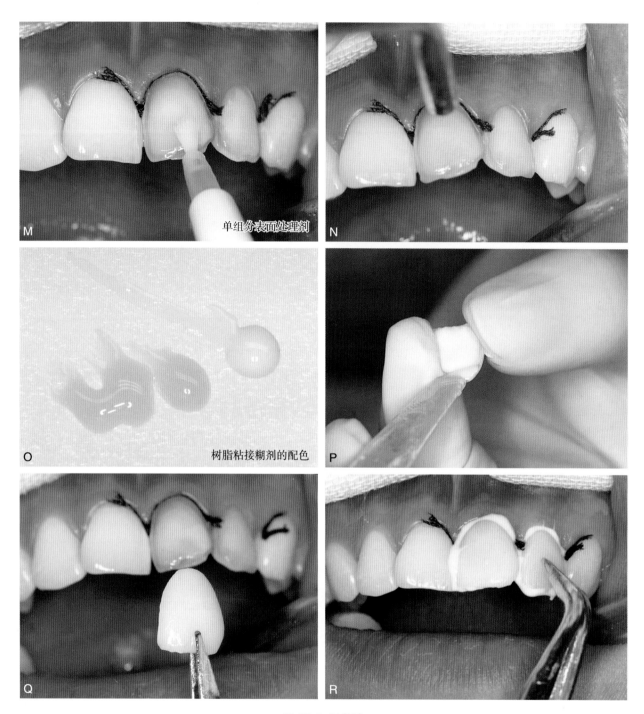

图 10-1-15（续）

M.釉质表面涂抹粘接剂　N.吹均匀后光照　O.按照遮色剂 1 份、半透明有色糊剂 3 份的比例调拌粘接水门汀糊剂
（Violink Ⅱ,Ivoclar Vivadent）　P.将粘接糊剂放满瓷贴面的粘接面　Q.用镊子小心谨慎夹持瓷贴面的切缘　R.将瓷贴面完
全就位到牙面上,注意邻面需用赛璐珞条进行隔离

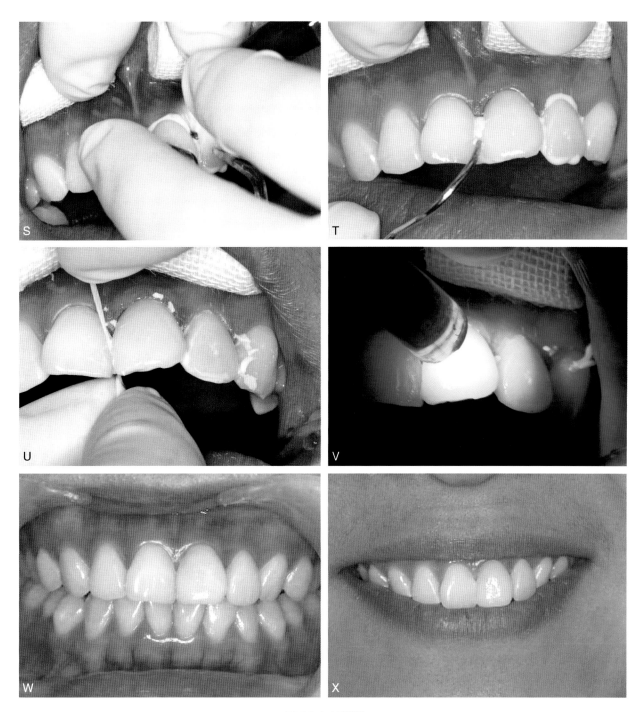

图 10-1-15(续)

S. 可视光短暂照射贴面各边缘 3 秒后，去除排龈线　T. 初步清除多余的树脂，注意龈沟内不能余留树脂　U. 用牙线清洁邻面的树脂　V. 各个面彻底光照　W. 瓷贴面粘接完成　X. 患者恢复自信的微笑

处理剂 A(Primer A)、表面处理剂 B(Primer B)和粘接剂(Bonding)组成的三组分粘接剂,也可使用操作更为简单的一瓶装一液型粘接剂,涂抹两遍,吹均匀后用可视光照 20 秒。

(8) 在基牙邻接点处插入赛璐珞片隔开基牙。使基牙不会互相粘接,保持每颗牙的生理动度。

(9) 按照选择的色调和搭配比例使用粘接糊剂。将粘接糊剂调拌或注入到瓷贴面的粘接面上后,用镊子小心夹持切缘部按压到基牙上,糊剂的量要充分,四周都要溢出无缺少。完全就位后,确认就位情况。用探针或小毛刷初步去除多余的糊剂。

(10) 用可视光短暂照射(通常为 3~5 秒)贴面边缘的糊剂,使糊剂初期固化,贴面达到初期固位。

(11) 然后按压住贴面,去除龈沟内的排龈线,带出龈沟周围的粘接糊剂,用牙线快速通过牙间隙,用洁治器轻轻去除块状的糊剂。

(12) 每个面用可视光继续照射各 20 秒,使糊剂充分固化。

(13) 最后彻底洁治牙面,清洗,完成粘接。

(14) 调改咬合,磨光,一周后复查检查是否有遗留粘接糊剂,继续调改咬合,交代注意事项。

第二节　全瓷冠和全瓷固定义齿的树脂粘固

全瓷冠是完全无金属的覆盖冠部整体的瓷修复体,主要用于前牙牙冠大面积缺损时的修复和牙冠的保护。全瓷固定义齿是代替金属或金属烤瓷修复体修复个别牙中间缺失的固定修复形式。由于全瓷冠没有金属基底,修复体表面对光线的折射不受金属底色的影响,修复体色泽可以达到最自然的美观效果;瓷的生物相容性好,物理性能稳定,对身体组织无有害刺激,不会引起身体过敏反应;对脑部和颈部的磁共振检查没有影响,不会出现伪影。全瓷修复是修复学发展的趋势之一。脆性大和抗挠曲强度小属于瓷的缺点,使得既往的硅酸盐类瓷的适用范围受到了一定限制,近年来高强度新型氧化物类瓷(氧化铝、氧化锆)的应用和普及,使全瓷修复的适应证进一步扩大,全瓷粘接的情况越来越普及。

一、全瓷冠和全瓷固定义齿的类型

1. 热压铸瓷(硅酸盐瓷)冠(图 10-2-1)或固定义齿(图 10-2-2)　主要用于前牙修复。铸瓷的半透明性最强,美观性好,但铸瓷的强度是三种全瓷中最低的,当连续缺牙数超过两颗时,固定义齿的桥体过长,不适于用热压铸瓷制作。当前牙呈深覆𬌗、锁𬌗或咬合过紧时也不适于选择铸瓷修复体。

2. 氧化铝瓷冠(图 10-2-3)或固定义齿　可用于前牙和后牙。基底冠或固定义齿桥架由氧化铝烧结而成(如 Procera),在其上用烤瓷恢复外形和色调。缺牙区桥体过长超过 2 个单位牙时则不适于做全瓷固定义齿修复。

3. 氧化锆瓷冠或固定义齿(图 10-2-4,图 10-2-5)　可用于前牙和后牙的固定义齿修复。前牙固定义齿需要由计算机辅助设计和制作(CAD/CAM)技术形成基底冠或固定义齿桥架,入炉烧结后可达到非常高的硬度,上部牙冠形态和色泽用通常烤瓷方法恢复。后牙冠和固定义齿目前常用氧化锆全瓷形成,由 CAD/CAM 设计切削成一体化的最终解剖形态。避免了氧化锆基底上饰面瓷的折裂和脱落的可能。但是由于通透性有限,需要通过外染色达到与邻牙的色调相协调。但是近年来开发出具有不同色调的瓷块和颜色渐变瓷块,提高了氧化锆修复体的美观性。

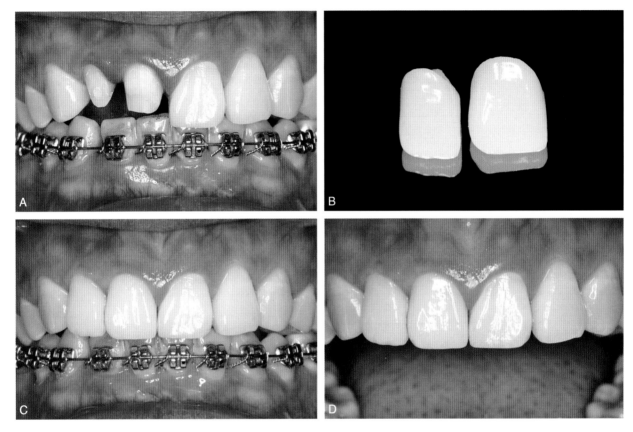

图 10-2-1　热压铸瓷全冠修复

A. 11、12 在完善根管治疗后进行了玻璃纤维桩和树脂核制作　B. 取模后制作热压铸瓷全瓷冠修复体（Empress e.max，Ivoclar Vivadent），全瓷冠具有良好的色泽和通透性，切缘回切进行堆瓷后，切缘美观效果好　C. 全瓷冠使用树脂粘接水门汀粘固后　D. 具有良好的美观效果

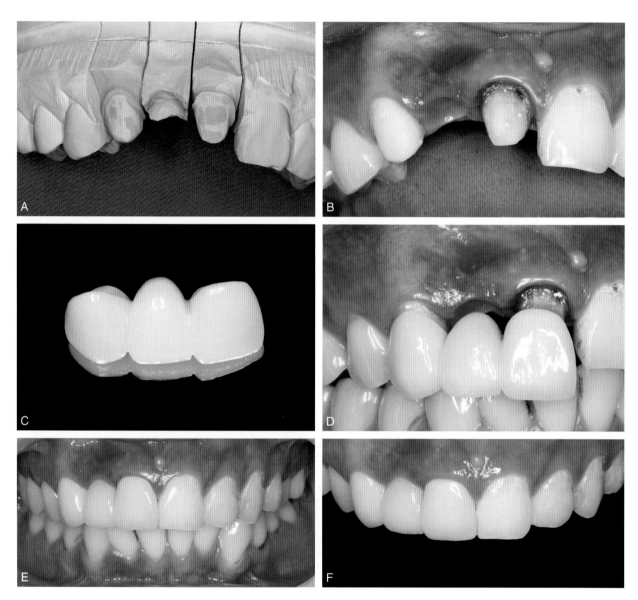

图 10-2-2 12 缺失,热压铸瓷固定义齿修复

A.研究模型的桥体上刻出卵圆形窝 B.制作暂时桥,多次添加树脂压迫缺牙区牙槽嵴黏膜形成卵圆形窝 C.固定义齿桥体组织面形态为卵圆形突起 D.戴入固定义齿 E.义齿就位 F.全瓷固定义齿正面观

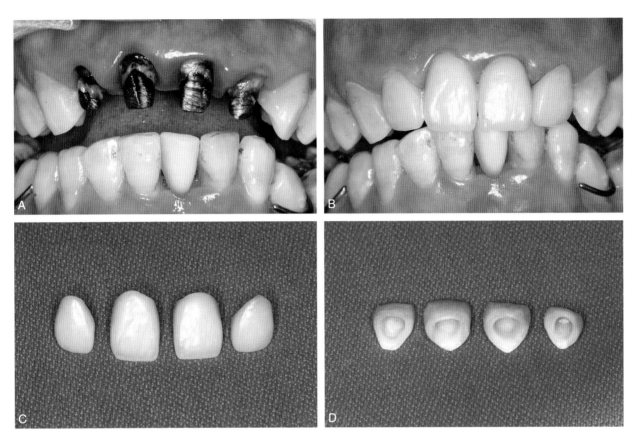

图 10-2-3　旧烤瓷冠边缘黑线拆除重新修复病例

A. 基牙冠部牙体组织重度变色　B. 选用具有遮色效果的氧化铝全瓷冠(Procera Allceram)遮挡基牙暗色　C、D. 氧化铝全瓷冠的唇面和组织面, 为了和邻牙协调, 实施了较深的外染色

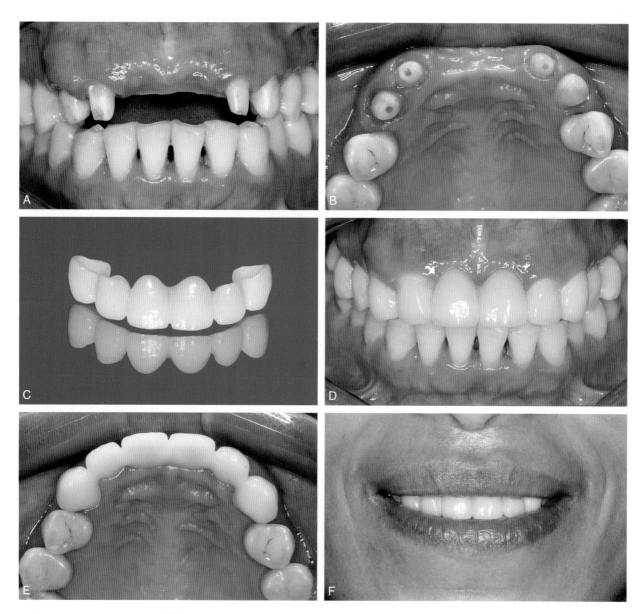

图 10-2-4　11、21 缺失,旧固定义齿拆除后重新修复病例,患者拒绝种植修复,要求再度固定义齿修复
A.旧固定义齿拆除后,基牙预备后唇面观　B.旧固定义齿拆除后,基牙预备后𬌗面观　C.选用氧化锆支架,烤瓷饰面的全瓷固定义齿修复(Lava Plus,3M)　D.义齿戴入口内唇面观　E.义齿戴入口内𬌗面观　F.义齿戴入口内微笑像

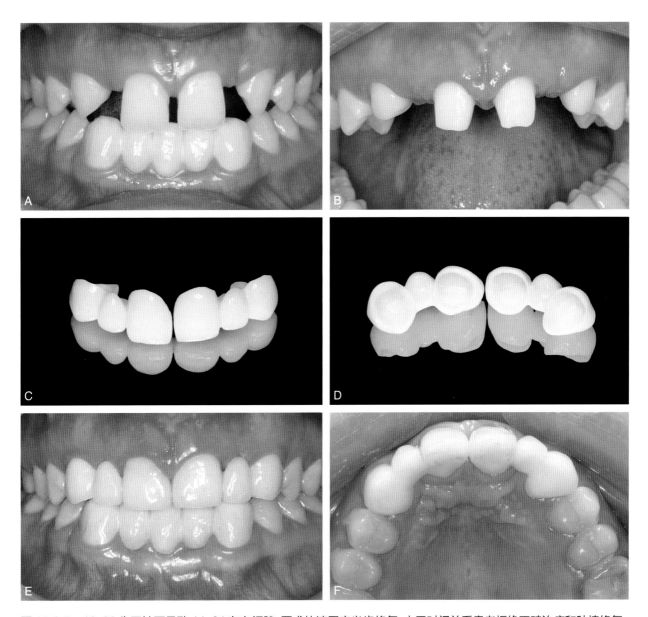

图 10-2-5　12、22 先天缺牙导致 11、21 存在间隙,要求快速固定义齿修复,由于时间关系患者拒绝正畸治疗和种植修复,选择氧化锆支架烤瓷饰面的全瓷固定义齿(维兰德,Ivoclar Vivadent)修复

A. 患者口内修复前唇面观　B. 基牙预备后　C、D. 氧化锆全瓷冠的唇面和组织面　E. 义齿戴入口内唇面观　F. 义齿戴入口内𬌗面观

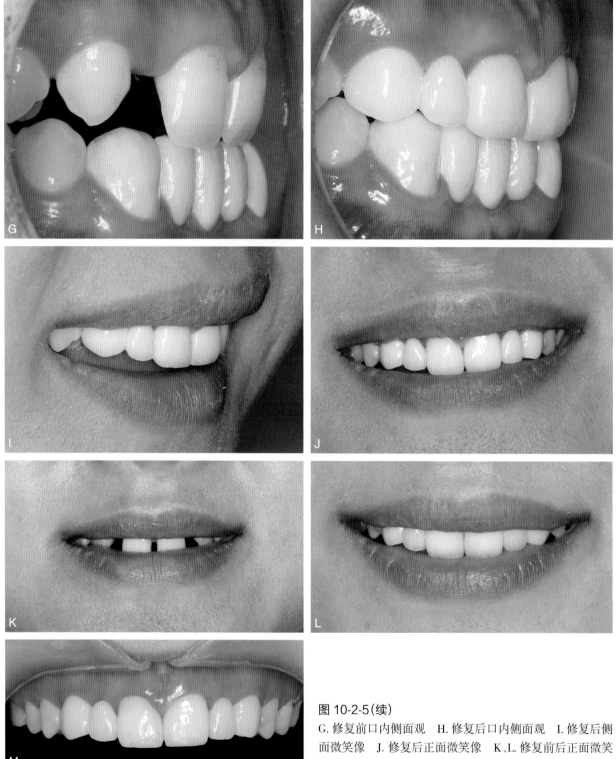

图 10-2-5（续）

G. 修复前口内侧面观　H. 修复后口内侧面观　I. 修复后侧面微笑像　J. 修复后正面微笑像　K、L. 修复前后正面微笑像对照　M. 义齿正面观

二、全瓷冠的基牙预备

铸瓷全冠修复时,由于瓷的强度有限,所以要保证瓷有足够的厚度。用氧化铝瓷和氧化锆瓷修复时,如果是在基底冠上烤饰面瓷也需要一定的厚度,一体化氧化锆全冠则由于强度的提高可以降低厚度。在基牙预备时各个轴面去除倒凹后均需预备出 1mm 宽的肩台,肩台边缘可在龈下 0.5mm,也可以平齐龈缘。肩台的类型以内钝角肩台和直角肩台为良,牙颈部之上需要有高度 2mm 以上的轴向牙本质组成的完整圆环肩领。咬合面留出 1.5~2mm 的咬合间隙。形成浅中央窝和低牙尖的形态(图 10-2-6)。

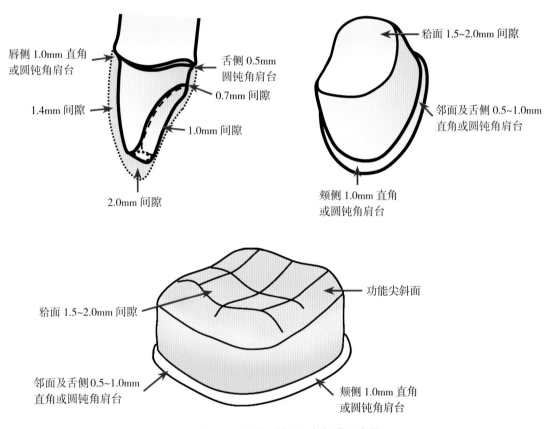

唇侧 1.0mm 直角
或圆钝角肩台

舌侧 0.5mm
圆钝角肩台

0.7mm 间隙

1.4mm 间隙

1.0mm 间隙

2.0mm 间隙

𬌗面 1.5~2.0mm 间隙

邻面及舌侧 0.5~1.0mm
直角或圆钝角肩台

颊侧 1.0mm 直角
或圆钝角肩台

𬌗面 1.5~2.0mm 间隙

功能尖斜面

邻面及舌侧 0.5~1.0mm
直角或圆钝角肩台

颊侧 1.0mm 直角
或圆钝角肩台

图 10-2-6　全瓷冠基牙预备标准示意图

全瓷冠的基牙预备量较多,粘接基本在牙本质层。冠的固位靠机械固位力和粘接力。粘接使用半透明的树脂粘接糊剂。粘接糊剂使全冠和牙体形成一体,增强冠对咀嚼时压应力和拉应力的抵抗能力。

三、全瓷冠的试戴

1. 如果全瓷冠就位顺利,先确认全瓷冠就位是否彻底;如果就位不完全,边缘不密合,咬合高,原因可能是邻接过紧,阻止就位。用咬合纸或接触点漆检查邻面接触点,用金刚砂钻针调改过紧点直到冠完全就位。就位后冠边缘达到预备位置。

2. 边缘应该无悬突,探诊光滑,终止于平齐龈缘或在龈缘之下 0.5mm 之内,不刺激龈缘。牙龈和冠体自然延续无间断。

3. 邻面接触点紧密,在边缘嵴下呈小平面接触。龈乳头处留出自然龈间隙,有充分的外展隙,与邻牙协调。

4. 与对𬌗牙咬合面接触广泛均匀,无早接触点,无侧方咬合干扰。

5. 轴面突度适当,过突或过平既影响外观又影响食物对牙龈的功能性按摩作用,过平时甚至造成食团对龈缘的压迫和刺激。

6. 形态和色调与邻牙及对称同名牙协调。

四、全瓷冠的粘固

硅酸盐类瓷全冠的粘固需要粘接树脂系统和树脂水门汀,以便保持瓷的半通透性和美学表现力。氧化铝和氧化锆全瓷冠的粘固无需粘接树脂系统,可使用玻璃离子增强树脂水门汀或聚羧酸锌水门汀(活髓牙)粘固机械固位形良好的修复体。固位形不良时,需要使用树脂水门汀(如 Rely X Ultimate+Single Bond Universal,Adhesive,3M,俗称绿巨人)或预备辅助固位机械形态加强固位效果。

硅酸盐类全瓷冠的粘固程序如下:

1. 将试戴合适的全瓷冠组织面喷砂、清洗,用乙醇消毒。

2. 根据粘接系统不同,粘接方法也有差别。树脂水门汀的色调不如瓷贴面粘接要求严格,但是前牙需要使用半透明浅色糊剂。

(1) 如果用全酸蚀系统的树脂粘接剂,则全瓷冠组织面先用氢氟酸酸蚀 20~60 秒,水洗吹干后涂抹硅烷偶联剂,吹匀。

(2) 牙面涂抹全酸蚀表面处理剂。水洗,吹干。

(3) 在纸板上调拌或用自动混合头调拌树脂粘剂糊剂,一边赶走气泡一边仔细将粘接糊剂注入到冠的组织面直到注满。

(4) 将瓷冠就位到基牙上,按压完全就位。粘接糊剂应该从冠四周溢出。去除多余的糊剂,沿冠周注入一圈防氧化剂凝胶,光照瓷冠各面直到树脂糊剂固化。清洁冠周,彻底龈沟内的树脂残留物,完成粘接。

(5) 如果使用自酸蚀系统树脂水门汀,则在瓷冠组织面喷砂、清洗、消毒后,吹干,直接注入自酸蚀树脂粘接糊剂(如 Rely X Unicem,3M)直到注满冠的组织面。牙面无需酸蚀,仅在清洗、消毒、吹干后,直接将冠就位于基牙上,固化,清洁。

病例一:患者 21 缺失,要求固定义齿修复,计划进行前牙的热压铸瓷固定义齿修复。具体操作如图 10-2-7 所示。

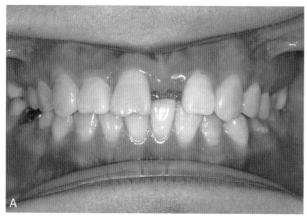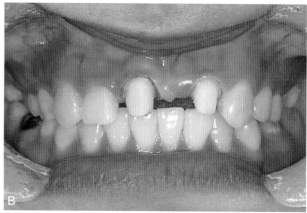

图 10-2-7　前牙的热压铸瓷固定义齿修复

A. 21 缺失,患者要求固定义齿修复　B. 全瓷冠基牙预备

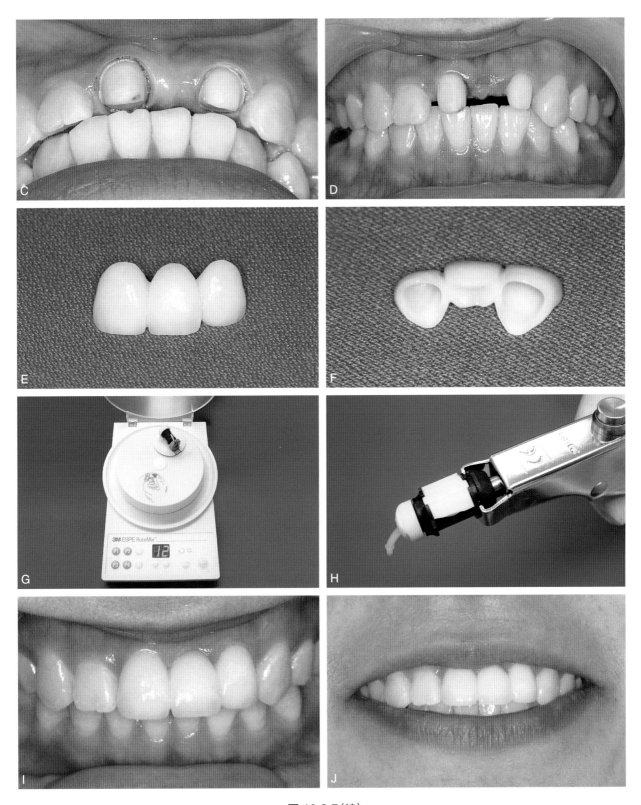

图 10-2-7(续)

C.保证舌侧充分的咬合间隙　D.戴牙前的基牙状态　E.三单位热压铸瓷固定义齿唇侧观　F.三单位热压铸瓷固定义齿组织面观　G.使用自酸蚀一体型树脂水门汀糊剂 Rely X Unicem,它是将粉剂两型材料分别封入胶囊的两侧,中间隔以薄膜,使用时,先将胶囊安装到专用注射器头上,按压把柄,穿破薄膜,再卸下胶囊,安装到专用离心旋转调拌器上定时调拌　H.调拌后的胶囊再次安装到注射器上,挤压把柄,则可注射出糊状的自酸蚀树脂水门汀糊剂,可以明显简化操作步骤,减轻医护人员的操作负荷,提高操作的准确性,这种粘接水门汀可用于固位形较好的修复体的粘接　I.全瓷固定义齿粘固后的效果　J.患者恢复了自然的微笑

病例二:患者 13—23 烤瓷冠拆除重新修复,13—23 均为活髓牙,选择用生物安全性高的 Super Bond C&B 化学固化树脂水门汀粘固,具体操作如图 10-2-8~图 10-2-11 所示。

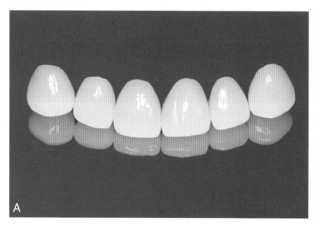
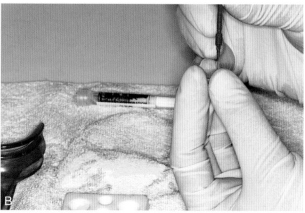

图 10-2-8　铸瓷全冠准备树脂粘固
A. 13—23 的铸瓷全冠　B. 用氢氟酸处理 1 分钟,冲洗吹干后,再涂布硅烷偶联剂 1 分钟,吹干,准备粘固

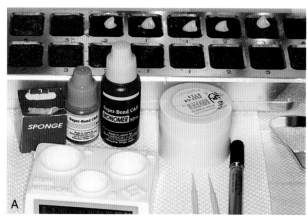
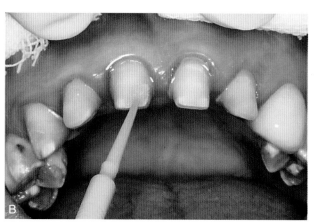
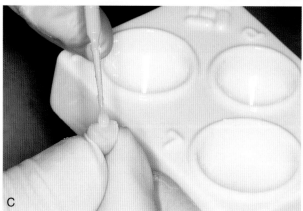

图 10-2-9　铸瓷全冠准备树脂粘固(续)
A. 准备 Super Bond C&B 树脂水门汀　B. 牙本质处理用绿色处理剂涂布 15 秒,冲洗吹干　C. 粘接水门汀粉剂选用透明色,以 4∶1 的比例混合液剂单体和引发剂(金属管中),再加入粉剂均匀调和

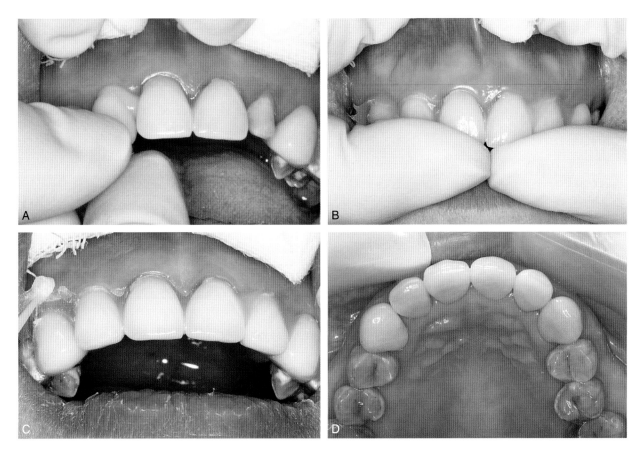

图 10-2-10　铸瓷全冠的树脂水门汀粘固

A. 将混合后的粘接糊剂放入冠的组织面内,避免气泡混入。先粘固 11、21,确认位置、中线,就位后,继续粘固其他牙冠
B. 完全就位后用手轻压 2 分钟　C. 用小棉棒头清除多余树脂,用牙线清理牙间隙和龈间隙内的多余树脂。继续等待 2 分钟,树脂初步硬化后,用洁治器彻底去除多余树脂,进行牙周洁治　D. 粘固后牙冠周围无水门汀残留

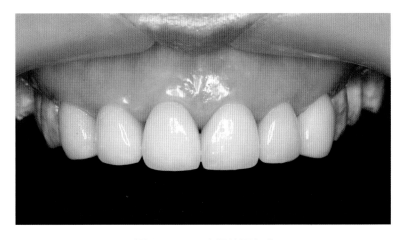

图 10-2-11　全冠粘固完成

本章要点和临床应用提示

全瓷贴面和全瓷冠修复是美学粘接修复的代表性应用。本章对全瓷贴面的适应证、基牙预备及粘接过程等进行了重点介绍。全瓷贴面可以改善前牙轻中度变色、釉质发育不全、不良牙冠形态、切缘缺损、唇颊面隐裂、小的牙间隙和轻度牙齿排列不齐等美学缺陷。充分的粘接面积、釉质粘接(70%以上为釉质)、树脂粘接系统的选择、修复材料的强度和厚度、粘接时隔湿避免污染、咬合力的控制(瓷贴面避免咬在粘接结合线)等方面是保证全瓷贴面粘固成功的基本前提。全瓷冠常用的材料有玻璃陶瓷、氧化铝瓷和氧化锆瓷。前者有很好的美学表现力，而后两者主要用于遮挡变色较深的前牙和增加修复体的抗力强度。玻璃陶瓷的粘接需要树脂粘接系统(前牙主要应用透明和半透明色调，全瓷贴面粘固前需要比色和配色)，氧化铝和氧化锆的粘接性能低下，很少用于贴面修复，而用于全冠修复体时的粘固可以选用常规的玻璃离子体水门汀或者树脂水门汀。固位形不良时，需要使用粘接强度大的树脂水门汀或增加辅助机械固位形态。全冠的基牙为活髓牙时，尽量选择对牙髓安全的树脂粘接系统。

（姜　婷）

参 考 文 献

1. Gresnigt MM, Cune MS, de Roos JG, et al. Effect of immediate and delayed dentin sealing on the fracture strength, failure type and Weilbull characteristics of lithiumdisilicate laminate veneers. Dent Mater, 2016, 32(4): e73-81.

2. Kassardjian V, Varma S, Andiappan M, et al. A systematic review and meta analysis of the longevity of anterior and posterior all-ceramic crowns. J Dent, 2016, 55: 1-6.

3. Lee YK. Opalescence of human teeth and dental esthetic restorative materials. Dent Mater J, 2016, 35(6): 845-854.

4. Podhorsky A, Rehmann P, Wöstmann B. Tooth preparation for full-coverage restorations-a literature review. Clin Oral Investig, 2015, 19(5): 959-968.

5. Burke FJ. Survival rates for porcelain laminate veneers with special reference to the effect of preparation in dentin: a literature review. J Esthet Restor Dent, 2012, 24(4): 257-265.

6. Vargas MA, Bergeron C, Diaz-Arnold A. Cementing all-ceramic restorations: recommendations for success. J Am Dent Assoc, 2011, 142(Suppl 2): 20S-24S.

7. Vichi A, Louca C, Corciolani G, et al. Color related to ceramic and zirconia restorations: a review. Dent Mater, 2011, 27(1): 97-108.

8. Rashid H, Sheikh Z, Misbahuddin S, et al. Advancements in all-ceramics for dental restorations and their effect on the wear of opposing dentition. Eur J Dent, 2016, 10(4): 583-588.

9. Tzanakakis EG, Tzoutzas IG, Koidis PT. Is there a potential for durable adhesion to zirconia restorations? A systematic review. J Prosthet Dent, 2016, 115(1): 9-19.

10. Özcan M, Bernasconi M. Adhesion to zirconia used for dental restorations: a systematic review and meta-analysis. J Adhes Dent, 2015, 17(1): 7-26.

第十一章

粘接固位固定义齿（粘接桥）的应用

在缺牙修复中，既能减少健康基牙的磨除，又能进行固定修复一直是修复学临床追求的目标。在21世纪初的现代，种植体修复是成功实现这一目标的代表性方法，但是由于各种原因而不能进行种植修复的病例，利用粘接固位的固定义齿修复也是实现这一目标的有效手段。粘接固位固定义齿（俗称粘接桥），英文名称为 resin-bonded fixed partial denture（resin-bonded fixed prosthesis），是利用树脂粘接材料将固定义齿的桥体粘接到邻接基牙上，从而固定修复个别牙缺失的方法。粘接义齿最关键的技术即粘接，粘接义齿的失败原因也主要是脱粘接。

历史上，以马里兰桥（Maryland bridge）为代表的金属翼板粘接固定义齿早在20世纪80年代就被应用于临床，但由于当时尚无现代树脂粘接技术，修复体容易脱落而没有得到推广。以往粘接固定义齿失败的原因主要是粘接剂强度不足及缺少足够的物理机械固位力。近20年来，随着粘接材料和技术的发展，粘接固定义齿修复又重新成为一种预后良好的可选修复方式。除了金属粘接固定义齿，临床上树脂粘接义齿和全瓷粘接义齿也开始普及应用。新一代的粘接固定义齿要求利用机械固位和树脂水门汀化学粘接的双重固位方式来加强固位力，达到理想的长期修复效果。

粘接固定义齿的粘接，除深入牙本质的嵌体型固位之外均属于釉质粘接。粘接时，轻度打磨釉质表面，使用37%的磷酸酸蚀釉质表面，使用两步法或三步法粘接系统粘接修复体。不建议使用自酸蚀粘接系统。

第一节　粘接固位固定义齿的发展

一、罗彻特桥

最早的粘接桥当属罗彻特桥（Rochette bridge）（图11-1-1）。Rochette 为了固定由于牙周病而松动的下颌前牙，同时修复缺失的下颌中切牙，将带有金属翼板的夹板式义齿粘接到下颌前牙的舌侧。为了增加粘接剂和金属的固位，金属翼板上布满小孔，使粘接剂溢出小孔和金属翼板形成扣锁。但是事与愿违，固位孔处的树脂很容易磨耗，导致金属翼板容易脱落。Rochette 桥的临床成功率不高。Berekelly 追踪观察了34例 Rochette 桥，7年的脱落率达到70%，总失败率为79%。

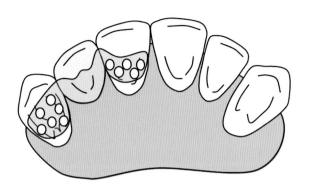

图 11-1-1　早年的罗彻特桥示意图

二、马里兰桥

Maryland 大学研究改进了粘接义齿的粘接工艺,先对非贵金属翼板进行电蚀刻处理,并对基牙表面进行酸蚀,使金属表面形成微小凸凹粗糙面,产生微机械固位作用,增加金属与树脂之间的粘接。因不需在金属翼板上打孔,增强了金属翼板的强度和抗扭曲力(图 11-1-2)。Greuger 等的临床观察显示,电解蚀刻处理后的粘接桥使用 7 年半后的临床成功率约为 71%。Huan-kong Chang 进行的回顾性研究显示,43个 Maryland 桥的平均使用寿命为 33 个月,3 年成功率为 65%。

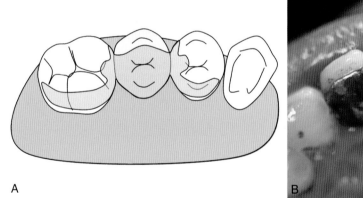
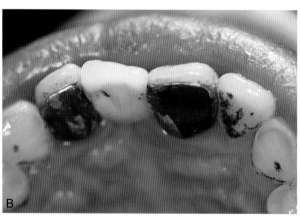

图 11-1-2　早年的马里兰桥
A. 马里兰桥示意图　B. 马里兰桥临床照片

1980 年开始,树脂粘接材料进入到含有功能性粘接单体的第 4 代,含有 4-META/TBB 成分的树脂粘接剂(Super Bond C&B)推广应用于临床(图 11-1-3),粘接义齿的成功率有所上升,但是仍然未能彻底解决脱粘接的问题。在粘接义齿中,树脂粘接力是重要的固位力,但是金属翼板和预备体之间的摩擦力和机械约束力是重要的辅助固位力。

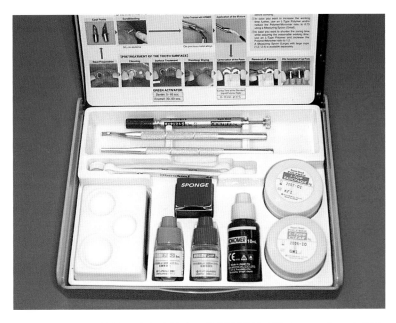

图 11-1-3　用于粘接固定义齿的自固化树脂粘接系统 Super Bond C&B

三、改良马里兰桥式粘接固定义齿

为了提高金属粘接固定义齿的长期存活率,减少脱粘接的发生,在原有马里兰桥的基础上出现了不少增加机械固位形的粘接义齿,除金属翼板之外,常见的机械固位形有:邻面固位沟(轴沟)、殆面针道、嵌体、邻面固位钉、复合机械固位形等(图 11-1-4~ 图 11-1-7)。

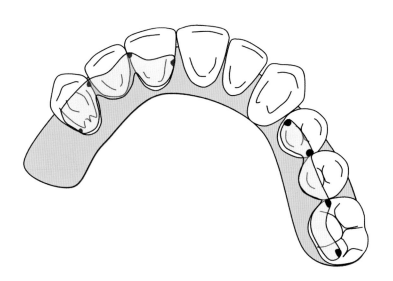

图 11-1-4　个别前牙和前磨牙缺失的金属翼板辅助固位粘接固定义齿示意图
在两侧邻接基牙的对角线处各形成一个针道(轴沟)增强机械固位力,针道深 1mm,
平行于义齿就位道

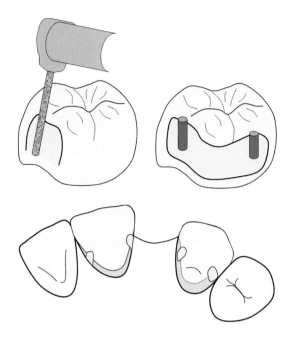

图 11-1-5　邻面及舌面去除倒凹后,预备针道(示意图)

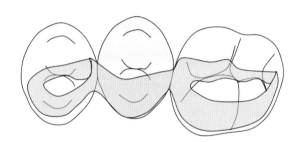

图 11-1-6　改良 D 形金属翼板固位粘接固定义齿示意图

利用咬合面沟和金属翼板形成完整的围绕结构,增强机械固位形

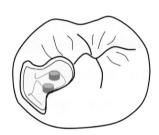

图 11-1-7　Ⅱ类洞形预备后在底面形成深度为 1mm 的钉道,利用嵌体和浅钉结构增加机械固位(示意图)

四、微型固位钉式无冠粘接固定义齿

无冠粘接固定义齿(crownless bridge works,CBW)系统是由荷兰和德国口腔修复学者在多年临床实践后,在原有设计的基础上改良的粘接固位固定义齿修复技术。其原理是首先将特制固位钉粘固到缺牙区两侧基牙的邻面,桥体部通过栓道形式插入固位钉缺牙间隙端的栓附着体上并同时通过舌侧金属翼板粘固到基牙上达到固位目的(图 11-1-8)。

修复程序和方法:在基牙 X 线影像上确认髓腔大小、位置及牙根、牙周健康状况后,在研究模型上确定固位钉的位置和方向。根据缺隙牙位及基牙条件选择适合型号的成品固位钉,在基牙邻面所设计的位置上用小圆钻磨出定位点。使用微型专用手机和配套金刚砂钻针在注水冷却下制备基牙邻面洞形,在预定放置金属翼板的区域磨除基牙舌侧倒凹。清洁干燥洞形后,酸蚀洞壁,用粘接技术和粘接性

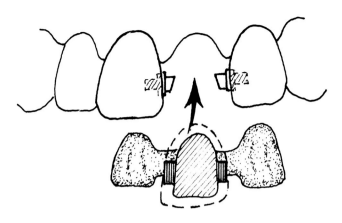

图 11-1-8　微型固位钉式无冠粘接固定义齿固位示意图
（mechanical of CBW resin-bonded fixed partial denture）

树脂将固位钉粘固在两侧基牙的洞形中。固位钉粘固时注意两侧平行，两侧栓附着体的侧壁应该具有共同就位道。另外，固位钉上方的牙本质厚度应保证在 2mm 以上。制取硅橡胶印模，灌制超硬石膏模型，由技工在缺牙间隙的栓附着体上利用树脂代型制作栓道，在基牙舌侧制作金属翼板并连接栓道完成金属桥体。经过桥体试戴、比色、筑瓷、调磨咬合、上釉、磨光，最后再用树脂粘接剂将桥体粘接于基牙邻面的固位钉栓附着体和基牙舌面上。如两侧基牙中的一侧有较大充填物时，这一侧的基牙不适合固位钉固位，可与全冠固位体联合应用以全冠保护该侧基牙，此时成为了混合式粘接固位固定义齿修复（图 11-1-9~ 图 11-1-11）。

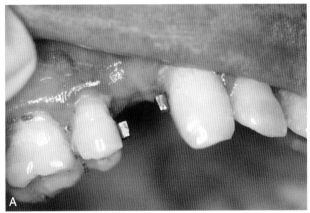

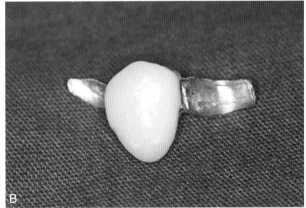

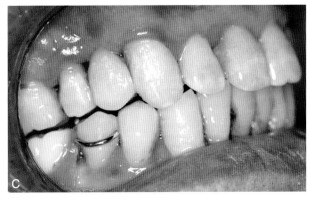

图 11-1-9　微型固位钉式无冠粘接固定义齿修复单颗前磨牙缺失
A. 固位钉粘接到两侧基牙的邻面形成机械固位装置　B. 制作完成的 CBW 固定义齿桥体，桥体两侧和固位钉相对应处形成栓道式结构，舌侧形成金属翼板　C. 粘接固定义齿粘接后的颊侧面观

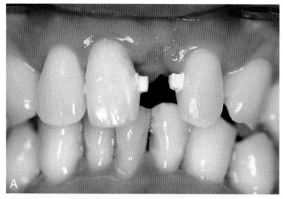

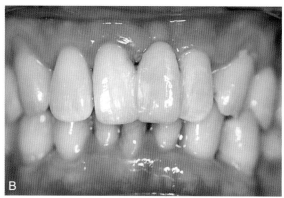

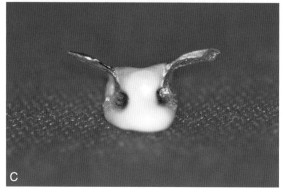

图 11-1-10 微型固位钉式无冠粘接固定义齿修复单颗前牙缺失

A. 固位钉粘接到两侧基牙的邻面形成机械固位装置 B. 粘接固定义齿粘接后的唇面观 C. 制作完成的 CBW 固定义齿

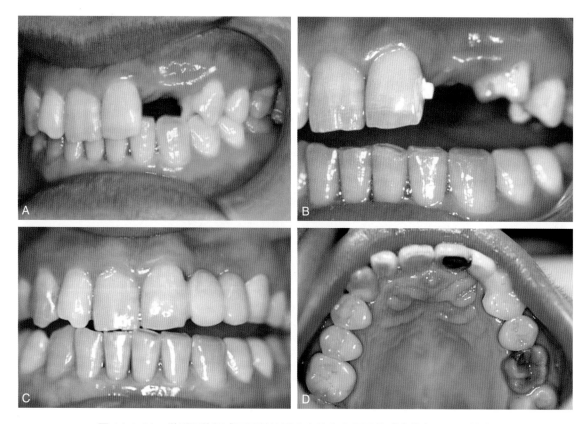

图 11-1-11 微型固位钉式无冠粘接固定义齿和全冠固位联合修复两颗牙缺失

A. 修复前口内侧面观 B. 一侧基牙的邻面粘接固位钉,另一侧基牙进行全冠修复预备以形成机械固位装置 C. 粘固固定义齿和全冠固位修复后唇面观 D. 粘接固定义齿和全冠固位修复后𬌗面观

姜婷等人利用CBW修复了一组21名个别前牙或前磨牙缺失的患者,并对20名全冠固位的固定义齿患者进行了2年的观察比较。比较标准为改良加州临床评价标准(表11-1-1)。

表11-1-1 临床评价项目及标准(standards of clinical evaluation)

项目	满意	可接受	不满意
固位	桥体与两侧基牙结合牢固无动度	桥体与两侧基牙结合,但有轻微动度	桥体一侧或双侧松动或脱落
美观性	义齿颜色、形态与邻牙协调一致	义齿颜色、形态与邻牙略有差异	义齿颜色、形态与邻牙差异明显
边缘密合性	瓷及金属翼边缘与基牙密合,探针探时无阻碍	义齿边缘与基牙间有微小间隙,但探针不能插入	义齿边缘与基牙间有探针可插入的间隙
牙周状况	桥体龈端及基牙牙龈无炎症,颜色外形正常	牙龈及黏膜轻度红肿	牙龈及黏膜红肿明显
桥体卫生状况	桥体清洁无菌斑及软垢存留	桥体有少量菌斑或软垢	桥体有较多菌斑或软垢
继发龋	无继发龋		有继发龋

粘接义齿粘接后,其即刻的固位和边缘密合度是满意的,基本恢复了前牙和前磨牙的功能,且美观性基本良好;但有少数前磨牙缺失病例在基牙和桥体相接触处轻度显露金属边。2年后复查时,两组固定义齿均无脱落,各项指标为满意或可接受,修复体无明显变色,但树脂粘接剂有轻度着色,无折裂,牙周情况好,无继发龋发生。传统修复组有4例患者的牙龈出现轻度红肿,另有1例患者牙龈退缩后显露冠边缘。两组的各个评价项目中的满意率之间在统计学处理后未显示有意义的差异($P>0.05$)。

五、半固定粘接义齿

粘接固定义齿的两端中一侧和基牙粘接固定,另一侧先粘接可动结构的一半到基牙上,可动结构的另一半制作在桥体中,桥体通过可动结构和一侧的基牙发生连接。半固定义齿允许义齿和一侧基牙之间垂直方向上微动,或者沿转动轴发生相对转动。允许两基牙之间产生不同的生理动度,中断了不同基牙生理动度作用下对基牙和义齿粘接面的应力,减少了对粘接力的扭曲或剪切破坏,减少了脱粘接的可能性(图11-1-12)。

六、悬臂梁式两单位粘接义齿

传统的固定义齿要求两端固位,并且双端固位体的固位形和固位力相等。这是因为如果两侧固位力不等,固位力弱的一侧固位体容易脱位,而义齿依旧悬挂在另一端的固位体上,短期内患者不易感觉到义齿的松动,造成脱位的一端固位体和基牙之间渗入唾液和微生物,容易发生固位体的破坏和基牙的龋坏。单端固位体支持义齿,则在桥体负荷时容易造成对基牙的扭力,扭力过大可以破坏基牙的牙周膜组织。而粘接固定义齿依靠粘接固位,如果作用于基牙上的扭力过大时,则粘接面的破坏会先于基牙的牙周组织损伤而发生,脱粘接的发生可以避免对基牙的有害力量。两端基牙的不同生理动度也是脱粘接的重要原因。因此在桥体短,咬合力负荷小,难以选择两端基牙的情况下,粘接固定义齿可以选择单端固定(悬臂梁式)的方式(cantilever fixed dental prosthesis)(图11-1-13~ 图11-1-15)。香港大学和英国的数个临床试验也显示,单端粘接固定义齿的临床失败率比预测的明显降低,甚至成功率高于双端固定粘接固定义齿。但是单端粘接固定义齿对桥体长度和受力以及单端基牙的粘接面积有更高的要求。

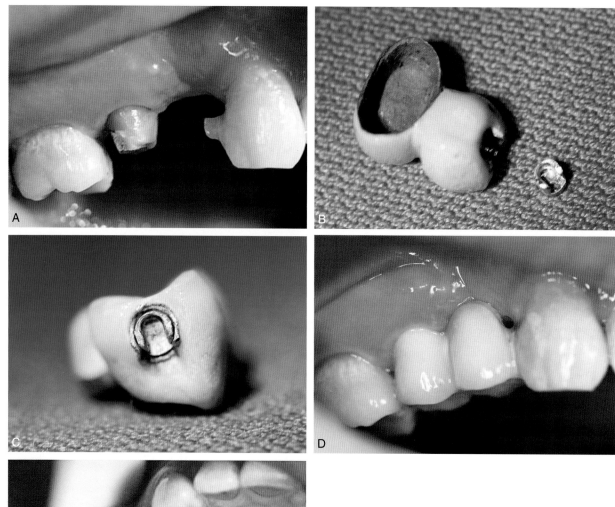

图 11-1-12 半固定无冠粘接义齿修复单颗前磨牙缺失

A. 14 缺失,13 远中邻面粘接 CBW 附着体,15 做全冠预备 B.制作远中端为全冠固位,近中端为可动的半固定粘接义齿 C.可动结构为双层,内层粘固在尖牙的附着体上,内外层之间允许少量转动以便消除双侧基牙生理动度的差异带来的扭力 D、E.修复体粘接后的颊面观和𬌗面观

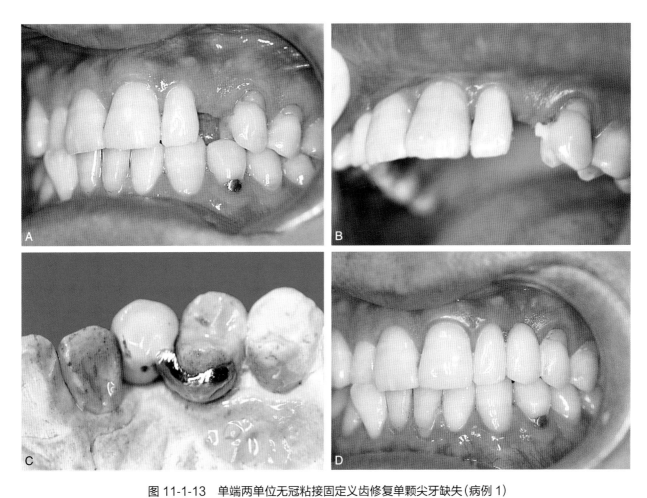

图 11-1-13　单端两单位无冠粘接固定义齿修复单颗尖牙缺失（病例 1）

A. 23 缺失　B. 24 近中邻面粘接附着体　C.单端金属烤瓷粘接义齿制作，义齿的机械固位除了利用 24 近中的附着体，还增加了舌侧金属翼板，尽量扩大翼板面积　D.修复体粘接后颊面观

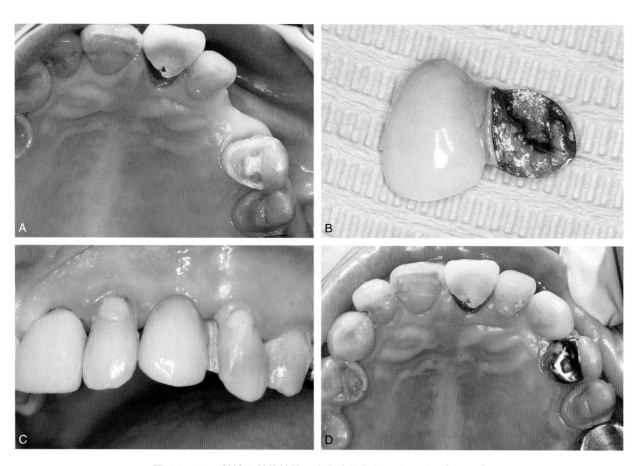

图 11-1-14　单端两单位粘接固定义齿修复单颗尖牙缺失（病例2）

A. 老年男性,23缺失后选用单端粘接固定义齿修复,24选磨钉道增加机械固位作用　B. 金属烤瓷粘接义齿,24舌侧金属翼板,铸造形成进入钉道的突起　C、D. 粘接义齿粘固后颊面观和𬌗面观

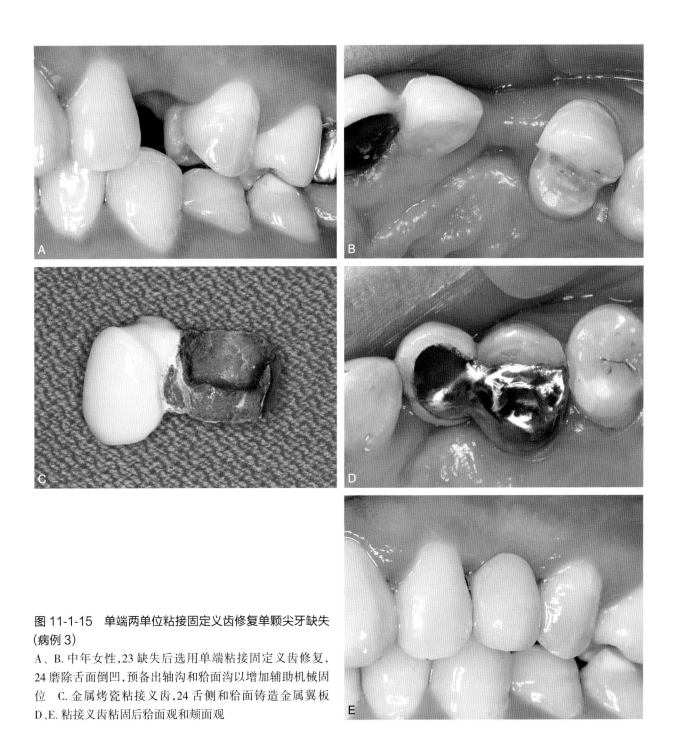

图 11-1-15 单端两单位粘接固定义齿修复单颗尖牙缺失（病例 3）

A、B. 中年女性,23 缺失后选用单端粘接固定义齿修复, 24 磨除舌面倒凹,预备出轴沟和𬌗面沟以增加辅助机械固位 C. 金属烤瓷粘接义齿,24 舌侧和𬌗面铸造金属翼板 D、E. 粘接义齿粘固后𬌗面观和颊面观

七、生物弹性材料——玻璃纤维增强复合树脂粘接义齿

金属支架及金属翼板支持的粘接固定义齿的缺点是金属的硬度大而韧性小,容易受到桥体两侧基牙生理动度差异的影响,另外,金属支架容易暴露或透露金属色而出现影响美观的问题。

玻璃纤维增强复合树脂是工业上广泛应用的生物材料,它具有抗挠曲强度高、美观、粘接强度大等优点,被逐渐用于固定修复中,例如增强义齿基托强度,制作嵌体和全冠等修复体。

玻璃纤维增强树脂主要运用 E 玻璃纤维束,为避光包装,具有可塑性,可以在口内直接成形,也可以在工作模型上按照需要形成连接两侧邻牙的支架,先将支架光固化,再包绕堆塑复合树脂材料形成桥体和翼板状、嵌体状或混合形态的粘接翼,用树脂粘接材料粘接两侧的翼或嵌体到基牙上,实现固定义齿修复(图 11-1-16A)。玻璃纤维通过增强树脂的挠曲强度(flexural strength)与边缘渗透性(marginal infiltration),从而提高树脂粘接固定义齿的临床修复效果。玻璃纤维束可以单方向排列成多束状或交叉成网状。网状结构加强的复合树脂修复体的抗挠曲强度及抗折强度得到了提高。玻璃纤维的抗拉强度高,

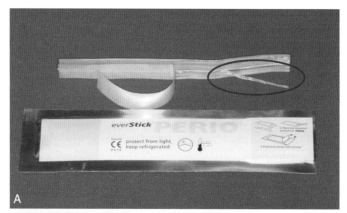

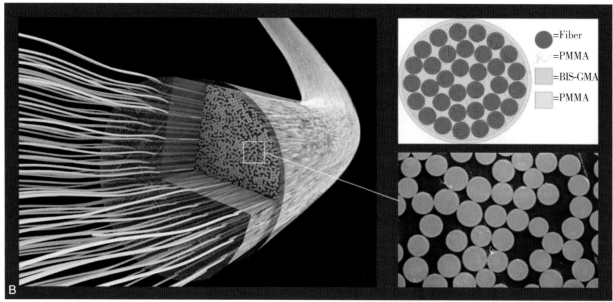

图 11-1-16　树脂预浸润玻璃纤维束

A. 为单束避光包装,可塑性强,可弯成任意形状,使用时按照需要长度剪下,用于牙周夹板粘接或修复体的支架制作　B. 玻璃纤维互相贯穿成聚合物网状物结构,聚甲基丙烯酸甲酯(PMMA)与树脂单体渗入 IPN 层,聚合后形成镶嵌结构,加强树脂与玻璃纤维之间的粘接强度

可使树脂刚性增强,明显提高了树脂的抗疲劳性能和抗拉能力,提高树脂粘接义齿的强度。玻璃纤维与树脂之间的化学粘接强度大,可通过硅烷偶联剂(silane coupling agent)获得更加良好的粘接。而且其具有无色透明的特点,适用于美学修复。

玻璃纤维束根据是否被树脂预浸润,可以表现出不同的物理性能和使用的耐久性。树脂预浸润的玻璃纤维具有预渗透聚合物网状物(interpenetrating polymer network,IPN)结构,使粘接强度大大增强(图11-1-16B)。根据现有文献报道,采用玻璃纤维增强复合树脂进行的粘接固定义齿修复,在1~4年的临床观察期内取得了良好的应用效果。随着今后生物材料的发展,更应具有良好的应用前景。

姜婷等人为了评价玻璃纤维增强复合树脂粘接义齿修复前牙缺失的临床存活率,选择了1~3颗前牙缺失、缺牙区邻牙牙周支持组织丧失严重、不符合种植义齿及全冠固位固定义齿修复条件的30例患者,制作玻璃纤维(Everstick Perio)增强复合树脂粘接义齿30个,采用树脂粘接系统(Super Bond C&B)进行粘接固定修复。在修复即刻及修复后1、2、3、4年分别对义齿的完全存活率、功能存活率、基牙牙槽骨高度进行记录和评估,分析失败原因。采用完全随机的单因素方差分析及卡方检验分析基牙牙槽骨高度变化。结果显示,4年随诊后30例玻璃纤维增强复合树脂粘接固定义齿的完全存活率为83%(25/30),功能存活率为93%(28/30)。22%(13/60)的邻牙牙槽骨高度降低,而另外78%(47/60)的邻牙牙槽骨高度增加,与修复后即刻相比差异有统计学意义($P<0.05$),邻牙牙周状况得到改善。前3年发生连接体折裂3例,桥体无松动,在用流体树脂粘接修补后继续使用。其中2例患者分别于第3、4年再次发生连接体折裂,桥体脱落。折裂部位均为连接体而不是舌翼直接脱落,说明连接体的强度对于粘接义齿的存活率具有决定性意义。因此在适应证选择时,应参考金属粘接桥设计要求,保证基牙临床冠高度,从而使连接体高度在4mm以上。义齿制作时保证连接体厚度在1mm以上,具体设计要求尚需进一步研究。另外,发生折裂的患者均为中青年男性,咬合力较大。女性患者中无1例发生折裂,提示病例选择要慎重,修复后医嘱和定期复诊非常重要,同时需要注意患者的咀嚼习惯,提示患者勿咬硬物。

玻璃纤维复合树脂粘接义齿的修复方法如下:

1. 取研究模型 进行模型观测后确定粘接桥就位道,标出相对应倒凹区。

2. 牙体预备 按照模型倒凹区标志线磨除基牙近缺隙侧倒凹,但以患者无明显症状产生为标准。基牙为上颌前牙时,在牙尖交错位若咬合间隙 >1mm,则不预备,相反则在舌面均匀磨除 0.3~0.5mm,磨除量控制在釉质内,同时调磨对殆牙使牙尖交错位时有 1mm 的咬合间隙,下颌前伸运动时无咬合干扰。龈端边缘在龈缘 1mm 以上,边缘形成小的内钝角肩台,保证切龈距离即连接体高度大于4mm。下颌前牙则以无咬合干扰为前提,仅磨除轴面倒凹。

3. 取印模、比色和咬合记录 用聚醚橡胶(Impregum Penta Soft,3M ESPE,德国)制取工作模型,要求基牙完整,边缘线清晰无气泡;用藻酸盐印模材制取对颌模型。比色后用咬合记录硅橡胶进行颌位记录。

4. 材料和制作(图11-1-17) 原则上选取缺牙区两侧的邻牙作为基牙。但若基牙松动,则扩大到每侧 2 颗基牙进行连接固定。测量模型上缺牙间隙和基牙宽度总长,取相应长度的复合树脂预浸润玻璃纤维(Everstick C&B,GC,芬兰)置于基牙和缺牙区舌侧形成舌翼和桥体支架,在缺隙处弯曲进入,堆积少量类聚瓷类光固化硬树脂(CERAMAGE,松风,日本)后用光聚合机(SOLIDILITE,松风,日本)固化。分层堆积牙本质层和釉质层的光固化类聚瓷硬树脂,分层固化。要求桥体和舌翼间的连接体高度 >4mm,厚度 >1mm。调磨修改桥体处牙冠形态,将制作好的粘接固定义齿置于光聚合机中加强固化聚合,真空热压处理,修复体打磨,高度抛光。

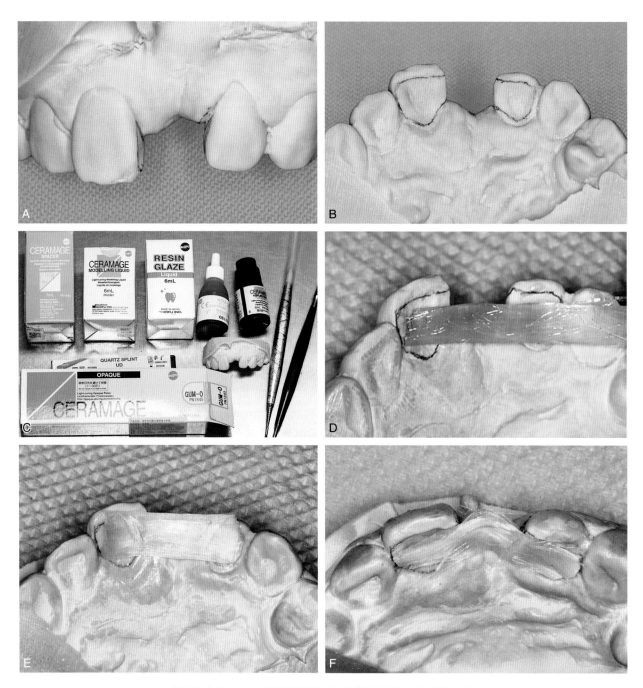

图 11-1-17 玻璃纤维增强复合树脂粘接固定义齿制作流程

A.工作模型唇面观 B.工作模型舌面观 C.义齿制作材料的准备 D.截取适度长度的玻璃纤维 E.光固化形成纤维支架 F.用类聚瓷硬树脂形成舌翼

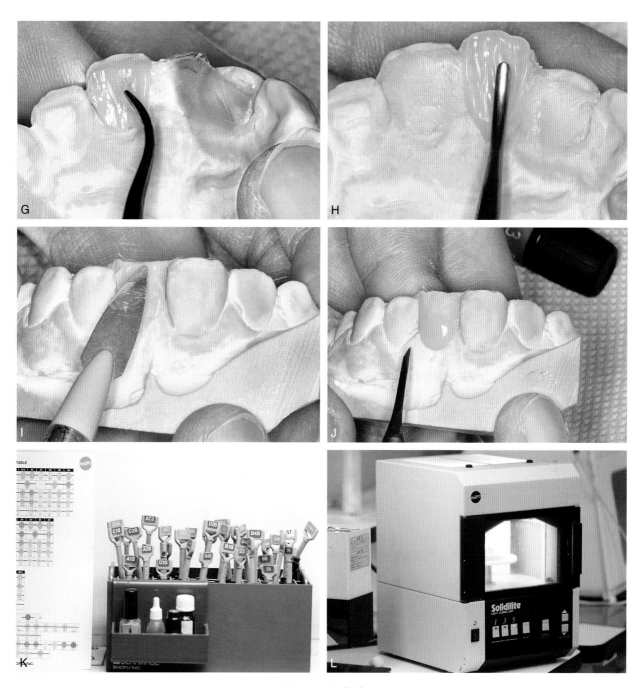

图 11-1-17（续）

G. 在舌侧分层堆积类聚瓷硬树脂　H. 修整桥体形态　I.J. 在唇侧分层堆积类聚瓷硬树脂　K. 试色　L. 用光聚合机固化

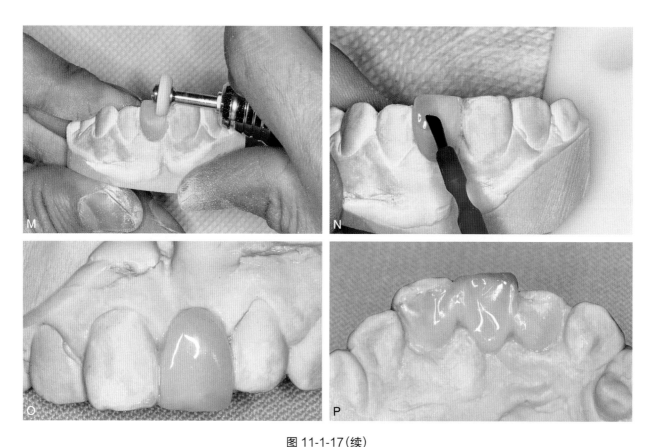

图 11-1-17（续）

M.形态调改　N.表面上光及光固化、真空热压完成　O.完成后粘接固定义齿唇面观　P.完成后粘接固定义齿舌面观（由北京大学口腔医院义齿加工中心贾璐技师完成）

5. 试戴和粘固　粘接固定义齿在口内试戴，检查调改后必须完全就位，无明显翘动，两翼与基牙边缘线一致并与基牙基本密合。桥体组织面对牙槽嵴黏膜有轻度压迫无间隙，桥体形态及颜色与邻牙协调，患者满意后修复体超声清洗 10 分钟，进行树脂水门汀粘固。

以使用超级粘接剂（Superbond C&B）系统为例展示粘固过程如下（图 11-1-18）：粘接区域隔湿（可使用橡皮障、赛璐珞片、生料带、棉卷等），基牙和邻牙龈乳头间隙放置橡胶条或生料带隔离，基牙粘接面釉质用粘接系统自带橘色酸蚀剂涂抹 15 秒，水洗吹干，按照 4∶1 的比例混合树脂单体和引发剂（金属管内遮光保存），用混合液湿润基牙表面后在液体中加入一定比例的透明聚合树脂粉剂，调拌成糊状后加到修复体粘接面，就位于基牙上，手压固定 4 分钟，去除多余树脂，若翼板边缘和基牙间有微间隙，则用流体树脂（Flowable resin，3M，美国）封闭。清洁，调整咬合，磨光，嘱患牙勿咬硬物。

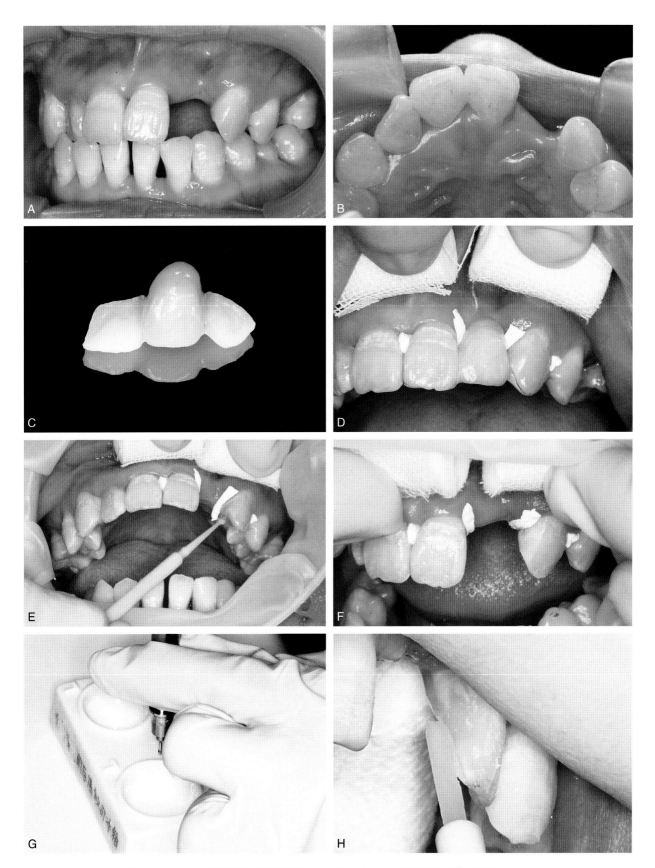

图 11-1-18 采用树脂粘接系统（Super Bond C&B，超级粘接剂）修复 22 缺失

A、B. 22 缺失 C. 双侧翼板玻璃纤维增强树脂粘接义齿 D. 口内试戴，调改咬合、形态及色调，患者满意后准备粘固。口内隔湿，保护邻牙及龈乳头，注意所有涉及的牙间隙均采用生料带加以填塞和保护，避免树脂进入龈沟压迫牙龈 E. 基牙粘接面釉质酸蚀 F. 水洗后吹干，釉质表面呈现白垩色脱矿面 G. 按照 4∶1 的比例混合树脂单体和引发剂 H. 用混合液湿润基牙表面

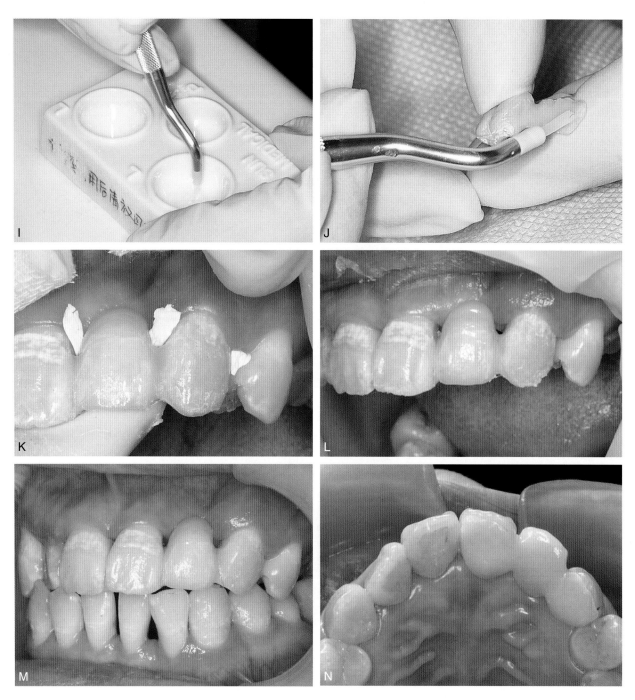

图 11-1-18(续)

I. 在液体中加入一定比例的透明聚合树脂粉剂,调拌成糊状　J. 放置到修复体粘接面　K. 就位于基牙上,手压固定 4 分钟等待树脂糊剂初步硬化　L. 去除多余树脂,若翼板边缘和基牙间有微间隙,则用光固化流体树脂(Flowable resin,3M)封闭　M、N. 清洁,调整咬合,磨光,完成粘固,嘱患牙勿咬硬物玻璃纤维增强复合树脂粘接固定义齿制作和粘固时，以下事项需要特别注意：

（1）由于连接体和材料强度的限制，不适用于单端固定义齿。

（2）材料不易精确进入基牙的细微结构内，因此不适用于轴沟、钉道等辅助固位装置。

（3）邻牙松动时，取印模过程中可用树脂先于牙齿唇颊面固定后再进行。

（4）尽量加大粘接面积，舌侧边缘位于龈上 1mm。

（5）避开龈乳头后连接体高度大于 4mm。

（6）为了提高连接体强度，加大连接体面积和厚度，内加金属丝（金合金丝）加强。

（7）为提高粘固效果，玻璃纤维可进行表面硅烷化处理。

（8）可以利用流动树脂进行玻璃纤维的预浸润。

（9）使用可靠的树脂粘接系统。

（10）粘固过程需要有严格的隔湿措施。

（11）注意去除多余流动树脂，维持牙齿生理形态。

（12）避免树脂水门汀糊剂进入龈沟和压迫龈乳头，粘接时保护龈乳头，预先暂时充满龈间隙（图 11-1-19）。注意避开龈乳头，避免流入龈沟，龈沟内可放排龈线。龈乳头处可放粗的牙线。

（13）保持手压 3~4 分钟，初步硬化后去除多余水门汀。

（14）彻底硬化后充分修整外形尤其是边缘，抛光，超声去除多余树脂。

（15）用粘接性流动树脂做边缘封闭。

（16）粘接固化后进行彻底的牙周洁治，对患者进行口腔卫生指导。

如图 11-1-20~ 图 11-1-23 所示病例为玻璃纤维增强复合树脂粘接固定义齿修复缺失牙并固定松动的邻牙。

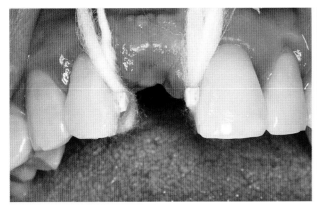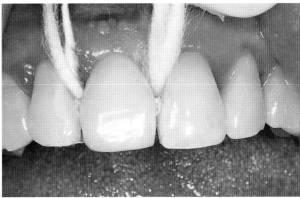

图 11-1-19　粘固时充分保护龈乳头和龈沟

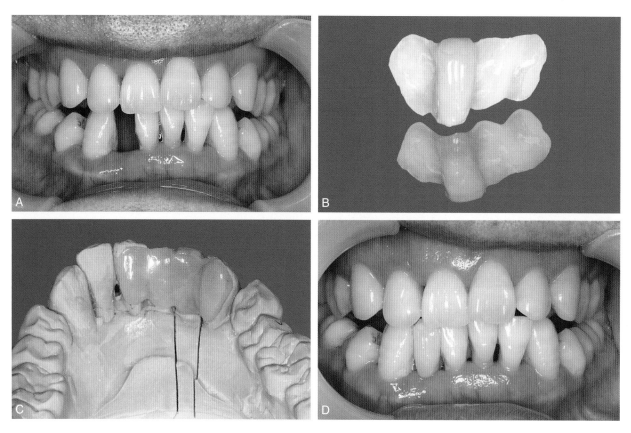

图 11-1-20　玻璃纤维增强复合树脂粘接固定义齿（GFRC-RBFPDs）修复 42 并固定松动的邻牙
A. 修复前唇面观　B. 玻璃纤维增强复合树脂粘接义齿　C. 粘接义齿舌面观　D. 修复后唇面观

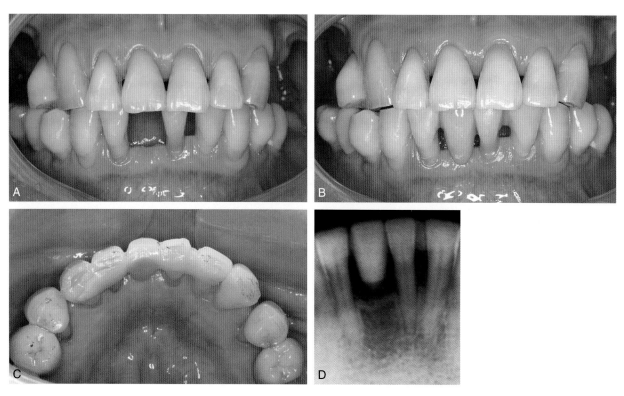

图 11-1-21　玻璃纤维增强复合树脂粘接固定义齿修复下颌前牙缺失并同时固定松动邻牙
A. 修复前唇面观　B. 修复后唇面观　C. 修复后舌面观　D. 修复后 X 线根尖片

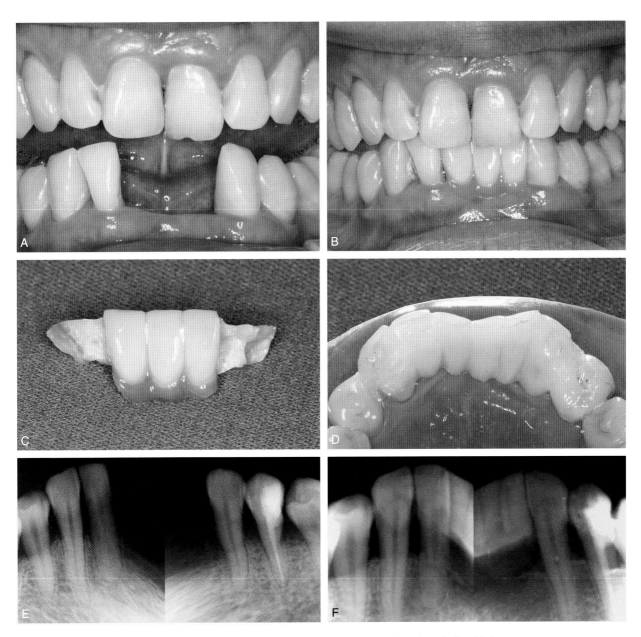

图 11-1-22 玻璃纤维增强复合树脂粘接固定义齿修复下颌前牙缺失

A.修复前唇面观 B.修复后唇面观 C.玻璃纤维增强复合树脂粘接固定义齿,龈端用龈色树脂恢复 D.修复后舌面观 E.修复前基牙平行投照片显示牙槽骨吸收超过根长 1/2,边缘模糊 F.修复 4 年后基牙平行投照片显示基牙牙槽骨高度有所增加,牙槽嵴顶骨皮质骨白线清晰,表示无进行性牙周炎性反应

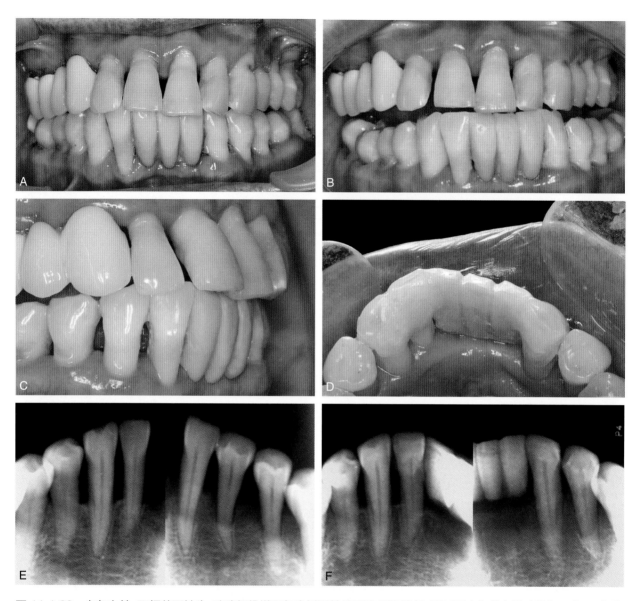

图 11-1-23 老年女性,下颌前牙缺失,玻璃纤维增强复合树脂粘接固定义齿修复,同时固定Ⅰ~Ⅱ度松动的邻牙(A~D);修复 2 年后 X 线影像学检查(F)见牙槽骨骨皮质恢复,骨高度比修复前(E)增加

八、全瓷粘接义齿

用全瓷材料制作翼板和桥体的全瓷粘接桥的目的是为了取代金属,提高美观效果。全瓷材料的表面特性、美观性、色调稳定性、耐磨性及生物相容性均是其他修复材料所无法比拟的。但是瓷材料脆易折裂,限制了瓷材料的应用范围。目前比较常用玻璃陶瓷(热压铸瓷或切削瓷)进行粘接固定义齿的修复。在短期到数年内取得了良好的结果。但是尚缺乏长期的临床观察结果。热压铸瓷材料在铸造时不易精确进入基牙的细微结构内,因此不适用于轴沟、钉道等辅助固位装置。但是可以增加后牙中央窝的 D 形辅助固位沟,减少义齿向舌侧的脱位。

热压铸瓷粘接义齿一般是用一颗基牙支持粘接一个桥体成为两个单位的单端粘接义齿。要保证粘接面积充分,翼板和桥体之间的连接体要有 1mm 以上厚度,桥体的咬合接触轻。釉质需要经过 37% 磷酸酸蚀 30 秒,瓷的粘接面经过 10% 氢氟酸和硅烷偶联剂分别处理 60 秒,用透明树脂粘接糊剂粘接固定(图 11-1-24~ 图 11-1-27)。

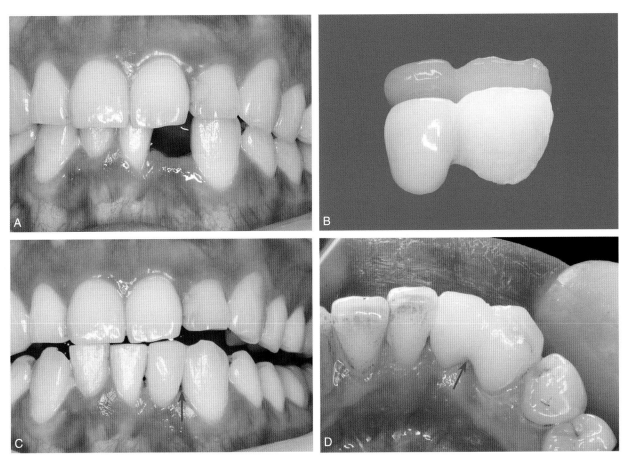

图 11-1-24

A. 32 缺失　B. 用增强型铸瓷粘接固定义齿修复,注意翼板覆盖 33 舌面,下缘位于龈缘上 1mm,连接体具有充分厚度和高度　C、D. 粘接义齿粘固后,龈方避开龈乳头,便于牙间隙的清洁(箭头处示)

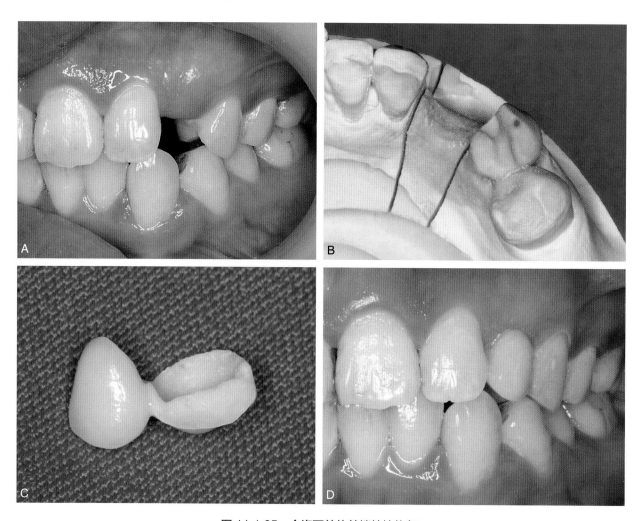

图 11-1-25　全瓷两单位单端粘接修复

A. 23 缺失,24 作为粘接义齿基牙进行修复　B. 24 近中邻面和舌面去除倒凹,舌尖降低 1mm,中央窝处和近中边缘嵴形成横行浅沟状抵抗舌向脱位力　C. 翼板覆盖舌面、舌尖,直达中央窝处,颊尖不覆盖　D. 修复体粘固后颊面观

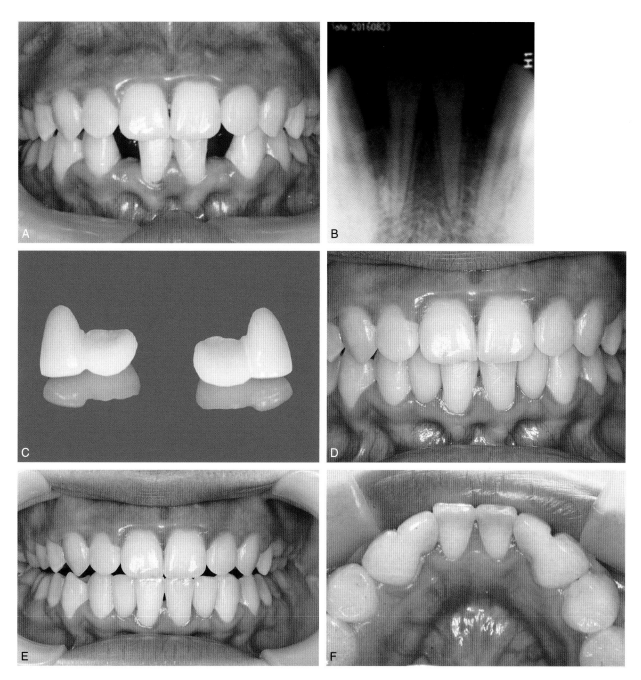

图 11-1-26　玻璃陶瓷两单位单端粘接修复

A. 32、42 缺失　B. X 线影像可以确认牙根倾斜，无法进行种植修复。患者要求尽快修复，不接受正畸治疗　C. 用两单位单端热压铸瓷粘接固定义齿修复　D、E. 全瓷单端粘接固定义齿粘固后的牙尖交错位和下颌前伸对刃位；F. 全瓷单端粘接固定义齿粘固后的舌面观

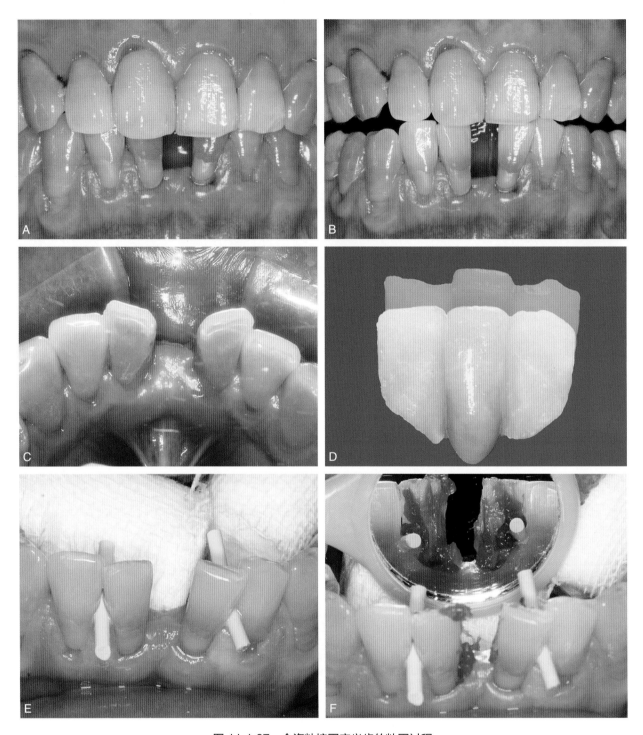

图 11-1-27　全瓷粘接固定义齿的粘固过程

A、B. 31 缺失，相邻 41 作为基牙。因为舌侧粘接面积小，所以使用两侧基牙　C. 基牙预备量微小，仅仅去除邻面和舌隆突处的倒凹，舌侧形成开放的曲面以利于粘固　D. 缺牙间隙用全瓷桥体修复　E. 粘固时，隔湿后，在牙齿龈间隙里塞上占满间隙的橡胶条保护龈乳头　F. 磷酸酸蚀，冲洗吹干，表面涂布处理和粘接剂

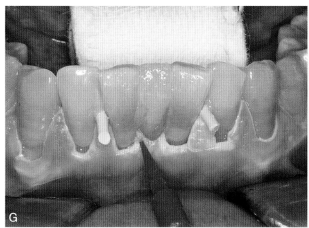
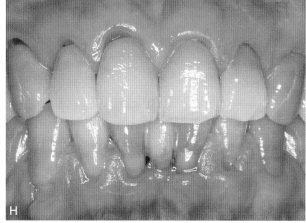
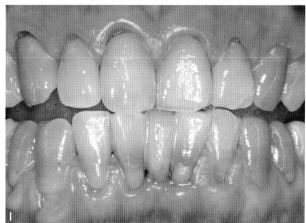

图 11-1-27(续)
G.用双重固化透明色的树脂粘接糊剂粘接固定。用牙间隙刷或小头毛刷在粘接糊剂固化之前清理多余树脂　H、I.粘固完成后的牙尖交错位和下颌前伸对刃位,无咬合干扰

九、直接法复合树脂固定义齿

既往的修复一般都是由技工在模型上采取间接法完成修复体的制作。由于直接法复合树脂修复的长期临床预后有了显著的提高,直接法应用的范围也不断扩大。直接法复合树脂桥是超越了以往牙体保存和修复范畴的新的修复方法,是由于粘接技术的进步带来的治疗方法。在此主要介绍有技工支援的直接法复合树脂固定义齿的制作方法。

1. 复合树脂固定义齿的特点和适应证

(1) 直接法复合树脂桥是利用复合树脂进行直接修复、在口腔内直接制作固定义齿的技术。它的优点是显著减少了牙体组织的磨除量,仅仅一次的就诊就可完成修复操作。

(2) 由于牙周疾病、牙根折裂、根管治疗后预后不良等原因拔牙的个别牙缺失为本技术的适应证。缺损处两侧有健全的邻牙,但有一定程度的松动,对于间接法制作固定义齿不能获得良好的、肯定的修复效果,位于前牙和前磨牙区域,咬合负担轻,容易进行口腔内的直接法操作,这些情况可作为直接法固定义齿修复的适应证。特别是对于一颗前磨牙缺失的情况,用复合树脂进行直接法固定桥的修复具有良好的修复效果。而在上颌中切牙缺失时,形态和咬合的赋予方式均比较困难;在个别磨牙缺失时,也由于口腔内操作不便,咬合负担强大,容易发生破折,均适宜于选择其他方法。

2. 复合树脂固定义齿的制作步骤　如图 11-1-28 显示了前磨牙区用直接法复合树脂固定义齿修复的过程。上颌第一前磨牙由于牙根折裂被拔除。在等待拔牙窝愈合的过程中进行缺损区的检查,尖牙健

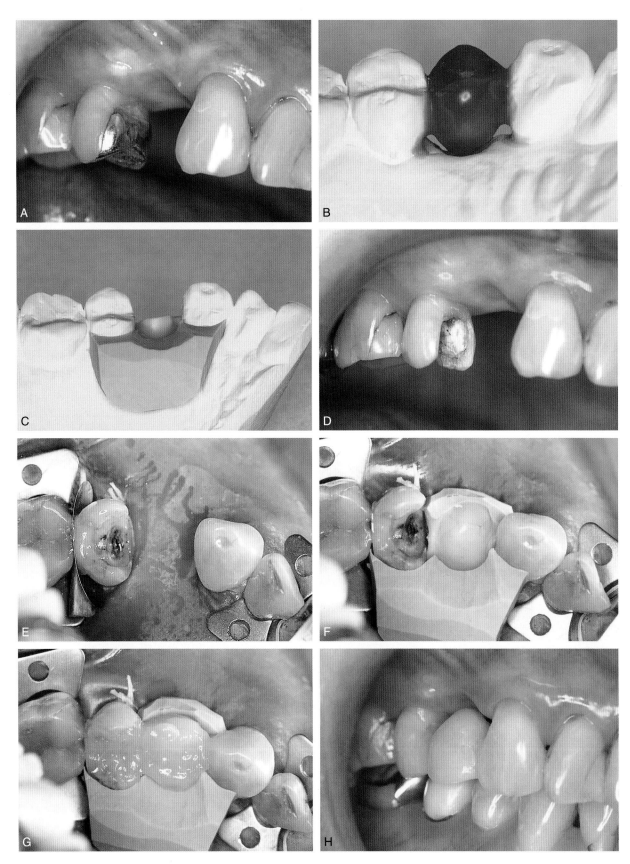

图 11-1-28 前磨牙区用直接法复合树脂固定义齿修复

A. 术前 B. 在模型上雕刻蜡型,桥体盖嵴部离开牙槽嵴 0.5mm,与邻牙的接触面扩大 C. 用硅橡胶制取印模 D. 橡皮障隔湿 E. 第二前磨牙用树脂充填 F. 模型印模就位于口腔内 G. 堆积复合树脂 H. 完成形态并研磨抛光(引自 Nikaido,et al,2005)

全但第二前磨牙的金属嵌体周围发生了继发龋。检查后,用藻酸盐印模材取模,制作模型,在模型上制作桥体的蜡型,并熔接在模型上。这时,桥体的盖嵴部需离开牙槽嵴 0.5mm,扩大邻牙的接触面积。雕蜡后的模型用硅橡胶印模材(Egxa Flex Heavy Body,GC)取模,修整边缘。

第二次就诊时首先去除第二前磨牙的金属嵌体,去除继发龋。用树脂砂条切削一层尖牙远中面的釉质表面,用橡皮障隔湿。在第二前磨牙远中面用 Sectional 成形片和楔子进行隔离,在尖牙和第二前磨牙的全粘接面涂抹粘接剂(Clearfil Megabond,可乐丽公司)。仅在第二前磨牙远中面用复合树脂进行充填(Estelight Σ,德山齿科),然后涂抹流动树脂(Unifil Low flow,GC),光照固化。流动树脂具有介于充填树脂和粘接剂之间的性质,可分散桥体上的负荷应力,防止桥的破折。然后,将模型印模复位到缺损部,用充填树脂(Estelight Σ)从两侧的邻牙处堆积成形。这时,第一次充填的复合树脂余留在印模上桥体的盖嵴部,接着按照先连接桥体和第二前磨牙的邻接面,再连接桥体和尖牙的邻接面的顺序,左右堆积树脂并固化树脂,连接桥体和两侧的邻牙。这种光照顺序可以极大减少由于复合树脂固化收缩而在复合树脂内部和粘接面及邻牙产生的应力。桥体和两邻牙连接后,再堆积桥体上部的冠形态。根据牙冠部的色调,选择适当色调的树脂。最后,为了使两侧邻牙和桥体之间的移行部光滑平整,再度使用流动树脂。充填操作完成后,去除印模,再分别从颊舌侧充分光照,使复合树脂充分固化。去除橡皮障,进行咬合调整,修整形态,研磨完成。

第二节　粘接固位固定义齿的临床成功率

根据现有文献报道,粘接固定义齿的长期临床使用效果因义齿的部位、桥体的长短、粘接义齿的机械固位形的差别而有很大不同。上颌前牙的临床成功率最高,而后牙的成功率低,隔湿不良的下颌后牙成功率明显降低。用于单颗牙缺失修复的成功率高于两个单位以上桥体的成功率(表 11-2-1)。

表 11-2-1　粘接固位固定义齿的临床成功率

粘接义齿设计	报告者	义齿部位	观察例数	成功率
桥体直接粘接	Nikkaido	前、后牙		3 年后 50%
	Quirynen M	下颌前牙		5 年后 80%
金属翼板式粘接	Huan-kong Chang		43	3 年后 65%
	Corrente G	前牙	69	10 年 76.2%
	Ketabi AR	前、后牙	74	13 年 69%
改良马里兰桥式粘接		后牙		5 年后 62%
	Audenino G	前牙		5 年 85%,10 年 71%
	宁江海	前牙	24	3 年后 87.6%
微型固位钉式无冠粘接	姜婷,等	前牙	22	2 年 100%,3 年 98%
单端粘接		前牙		3 年后 88.5%
		后牙		3 年后 16.7%
	Botelho MG	前牙、前磨牙	33	72 天到 67 个月(平均 33 个月)97%
半固定粘接	Botelho MG	前、后牙	43	46 个月 92%
玻璃纤维增强复合树脂材料粘接	Vallittu PK	前、后牙	29	63 个月存活率 75%,功能存活率 93%,平均存活 55 个月
全瓷粘接	刘宜红	前牙	8	3~17 个月 100%
	Kern M	前牙	37	5 年 73.9%(双端固定);92.3%(单端固定)

增加机械固位形可以提高长期粘接效果,单端粘接、半固定粘接(一端为可动连接体)及采用生物弹性材料(玻璃纤维强化树脂)粘接均可提高粘接义齿的长期可靠性。

本章要点和临床应用提示

　　粘接固位固定义齿(俗称粘接桥)是利用树脂粘接材料将固定义齿的桥体粘固到邻接基牙上,从而固定修复个别牙缺失的方法。粘接固定义齿的粘固基本属于釉质粘接。需要使用磷酸酸蚀釉质表面,推荐使用三步法全酸蚀 + 冲洗粘接系统粘固。根据材料不同,粘接固定义齿有金属、玻璃纤维增强复合树脂、全瓷等类型。为了提高粘接义齿的耐久性和存活率,金属粘接固定义齿可以增加辅助机械固位方式如轴沟、钉道、D 形翼板,以及采用单端固定义齿的方式;全瓷固定义齿采用单端固定义齿的方式;而玻璃纤维增强复合树脂固定义齿需要双端固定,同时可以作为牙周夹板固定松动的邻牙。粘接义齿的失败原因主要是脱粘接,提高义齿本身的强度、彻底隔湿粘接、选择高强度的树脂粘接系统、正确的粘接操作等有利于提高义齿的长期存活率。

(姜　婷　二階堂　澈)

参 考 文 献

1. Gilmour AS, Ali A. Clinical performance of resin-retained fixed partial dentures bonded with a chemically active luting cement. J Prosthet Dent, 1995, 73(6):569-573.

2. Berekally TL, Smales RJ. A retrospective clinical evaluation of resin-bonded bridges inserted at the Adelaide Dental Hospital. Aust Dent J, 1993, 38(2):85-96.

3. De Kanter RJ, Creu gers NH, Verzijden CW, et al. A five-year multi-practice clinical study on posterior resin-bonded bridges. J Dent Res, 1998, 77(4):609-614.

4. Djemal S, Setchell D, King P, et al. Long-term survival characteristics of 832 resin-retained bridges and splints provided in a post-graduate teaching hospital between 1978 and 1993. J Oral Rehabil, 1999, 26(4):302-320.

5. el-Mowafy O, Rubo MH. Resin-bonded fixed partial dentures—a literature review with presentation of a novel approach. Int J Prosthodont, 2000, 13(6):460-467.

6. Chang JC, Hurst TL, Hart DA, et al. 4-META use in dentistry: a literature review. J Prosthet Dent, 2002, 87(2):216-224.

7. Krabbendam CA, Davidson CL, Hansson TL. An alternative method of tooth replacement. Quintessence International, 1987, 18(2):139-144.

8. el-Mowafy O, Rubo MH. Retention of a posterior resin-bonded fixed partial denture with a modified design: an in vitro study. Int J Prosthodont, 2000, 13(5):425-431.

9. Dansen KA, Wolke JGC, Keltjens HMA, et al. In-vitro shear force resistance of CBW anchors. J Dent Res, 2000, 79(IADR abstracts 961):264.

10. Toru Nikaido, Masaomi Ikeda, Richard M Foxton, et al. A direct composite fixed partial denture fabricated using a wax mock-up technique: A clinical report. Int Chin J Dent, 2005, 5:65-70.

11. Vallittu PK. Survival rates of resin-bonded, glass fiber-reinforced composite fixed partial dentures with a mean follow-up of 42 months: A pilot study. J Prosthetic Dent, 2004, 91(3):241-246.

12. Botelho MG, Dyson JE. Long-span, fixed-movable, resin-bonded fixed partial dentures: a retrospective, preliminary clinical investigation. Int-J-Prosthodont, 2005, 18(5):371-376.

13. Botelho MG, Nor LC, Kwong HW, et al. Two-unit cantilevered resin-bonded fixed partial dentures--a retrospective, preliminary clinical investigation. Int J Prosthodont, 2000, 13(1):25-28.

14. 唐妍毅, 朱亚琴. 纤维桩及其表面处理对粘结强度的影响. 口腔材料器械, 2009, 18(3):150-152.

15. Kumbuloglu O, Aksoy G, User A. Rehabilitation of advanced periodontal problems by using a combination of a glass fiber-reinforced composite resin bridge and splint. J Adhes Dent, 2008, 10(1):67-70.

16. Frese C, Schiller P, Staehle HJ, et al. Fiber-reinforced composite fixed dental prostheses in the anterior area: a 4.5-year follow-up. J Prosthet Dent, 2014, 112(2):143-149.

17. 谢秋菲, 张磊, 张庆辉. 玻璃纤维强化复合树脂前牙粘结桥临床应用初探. 实用口腔医学杂志, 2005, 21(1):14-18.

18. van Heumen CC, Tanner J, van Dijken JW, et al. Five-year survival of 3-unit fiber-reinforced composite fixed partial dentures in the posterior area. Dent Mater, 2010, 26(10):954-960.

19. Al Twal EQ, Chadwick RG. Fibre reinforcement of two temporary composite bridge materials—effect upon flexural properties. J Dent, 2012, 40(12):1044-1051.

20. van Heumen CC, van Dijken JW, Tanner J, et al. Five-year survival of 3-unit fiber-reinforced composite fixed partial dentures in the anterior area. Dent Mater, 2009, 25(6):820-827.

21. 贾爽, 王德芳. EverStick 复合树脂高强纤维材料的临床应用. 中国组织工程研究, 2014, 18(3):458-463.

22. Naveen KS, Singh JP, Viswambaran M, et al. Evaluation of flexural strength of resin interim restorations impregnated with various types of silane treated and untreated glass fibres. Med J Armed Forces India, 2012, 6(25):1-6.

23. 王宁, 骆小平, 刘侠, 等. 改良式烤瓷粘接桥的临床研究. 口腔医学, 2007, 27(12):629-630.

24. Yokoyama D, Shinya A, Gomi H, et al. Effects of mechanical properties of adhesive resin cements on stress distribution in fiber-reinforced composite adhesive fixed partial dentures. Dent Mater J, 2012, 31(2):189-196.

25. Rudo DN, Karbhari VM. Physical behaviors of fiber reinforcement as applied to tooth stabilization. Dent Clin North Am, 1999, 43(1):7-35.

26. Tokajuk G, Pawińska M, Stokowska W, et al. The clinical assessment of mobile teeth stabilization with Fibre-Kor. Adv Med Sci, 2006, 51(1):225-226.

27. Kumbuloglu O, Saracoglu A, Ozcan M. Pilot study of unidirectional E-glass fibre-reinforced composite resin splints: up to 4.5-year clinical follow-up. J Dent, 2011, 39(12):871-877.

28. 肖遵胜, 姜婷, 方晓倩, 等. 玻璃纤维增强复合树脂牙周夹板粘接修复前牙缺失的四年临床观察. 中华口腔医学杂志, 2016, 51(2):76-80.

29. Audenino G, Giannella G, Morell GM, et al. Resin-bonded fixed partial dentures: ten-year follow-up. Int J Prosthodont, 2006, 19(1):22-23.

30. Ries S, Wolz J, Richter EJ. Effect of design of all-ceramic resin-bonded fixed partial dentures on clinical survival rate. Int J Periodontics Restorative Dent, 2006, 26(2):143-149.

31. Kern M. Clinical long-term survival of two-retainer and single-retainer all-ceramic resin-bonded fixed partial dentures. Quintessence Int, 2005, 36(2):141-147.

32. Corrente G, Vergnano L Re S, Cardaropoli D, et al. Resin-bonded fixed partial dentures and splints in periodontally compromised patients: a 10-year follow-up. Int J Periodontics Restorative Dent, 2000, 20(6):628-636.

33. Vallittu P K. Survival rates of resin-bonded, glass fiber-reinforced composite fixed partial dentures with a mean follow-up of 42 months: a pilot study. J Prosthet Dent, 2004, 91(3):241-246.

34. Ketabi AR, Kaus T, Herdach F, et al. Thirteen-year follow-up study of resin-bonded fixed partial dentures. Quintessence Int, 2004, 35(5):407-410.

35. Zalkind M, Ever Hadani P, Hochman N. Resin-bonded fixed partial denture retention: a retrospective 13-year follow-up. J Oral Rehabil, 2003, 30(10):971-977.

36. Quirynen M, Mongardini C, Lambrechts P, et al. A long-term evaluation of composite-bonded natural/resin teeth as replacement of lower incisors with terminal periodontitis. J Periodontol, 1999, 70(2):205-212.

37. Dummer PM, Gidden J. The Maryland bridge: a useful modification. J Dent, 1986, 14:42-43.

38. Clyde JS, Boyd T. The etched cast metal resin-bonded (Maryland) bridge: a clinical review. J Dent, 1988, 16:22-26.

39. Corrente G, Vergnano L Re S, Cardaropoli D, et al. Resin-bonded fixed partial dentures and splints in periodontally compromised patients: a 10-year follow-up. Int J Periodontics Restorative Dent, 2000, 20:628-636.

40. Perdigao J, Frankenberger R, Rosa BT, et al. New trends in dentin/enamel adhesion. Am J Dent, 2000, 13:25D-30D.

41. Behr M, Leibrock A, Stich W, et al. Adhesive-fixed partial dentures in anterior and posterior areas. Results of an on-going

prospective study begun in 1985. Clin Oral Investig, 1998, 2:31-35.

42. Creugers NH, De Kanter RJ. Patients' satisfaction in two long-term clinical studies on resin-bonded bridges. J Oral Rehabil, 2000, 27:602-607.

43. Dunne S, Millar B. The relationship between Universal Dental Anchorage System (UDA) pins and the dental pulp chamber-in vitro. Prim Dent Care, 1998, 1:29-31.

44. Rashid SA, Al-Wahadni AM, Hussey DL. The periodontal response to cantilevered resin-bonded bridgework. J Oral Rehabil, 1999, 26:912-917.

45. Naert IE, Bevers L, Nijs L. A clinical study of an intracoronal fixed partial denture attachment system. Quintessence Int, 1993, 24(6):397-403.

46. Shillingburg HT Jr, Hobo S, Whitsett LD. Fundamentals of Fixed Prosthodontics, 3rd ed. Chicago, IL: Quintessence Publishing Co., 1997, p365-400, 139-151.

47. California Dental Association. CDA quality evaluation for dental care. Guidelines for the assessment of clinical quality and professional performance. Los Angeles: CDA, 1977.

48. Valderhaug J. A 15-year clinical evaluation of fixed prosthodontics. Acta Odontol Scand, 1991, 49:35-40.

49. Dumfahrt H, Schaffer H. Porcelain laminate veneers. A retrospective evaluation after 1 to 10 years of service: part II-clinical results. Int J Prosthodont, 2001, 13:9-18.

50. 姜婷, 洪伟, 张庆辉. 固位钉式无冠粘结固定义齿(CBW)的临床应用研究. 实用口腔医学杂志, 2004, 20(6):665-669.

51. Jiang T, Hong W, Zhang QH. Two-year clinical trial of resin-bonded fixed partial dentures incorporating novel attachments. Int J Prosthodont, 2005, 18(3):225-231

第十二章

牙周夹板和松动牙粘接固定

一、牙周夹板固定的作用

牙周夹板（periodontal splint）是由金属丝、纤维树脂材料、或者金属铸造而制成的夹板，通过酸蚀技术粘接固定在天然牙上，起到固定由于外伤或牙周病等原因造成的牙齿松动的作用。通过减少牙齿松动度和分散咬合力，可以有助于外伤牙的牙周愈合，增加牙周病松动牙的使用舒适度和寿命，是有效可行的临床治疗手段。

牙周病的治疗原则为消除病因、进行彻底的牙周系统治疗、固定松动牙、改善冠根比、消除咬合创伤等。松动牙的松动度在Ⅱ度以下时适于保留，在彻底的牙周基础治疗之后，可以通过固定的方法延长牙周病牙的使用寿命。

有研究显示，因牙周病而松动的牙在进行彻底牙周治疗的同时，运用牙周夹板进行固定后，牙周袋深度（average periodontal pocket depth，PPD）平均减少 3.7mm，临床附着的丧失（clinical attachment loss level，CAL）平均减少 2.6mm。

二、松动牙的固定方式

松动牙的固定方式有可摘夹板固定法、铸造金属夹板粘接固定法、玻璃纤维增强复合树脂夹板粘接固定法、松动牙邻面直接粘接固定法等。

松动牙的固定方式

- 可摘义齿式牙周夹板
- 双重冠固位式义齿改善冠根比，夹板式义齿固定
- 铸造金属夹板粘接固定
- 纤维强化树脂束辅助复合树脂粘接固定
- 直接粘接固定

(一) 可摘夹板固定

松动牙固定方式中，可摘夹板也有多种多样。临床中可见的方法有：义齿式牙周夹板、起到二次夹板

效应的双重冠固位式义齿、利用多个位于牙冠外形高点之上的高位卡、连续小连接体或支托的铸造金属支架、利用平行切削面及带状卡环坚固连接的铸造义齿支架等。

铸造支架式夹板的固位及稳定装置必须在松动牙的牙冠部外形高点线处或其上方，戴牙后通过相互拮抗作用限制松动牙的活动度（图12-0-1）。可摘夹板的义齿构造相对复杂，需要特别留意和认真维护余留牙和义齿的清洁。另外，义齿结构复杂增加了义齿损坏的可能性，特别要注意使用和保管中的长期维护。可摘式夹板体积较大，需要每日摘戴，义齿本身改变了口腔内的自洁环境，因此，如果伴随牙列缺损，需要义齿修复时可以选择使用。如果牙列完整，则建议选择固定式夹板的方式。需要注意的是，如果设计不良使起固定作用的高位卡和小连接体进入基牙倒凹，则可能在摘戴时对基牙施加侧向力，不利于松动牙的恢复。

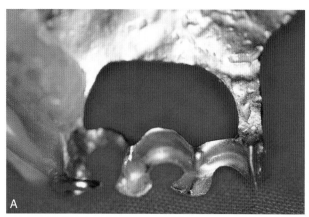
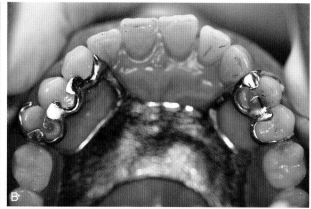

图 12-0-1　铸造牙周夹板式的可摘局部义齿修复缺失牙，同时辅助固定牙周病松动邻牙

A. 连续的舌侧带状卡环和𬌗支托，起到辅助固位同时稳定天然牙的作用　B. 带状卡环位于舌侧外形高点线及上方，不进入牙颈部和倒凹区，不能影响咬合，避免产生牙尖交错位时的咬合早接触和下颌侧方运动时的咬合干扰

（二）铸造金属夹板粘接固定（图 12-0-2）

铸造金属夹板粘接固定是沿着基牙形态制作的金属嵌体状、曲面状或翼板状夹板，通过树脂粘接水门汀粘接到松动牙上。夹板不能影响咬合，主要用于后牙和下颌前牙的固定，粘接在咬合面内或舌侧。如果夹板是沿着牙面的曲面状或翼板状，则属于釉质粘接。粘接时，轻度打磨釉质表面，使用37%磷酸酸蚀釉质表面，使用两步法或三步法树脂粘接系统来粘接夹板。不建议使用自酸蚀树脂粘接系统。

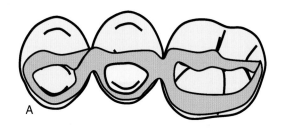
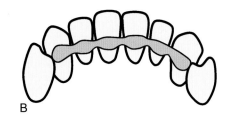

图 12-0-2　金属铸造粘接固定夹板示意图

A. 后牙咬合面和舌面的金属铸造粘接固定夹板　B. 下颌前牙舌侧金属铸造粘接固定夹板

（三）玻璃纤维增强复合树脂夹板粘接固定

玻璃纤维增强复合树脂夹板粘接固定主要用于前牙的舌侧。在舌侧舌隆突上磨出连续的深度在1mm之内的浅沟，贯通所有计划连接的牙齿。取印模制取模型。剪取长度适宜的纤维增强玻璃纤维束，按照牙弓弧度压入石膏模型上的前牙舌侧的预备沟中，光照初期固化。将舌侧预备沟内外进行37%磷酸酸蚀，冲洗吹干后，涂抹树脂粘接剂。然后在舌侧沟内注入少量流动树脂，将初步成形的玻璃纤维夹板放入舌侧预备沟中，继续注入少量流动树脂使树脂包绕玻璃纤维夹板，光照后固定夹板在舌侧沟内，再在夹板表面填加流动树脂，修整外形，磨光，完成夹板的粘接（图12-0-3）。

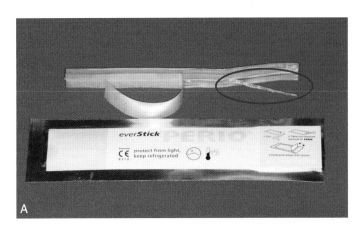 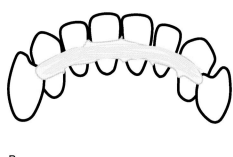

图 12-0-3　玻璃纤维增强复合树脂夹板粘接固定材料及示意图
A.遮光保存的玻璃纤维束（红圈示）　B.玻璃纤维增强复合树脂夹板粘接固定下颌松动前牙示意图

三、直接粘接固定

直接粘接的方式是通过釉质粘接剂直接粘接相邻的两牙，邻牙之间必须紧密，邻接没有明显间隙，少量粘接剂渗入邻牙间隙，固化后起到直接粘接的作用。直接粘接的长期效果还不肯定，建议用于暂时性粘接或过渡性粘接（图12-0-4）。

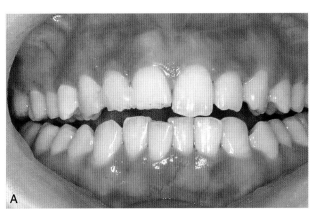 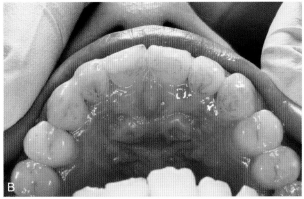

图 12-0-4　外伤后松动上颌前牙的暂时性直接粘接固定
A.上颌切牙外伤后松动牙直接固定，树脂进入牙间隙固化　B.直接粘接固定的舌侧观

直接粘接固定的优势是磨牙少、体积小、无需摘戴、粘接后异物感小、美观、易清洁,可有效地应用于轻中度松动的外伤牙和牙周病牙的保存。用于直接粘接固定的树脂粘接剂需要有一定的弹性和韧性,抗挠曲强度高,而且应该使用无色透明的具有良好流动性的树脂粘接糊剂。

对于仅需要数个月以内的短期固定,并且牙齿排列紧密,牙间无明显间隙的松动牙,可以考虑松动牙的直接粘接法(图 12-0-5)。但是对于牙齿松动度明显,牙间有间隙的情况,粘接固定时需要利用夹板辅助粘接(图 12-0-6)。直接粘接固定的耐久性还未得到临床数据的证实,只能作为暂时性或过渡性方法使用。

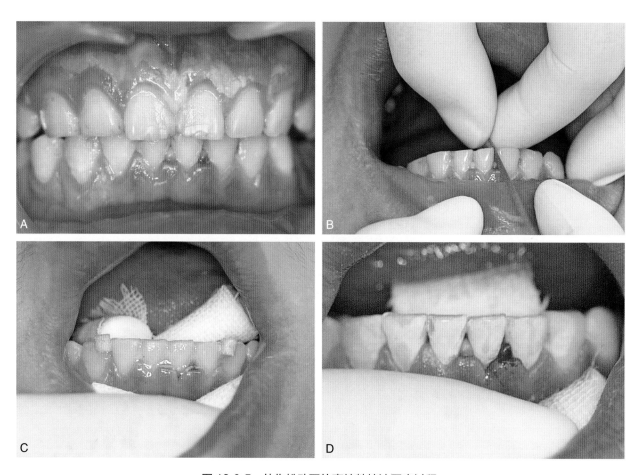

图 12-0-5　外伤松动牙的直接粘接法固定过程

A. 年轻男性外伤后下颌前牙Ⅱ度松动,牙龈组织水肿　B. 用砂条研磨下颌前牙邻面使邻面粗糙　C. 用树脂粘接系统(Super Bond C&B)套装内的釉质处理剂(红色)处理邻面釉质 30 秒钟　D. 冲洗吹干后

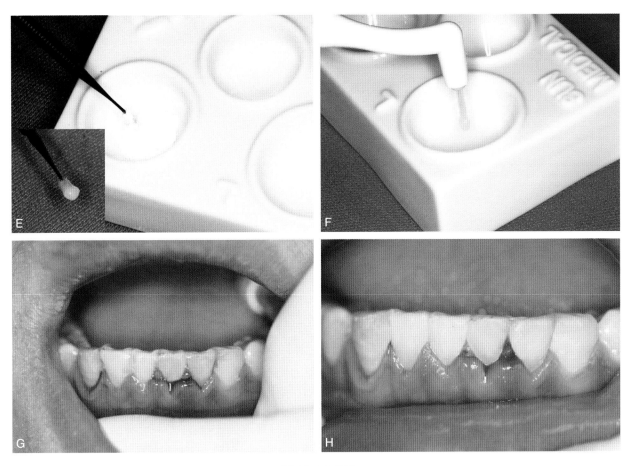

图 12-0-5（续）

E. 用笔积法，先将毛笔尖蘸满单体液体，再点入粉剂中，笔尖形成树脂粘接糊剂（Super Bond C&B）的小球，放在牙邻面，糊剂顺着缝隙流入牙间隙中　F. 也可采用调拌法，调拌 Super Bond C&B 的粉剂和液剂　G. 用毛刷点入牙间隙　H. 固化后研磨，修整外形，完成粘接

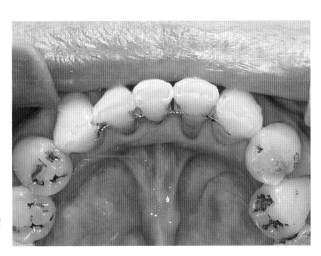

图 12-0-6　外伤松动牙借助固定钢丝和粘接树脂固定

本章要点和临床应用提示

松动牙的固定方式有可摘夹板固定、铸造金属夹板粘接固定、玻璃纤维增强复合树脂夹板粘接和松动牙邻面直接粘接固定等。粘接固定是将金属或玻璃纤维增强复合树脂夹板通过树脂粘接水门汀粘接到松动牙的舌侧。其优势是磨牙少、无需摘戴、异物感小，可有效应用于轻中度外伤松动牙和牙周病牙的保存。用于粘接固定的树脂粘接剂需要有一定的弹性和韧性，抗挠曲强度高，而且应该使用无色透明的具有良好流动性的树脂水门汀。

（姜　婷）

参 考 文 献

1. Ben Hassan MW, Andersson L, Lucas PW. Stiffness characteristics of splints for fixation of traumatized teeth. Dent Traumatol, 2016, 32(2):140-145.

2. Xu J, Xu B, Song L. Evaluation of the fiber-reinforced composite periodontal splint on fixing loose teeth with severe periodontitis. Shanghai Kou Qiang Yi Xue, 2013, 22(1):81-84.

3. Kumbuloglu O, Saracoglu A, Özcan M. Pilot study of unidirectional E-glass fibre-reinforced composite resin splints: up to 4.5-year clinical follow-up. Journal of dentistry, 2011, 39(12):871-877.

4. 刘湘宁, 周磊, 赖仁发, 等. 直接法纤维增强复合桥在牙周炎病例中的应用. 实用口腔医学杂志, 2012, 28(3):310-315.

5. 安娜, 欧阳翔英. 树脂直接粘接法固定牙周松动前牙的二年效果观察. 现代口腔医学杂志, 2009, 23(6):570-573.

6. Bruns T, Perinpanayagam H. Dental trauma that require fixation in a children's hospital. Dent Traumatol, 2008, 24(1):59-64.

7. Baurmash HD, Baurmash MA. Using composite bonding in oral and maxillofacial surgical office practice. Oral Surg Oral Med Oral Pathol Oral Radiol Endod, 2007, 103(2):e10-21.

8. Lin S, Emodi O, Abu El-Naaj I. Splinting of an injured tooth as part of emergency treatment. Dent Traumatol, 2008, 24(3):370-372.

9. Tokajuk G, Pawińska M, Stokowska W, et al. The clinical assessment of mobile teeth stabilization with Fibre-Kor. Advances in medical sciences, 2005, 51:225-226.

10. von Arx T, Filippi A, Buser D. Splinting of traumatized teeth with a new device: TTS(Titanium Trauma Splint). Dent Traumatol, 2001, 17(4):180-184.

11. Oikarinen KS, Nieminen TM. Influence of arch bar splinting on periodontium and mobility of fixed teeth. Acta Odontol Scand, 1994, 52(4):203-208.

12. Oikarinen K, Andreasen JO, Andreasen FM. Rigidity of various fixation methods used as dental splints. Endod Dent Traumatol, 1992, 8(3):113-119.

第十三章

烤瓷冠崩瓷的修理

烤瓷冠崩瓷是指金属烤瓷冠修复后发生瓷层脱落或破坏的现象,崩瓷后影响修复体的完整性、美观性和功能性。

一、烤瓷冠崩瓷的原因

烤瓷冠崩瓷的原因可能有修复体设计、技工制作、材料选择、患者使用等方面,可由于其中一种原因引起,也可能有几种原因混合引起。

(一) 设计方面的原因

1. 基牙受力不合理,有扭力

(1) 固定义齿的桥体太长,或基牙负担能力不足,固定义齿所受的负荷力超出基牙负担能力,修复体存在变形力。

(2) 基牙移位扭转,受力方向不合理。

2. 咬合负担过重

(1) 基牙为反𬌗或深覆𬌗,咬合时或下颌侧方运动时创伤过大。

(2) 咬合力分布未达到均匀广泛,集中于个别烤瓷冠基牙上。

3. 习惯性闭口时的咬合接触点在金属基底冠 - 瓷层交界线处。

4. 咬合间隙不足致使瓷层厚度不够和瓷层抗力下降。

(二) 制作方面的原因

1. 瓷层太薄使瓷层的抗力下降。

2. 瓷层太厚,造成瓷层下金属支持力不足。

3. 瓷层厚度不均,产生气泡。

4. 金属基底冠形态缺乏对瓷层的支持。

5. 金属基底冠表面污染,使遮色层和基底冠金属之间烧结不良。

6. 烤瓷炉温度不当或烧结次数过多,造成瓷层内裂隙或气泡。

7. 其他原因。

(三) 材料方面的原因

不同成分或品牌的铸造金属和瓷粉使金属基底和瓷粉的适配性差。

（四）使用方面的原因

咀嚼或切咬过硬、过韧食物,患者有口颌系统的负功能比如磨牙症或紧咬牙习惯,不当强度的反复叩齿。

二、烤瓷冠崩瓷后的处理

（一）少量崩瓷,未暴露金属基底(图 13-0-1)

1. 清洁瓷表面。

2. 口内喷砂使瓷表面粗糙。在口内上橡皮障暴露崩瓷牙,或彻底用纱布等用具保护其余口腔硬软组织和气道及鼻腔,用专用口内喷砂机和直径为 $50\mu m$ 的氧化铝粉末直接在瓷的破碎面喷砂,用强力口内吸尘器吸引砂粉。

3. 清洗吹干瓷表面。

4. 在保证彻底保护口腔周围软硬组织的情况下,用氢氟酸酸蚀瓷表面 60 秒。

5. 将专用中和剂中和氢氟酸,用棉球擦干净氢氟酸,再水洗吹干。

6. 涂抹瓷表面预处理剂(硅烷偶联剂)。

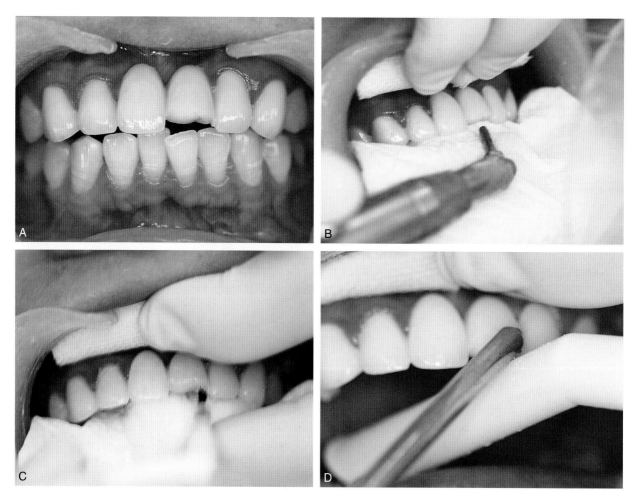

图 13-0-1　烤瓷冠崩瓷,未暴露金属基底,用树脂粘接系统直接行树脂修补

A. 21 烤瓷冠崩瓷　B. 清洁瓷表面后,口内喷砂使瓷表面粗糙　C. 用氢氟酸酸蚀瓷表面 60 秒　D. 将专用中和剂中和氢氟酸,用棉球擦净氢氟酸,再水洗吹干

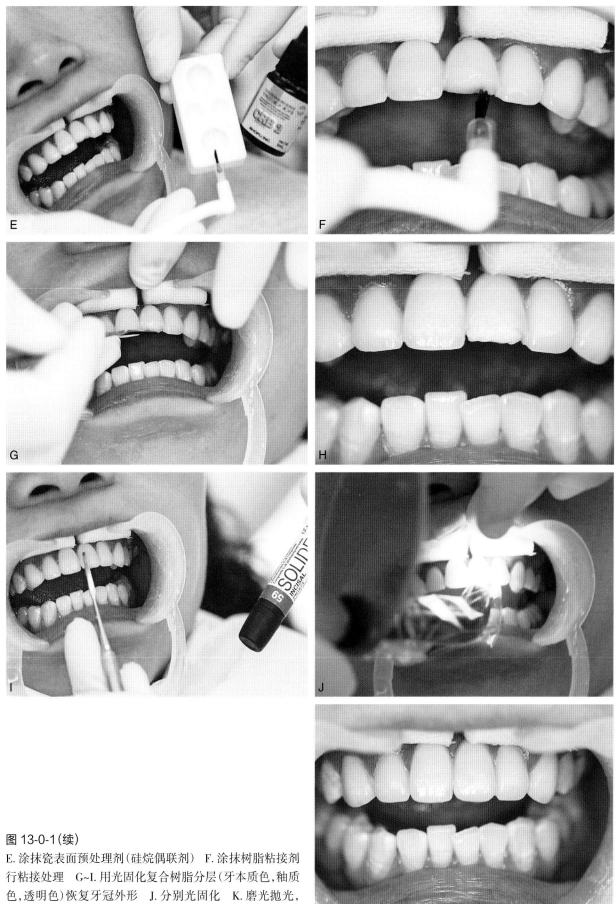

图 13-0-1(续)
E. 涂抹瓷表面预处理剂(硅烷偶联剂)　F. 涂抹树脂粘接剂
行粘接处理　G~I. 用光固化复合树脂分层(牙本质色,釉质
色,透明色)恢复牙冠外形　J. 分别光固化　K. 磨光抛光,
成形

7. 涂抹树脂粘接剂行粘接处理。

8. 用光固化复合树脂分层修补。

9. 磨光抛光，成形。

（二）少量崩瓷，暴露金属基底（图 13-0-2）

1. 清洁、喷砂，瓷表面清洗，步骤方法同上。

2. 吹干表面后，涂金属表面处理剂。

3. 用专用粘接遮色糊剂覆盖金属。

4. 在遮色层上涂抹粘接剂。

5. 可视光照射 20 秒。

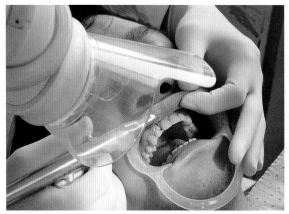
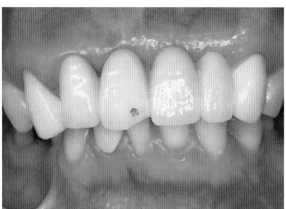
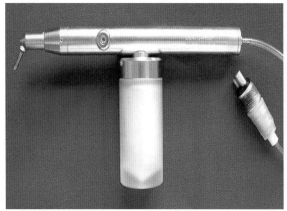
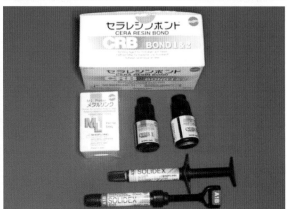
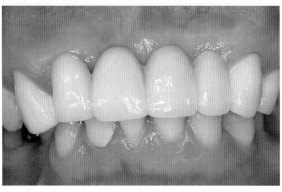

图 13-0-2　烤瓷冠崩瓷，金属基底少量暴露，喷砂后涂抹遮色剂，用树脂粘接系统直接行树脂修补（北京大学口腔医院佟岱医师供图）

6. 用光固化复合树脂分层修补。

7. 抛光完成。

（三）瓷面完整脱落，不涉及咬合界面，可完全复位（图 13-0-3）

1. 将瓷面试复位到原位。确认边缘密合，外形无不良后，先分别进行金属表面和瓷表面的预处理。

2. 金属表面处理需要使用专用金属处理剂，吹干待用。

3. 瓷片粘接面在体外用喷砂机和 50μm 氧化铝粉末喷砂粗糙，清洗吹干后，涂抹 10% 的氢氟酸 60 秒钟。清洗氢氟酸到小口杯中，加入中和剂中和后再倒入下水。

4. 瓷表面清洗吹干后避免污染，准备粘接。

5. 用树脂粘接糊剂涂抹于瓷表面和金属面上，小心将瓷面复位。

6. 初期光固化后，去除多余粘接糊剂，清理瓷面周围，每面光照 20 秒彻底光固化。

7. 磨光完成。

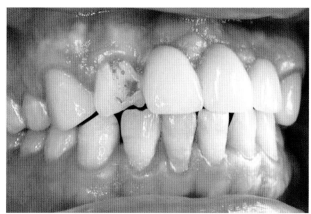
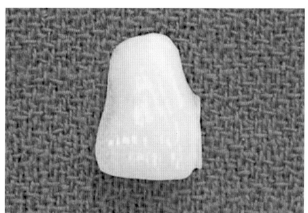
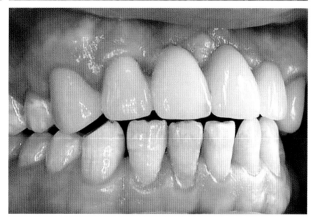

图 13-0-3 烤瓷冠崩瓷，金属基底暴露，脱落的瓷面比较完整，用树脂粘接系统直接行树脂粘接

树脂粘接 Lute 烤瓷修补套装（Jeneric®/Pentron，美国）内含：9% 氢氟酸（HF gel）、硅烷偶联剂（Silane）、树脂粘接剂（Bond-1）、光固化流动型复合树脂（Flow-it! LF）（北京大学口腔医院佟岱医师供图）

(四) 由于外力原因较大面积瓷脱落,设计无明显缺陷,咬合间隙充分(图 13-0-4)

将瓷层磨除,在金属基底冠上按照全冠基牙预备的要求进行外形修整,制取印模,灌制工作模型,修整代型,制作硬树脂冠或瓷化树脂冠,在边缘密合性良好,外形良好,邻面接触良好,咬合接触轻微等项目得到确认后,采用粘接性树脂水门汀将硬树脂全冠粘接到金属基底的预备体上。

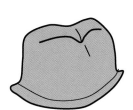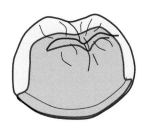

图 13-0-4　烤瓷冠崩瓷,金属基底暴露,将烤瓷冠按照全冠外形重新预备,取模后制作硬树脂冠或全瓷冠,用树脂粘接系统粘接在基底冠上(示意图)

(五) 大面积崩瓷,设计缺陷或涉及咬合界面

这种情况的崩瓷,即使勉强修补也难以避免再次出现瓷的崩裂,应拆除烤瓷冠,改正设计或操作不当后,重新修复。

本章要点和临床应用提示

烤瓷冠崩瓷的原因可能有修复体设计、技工制作、材料选择、患者使用等方面。如果崩瓷范围小,金属基底未暴露,可对瓷表面进行口内喷砂处理,然后用专用树脂修补套装修补。

(姜　婷)

参 考 文 献

Hickel R, Brüshaver K, Ilie N. Repair of restorations—criteria for decision making and clinical recommendations. Dent Mater, 2013, 29(1):28-50.

第十四章

树脂粘接在可摘义齿修复中的应用

树脂粘接在可摘义齿中的应用主要体现在覆盖义齿下覆盖残根断端的铸造根帽粘接、可摘义齿金属基托组织面的粘接树脂重衬和可摘义齿金属支架上小牙缝的复合树脂直接修复等情况。

一、覆盖义齿下根上附着体的粘接

为了提高全口义齿以及仅余留个别天然牙的可摘局部义齿的固位力,充分利用残根残冠,使之成为根上附着体基牙的覆盖义齿是临床常见的修复方式。但是由于残根长度不足等原因,根上附着体的根内桩长度常常有机械固位形不良、容易脱落等缺点,需要使用树脂粘接水门汀来提高根内粘接的持久性。种植支持覆盖义齿的上部构造通常依靠精密机械装置(如 Locator 系统)固定,无需树脂粘接。

1. 常用根上附着体的种类

(1) 磁性附着体(图 14-0-1,图 14-0-2):由根内桩和连接在其上的衔铁及固定于义齿组织面的磁体组成。衔铁可以分别通过铸接、树脂粘结或螺钉固位方式固定于根内桩或根管内。磁体通过树脂固定于覆盖义齿内,磁体随义齿一起摘戴。衔铁和磁体产生磁性吸附力从而固定义齿。磁性附着体对垂直向脱位力的对抗作用大于对水平向的脱位力,因而当侧向力作用于基牙时,义齿脱位,中断侧向力对基牙的有害作用。磁性附着体对于牙根的保存(尤其是牙槽骨吸收达基牙根长 1/3~1/2 时的基牙牙根)有显著意义。

(2) 按扣附着体(图 14-0-3):有半精密型和精密型两大类。半精密型由阳型部件的树脂球帽或按扣铸型、阴型树脂帽及金属外腔组成,也可以由预成金属球和阴型树脂帽组成。精密型的阴阳部件则均由预成金属型组成,阴型金属帽带有可调节松紧的瓣状结构。通常球帽或按扣固定在根帽上,半精密型的树脂帽卡在金属外腔内,金属外腔固定在覆盖义齿内;精密型的金属帽外套尼龙圈,固定在义齿组织面内。树脂帽或金属帽及金属外腔随义齿摘戴。金属球和树脂帽或金属帽产生锁卡固位力。

(3) 杆状附着体:在两个根帽上焊接杆状附着体,义齿组织面固定树脂卡,义齿通过杆卡结构固位。

2. 根上附着体的适应证

(1) 仅有少数牙余留时,尤其是下颌余留牙,如果余留牙为孤立牙、过长牙、Ⅰ~Ⅱ度松动牙或不宜将卡环直接设在可摘义齿的固位基牙时,可以考虑截冠留根,在完善根管治疗后,制作根内桩和根帽,连接根上附着体,在其上用覆盖义齿修复。

(2) 有少数余留残根,根面在牙龈缘之上,尚有完整的牙根部余留牙本质,需要用残根作为可摘局部义齿或总义齿的固位基牙时,通过根上附着体可加强覆盖义齿的固位。

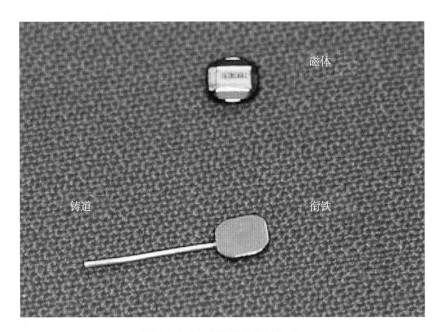

图 14-0-1　磁性附着体的构成

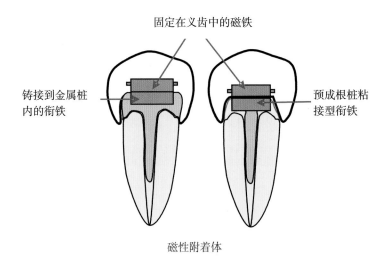

图 14-0-2　磁性附着体的固位原理示意图

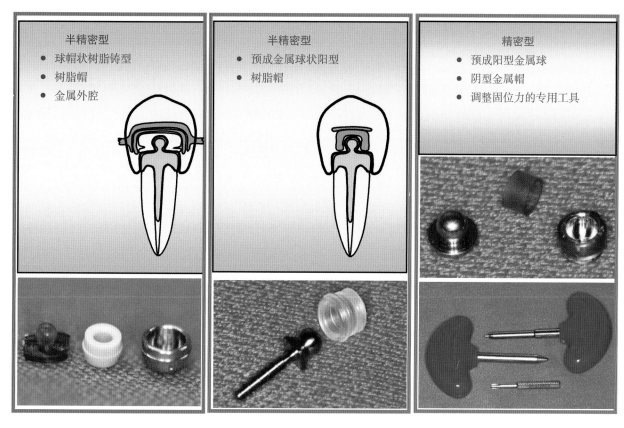

图 14-0-3　按扣根上附着体的类型和结构

（3）后牙缺失上颌前牙余留，戴用卡环固位的可摘义齿将影响美观，可以考虑将两侧的余留牙截冠留牙根，进行根上附着体覆盖义齿修复，免去卡环的暴露。但是前牙的根帽有一定高度，容易影响义齿人工牙的排列或造成牙面过突，需要注意。

有孤立前牙残根时的修复需要慎重设计。可以用桩核 + 冠修复前牙残根后作为义齿基牙。但如果选用烤瓷冠修复，由于烤瓷冠上放置卡环不利于美观和瓷层的稳定性，也可不做冠而改设计为根上附着体。

根上磁性附着体和按扣附着体具有不同特点，需要根据实际情况选择使用（表 14-0-1）。

表 14-0-1　根上磁性附着体和按扣附着体的临床使用特点

	磁性附着体	按扣附着体
需要颌间距离	6mm	8mm
初期固位力	400~800g	1000~1400g
戴用后固位力变化	变化小	衰减明显，需要定期调整
基牙承受侧向力	小	大
牙周长期健康	优良	良
操作性	良	较复杂，需要考虑就位道的一致，谨慎操作防止错误
长期维护	无需特殊，定期义齿重衬	需要更换树脂帽或调整按扣松紧度，定期义齿重衬
对核磁共振检查的影响	有	未见报道
不戴义齿时根面外形	平面	小球形或按扣状突起

附着体需要足够的上下颌殆龈向间距,尤其是按扣附着体需要较大的间隙,如果颌间隙不足,在覆盖义齿上排列人工牙比较困难,覆盖的树脂部分容易折裂脱落,在前牙区还影响美观,因此,颌间隙小时不宜选择附着体修复。为保证预后良好,需要慎重选择病例。

磁性附着体的磁铁对头颈部的核磁共振检查结果有影响,有可能造成磁铁附近区域的影像上出现伪影。所以对于患有严重心血管病、高血压病及颈椎病等需要做核磁共振检查的患者应避免使用磁性附着体覆盖义齿。如果覆盖残根和铸接固定根内衔铁的根帽采用金合金来制作,也可以减少对磁共振影像的影响。由于现代的磁性附着体多采用闭路磁场,对口腔周围其他组织的影响未见文献报道。

3. 根上附着体的基牙预备、取模、制作

(1) 基牙必须经过完善的根管治疗,观察无根尖反应后开始基牙预备。

(2) 截冠至牙龈缘上 0.5~1mm,截面和咬合平面平行。牙颈部边缘形成刃状或约 0.5mm 宽的内钝角肩台。

(3) 测量根管长度,保证 5mm 长的根尖封闭长度,桩的长度为根管全长减去 5mm。

(4) 桩的根管预备选用 Peeso 扩孔钻针去除预定桩长度的根充物,平整根管壁,注意不要过多磨除根管壁牙本质。根管的直径尽量不超过根直径的 1/3,粗细程度以能完整的取出印模和能制作桩的蜡型为准,根管口稍为扩大呈漏斗状,便于将附着体嵌入根管口节省颌间高度。

(5) 修整外形,去除根面过锐、过薄牙本质,平整根面。

(6) 用寒天印模材或硅橡胶印模材取得桩的印模。灌制硬石膏模型。

(7) 石膏模型的基牙根管内滴入液状石蜡作为分离剂,制作桩的蜡型,根管口平置按扣附着体的阳型部件(球或铆扣)或磁性附着体的衔铁部件,注意附着体部件必须和咬合平面平行,如果有两个以上附着体,则需要互相平行以便覆盖义齿获得共同就位道。用蜡将附着体部件连接并固定在根帽蜡型上形成一体。

(8) 用蜡沿根面预备处形成完全包裹根面的到达龈沟内 0.5mm 或平龈的根帽蜡型。注意边缘的密合和伸展,且不能形成边缘悬突。

(9) 小心完整取出蜡型,根据桩和根帽的金属材料类型(非贵金属或金合金)进行包埋,铸造,去除桩表面和根帽内面的毛边及粗糙面,根帽和附着体外表面磨光。

4. 根上附着体的粘接和义齿内的固定(pick up)(图 14-0-4~ 图 14-0-7)　由于附着体的基牙有一定程度伸长或有一定的松动度,为了获取足够颌间距,需要在平齐牙龈缘上 0.5mm 处截冠留牙根,因此余留根管长度比正常情况缩短,在保证根尖口封闭的情况下制作的桩长度可能较短。因此附着体的桩和根帽粘固应选用高强度的树脂粘接剂。

(1) 根帽试戴,边缘完全达到基牙根面预备位置,密合无间隙、无悬突,就位后稳定无摇动及转动,有固位力,不会轻易脱落,表面平整。磁性附着体的衔铁表面和咬合平面平行,按扣附着体的长轴和咬合平面垂直。两个以上附着体之间平行,具有共同就位道。

(2) 按扣附着体的根帽试戴合适后,取硅橡胶印模。从口内取出印模时,根帽将被带出,留在印模里。在根帽内面涂抹一层凡士林作为分离剂,根帽内部灌制成形树脂,其他部分灌制硬石膏。这样在戴牙前需要粘接根帽时,可以方便地从石膏模型上取下。在根帽上套上阴型部件,并在其上制作覆盖义齿。义齿制作完成后,准备粘接根帽。

(3) 磁性附着体根帽再次试戴。在确认根帽完全就位、边缘密合无悬突、外形良好后,从根内取出,准备粘接。

(4) 将桩表面和根帽内面喷砂,清洗,吹干。

(5) 牙冠周围及根管内分别用乙醇消毒,吹干,隔湿。最好使用橡皮障隔湿。

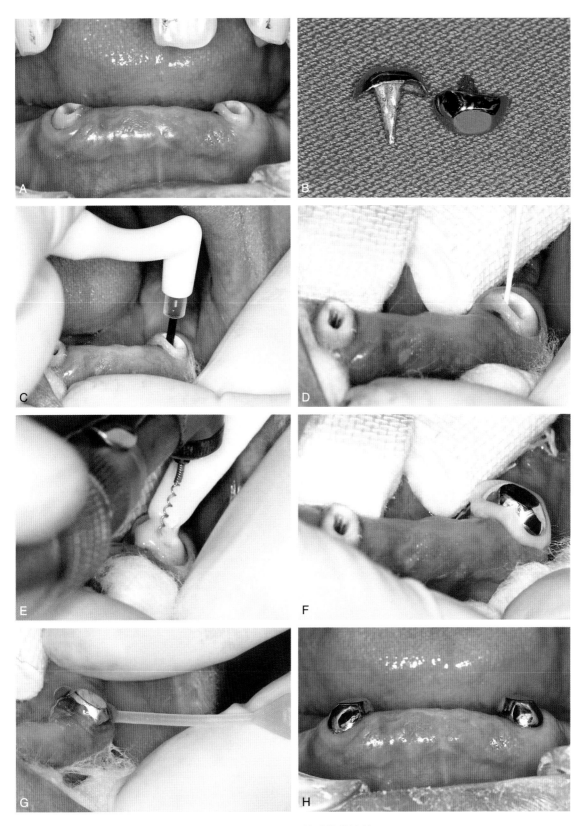

图 14-0-4　根上磁性附着体的粘固

A. 33、43 作为磁性附着体的基牙,桩和根帽的基牙预备完成　B. 制作根内桩和包括磁性附着体衔铁的根帽　C. 根管内清洁干燥后,用小毛刷饱蘸自酸蚀牙本质处理剂(Panavia F),涂抹到根管内壁,深处毛刷不能到达部位用探针或小海绵棒送达　D. 等待 30 秒,吹出多余处理剂,根管内用纸捻吸干　E. 调和树脂粘接水门汀糊剂(Panavia F),用螺旋充填器在慢速下将粘接糊剂导入根管内　F. 桩和根帽就位,根帽边缘完全和根面贴合,用毛刷去除溢出的多余粘接糊剂　G. 沿根帽边缘注射一圈防氧化剂　H. 根帽粘固完成

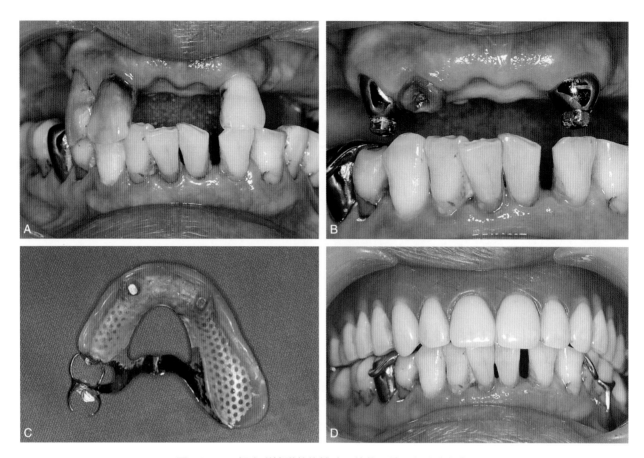

图 14-0-5　根上磁性附着体辅助固位的可摘局部义齿修复

A. 上颌个别孤立牙,颈部龋坏,牙髓坏死,经过完善根管治疗后准备截冠留牙根　B. 根上磁性附着体根帽粘接放上磁铁后,取可摘义齿的工作印模,磁铁的形态翻制到工作模型上起占位作用,在义齿制作时,组织面预留相应的磁铁空间　C. 义齿试戴 1 周后粘固(pick up)磁铁到义齿组织面　D. 义齿戴入口内

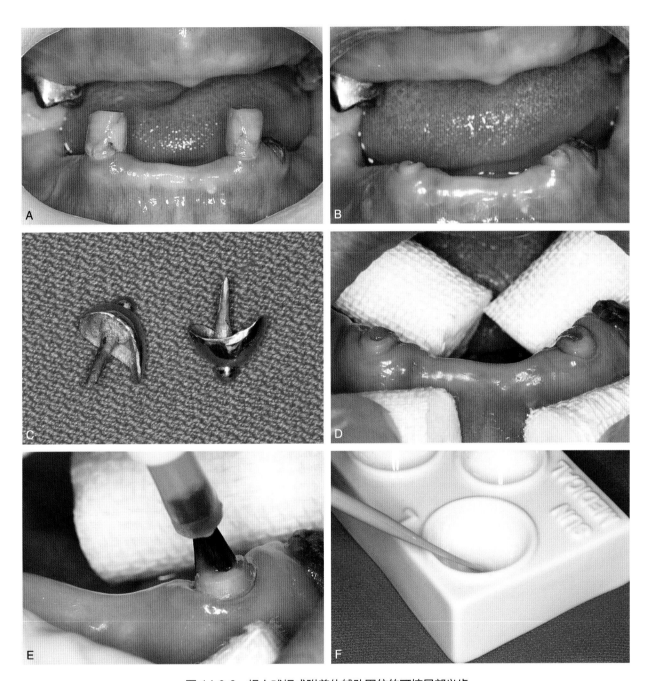

图 14-0-6　根上球帽式附着体辅助固位的可摘局部义齿

A. 33、43 有 I 度松动,颈部环形缺损充填,经过完善根管治疗　B. 作为按扣附着体的基牙,桩和根帽预备完成　C. 制作金合金按扣附着体根帽,按照附着体义齿的制作方法完成义齿制作并试戴 1 周　D. 准备根上附着体粘固,根管内清洁干燥后,用棉捻饱蘸超级粘接剂(Super Bond C&B)的牙本质表面处理剂(绿色处理剂),等待 20 秒后冲洗吹干　E. 调和单体液剂(4 滴)和催化剂(1 滴),用小毛刷饱蘸液剂,涂抹到根管内壁,深处毛刷不能到达部位用探针或小海绵棒送达,吹出多余液体　F. 按照使用说明书要求的剂量调拌超级粘接剂(Super Bond C&B)的粉剂和液剂(4 滴单体 +1 滴催化剂 +1 勺粉剂)

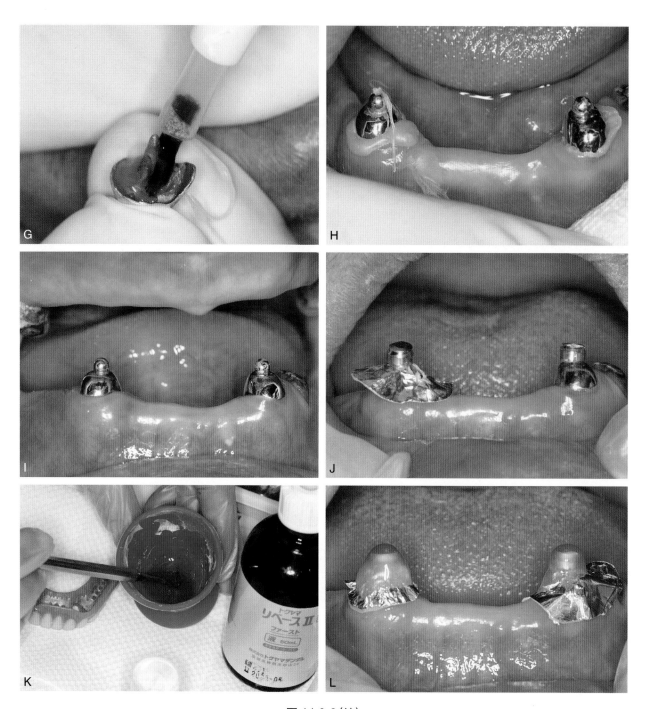

图 14-0-6（续）

G. 将粘接糊剂放置在根帽内面　H. 用探针将粘接糊剂导入根管内后,将根帽就位　I. 等待树脂粘接糊剂初步固化后,去除多余糊剂,清洁根面,完成粘固　J. 在根上附着体的球帽上放置阴型金属帽　K. 调拌化学固化型义齿基托重衬树脂　L. 在阴型金属帽上先堆放少量重衬树脂

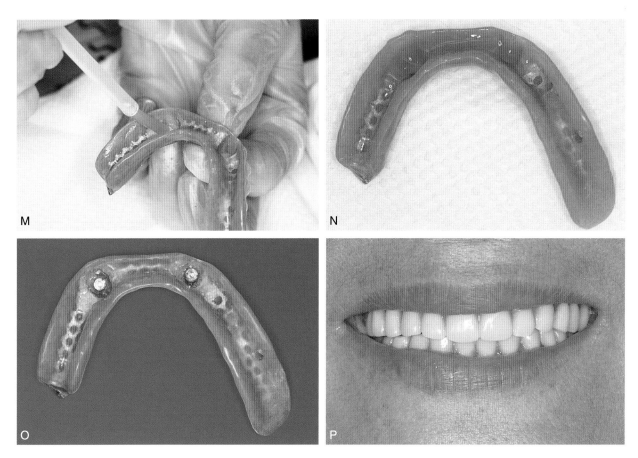

图 14-0-6(续)

M. 义齿组织面酒精清洁后涂抹表面处理剂和粘接剂　N. 再将重衬树脂堆放到义齿组织面内为附着体留出的相应空间处　N. 准备将义齿戴入口内　O. 重衬树脂初步硬化后取下义齿,附着体的金属阴型被固定在义齿组织面内　P. 戴牙后外观

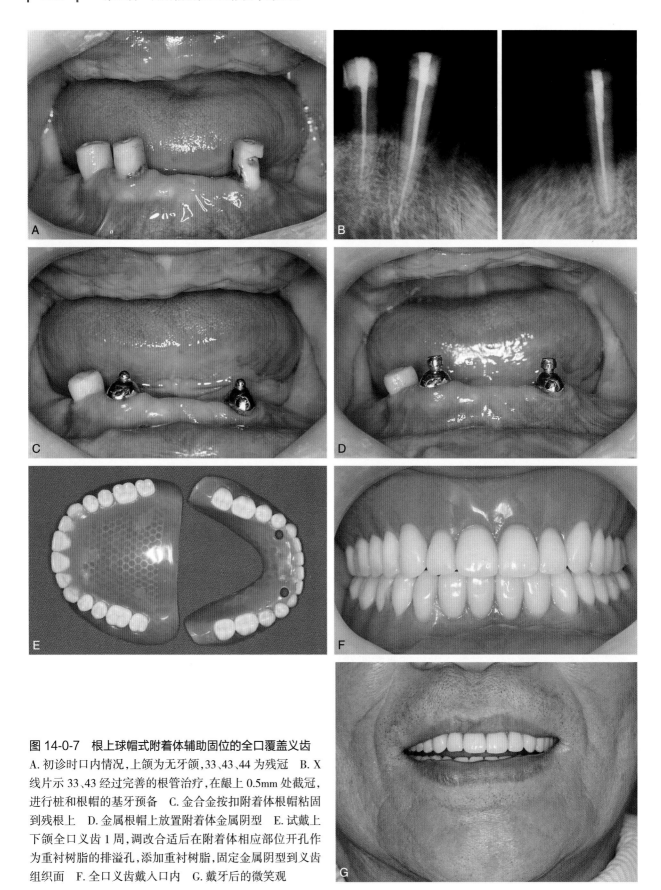

图 14-0-7　根上球帽式附着体辅助固位的全口覆盖义齿
A. 初诊时口内情况,上颌为无牙颌,33、43、44 为残冠　B. X 线片示 33、43 经过完善的根管治疗,在龈上 0.5mm 处截冠,进行桩和根帽的基牙预备　C. 金合金按扣附着体根帽粘固到残根上　D. 金属根帽上放置附着体金属阴型　E. 试戴上下颌全口义齿 1 周,调改合适后在附着体相应部位开孔作为重衬树脂的排溢孔,添加重衬树脂,固定金属阴型到义齿组织面　F. 全口义齿戴入口内　G. 戴牙后的微笑观

（6）用纸捻吸干根管内的水分。

（7）用小毛刷饱蘸自酸蚀牙本质处理剂,涂抹到根管内壁,深处毛刷不能到达的部位可用探针或小海绵棒送达。等待30秒,吹出多余处理剂,根管内用纸捻吸干。

（8）在调拌纸上挤出等量的树脂粘接糊剂,均匀调拌后,装入微量注射器内,打入根管内。

（9）用螺旋充填器在慢速下将粘接糊剂导入根管内,并同时注射到桩的表面。

（10）将桩和根帽插入根管内达预备长度,根帽边缘完全和根面贴合。

（11）用毛刷去除溢出的多余粘接糊剂。

（12）沿根帽边缘注射一圈防氧化剂,使树脂粘接糊剂的表面和空气接触部分充分硬化,再根据使用粘接剂说明书所要求的时间等待粘接糊剂初期硬化。

（13）初期硬化后用牙周洁治器清理根帽周围,嘱患者1天内勿咬硬物和粘物,直到粘接糊剂最终硬化。

（14）在根帽(内含衔铁)之上放置配套的磁铁或磁性占位器,取印模。从印模中取出临时起占位器作用的磁铁并收藏好备用。

（15）灌制硬石膏形成义齿的工作模型,然后制作可摘局部义齿或全口覆盖义齿。

（16）待义齿制作完成并初戴合适1周后,用重衬树脂将磁铁固定(pick up)到义齿组织面内。

附着体的具体制作方法请参考有关文献和书籍。

二、可摘义齿金属支架上的粘接

1. 钴铬合金基托的树脂重衬　缺牙区牙槽嵴组织失去了牙根的生理性刺激后将发生持续性吸收。义齿在使用一段时间之后出现基托组织面和牙槽嵴组织的不密合现象,需要定期重衬。化学固化型聚甲基丙烯酸甲酯树脂是常用的义齿重衬材料。当需要重衬的义齿基托部位是丙烯酸树脂基托时,基托可以很容易的和重衬材料结合为一体,实现义齿的重衬。但是需要重衬的基托是金属基托时,则由于金属和树脂不发生结合,重衬后树脂容易脱落。

金属基托的重衬需要使用专用的金属表面处理剂。金属表面处理剂可以改变钴铬合金表面的粘接性能,增进树脂和原有金属基托的粘接。在重衬前,先用组织调节材料预衬,通过组织调节材料在义齿组织面的余留厚度来确认组织面和义齿基托之间的间隙大小。如果符合重衬要求,则清洁旧义齿的组织面,先涂抹专用的非贵金属表面处理剂,吹干后,涂抹树脂粘接剂,进行粘接性树脂的重衬。

2. 金属支架上的加牙修理　进行金属表面处理从而增进树脂粘接的方法,也可用于金属支架局部义齿的加牙修理中。通常,金属支架可摘局部义齿的戴用者发生了余留牙的继续拔除或脱落,如果在缺牙间隙邻接处没有足够的树脂结构存在,其加牙修理往往难以实现。使用金属表面处理剂,可在非贵金属的钴铬合金支架上增加树脂的粘接强度,在患者等待更换新的可摘局部义齿时,或在局部义齿制作过程中,只要缺牙区邻近处的金属支架上具有足够的粘接面积,即可通过金属粘接的方法在金属支架上添加人工牙对旧义齿进行修理。先将金属支架磨出一定的固位形和新鲜的粘接面,涂抹金属表面处理剂和粘接剂,再堆积粘接性树脂后,加上人工牙,树脂固化后,打磨、调磨咬合、抛光,即可完成义齿的修理。

3. 粘接树脂恢复可摘局部义齿金属支架上的小牙缝(图14-0-8)　小间隙缺牙是较难取得良好修复效果的情况。通常可以考虑正畸合并小间隙、单端固定桥、邻牙瓷贴面关闭间隙等方法,如果伴有多数缺牙或游离端缺牙,可在可摘义齿修复时同时修复附近的小间隙。用可摘义齿修复时,如果按通常的方法在金属支架上排人工牙恢复间隙,则由于树脂牙过细或过薄容易造成牙面的脱落。

利用金属粘接剂和粘接性树脂直接在金属支架上堆积雕塑人工牙,可获得较长期的修复效果。

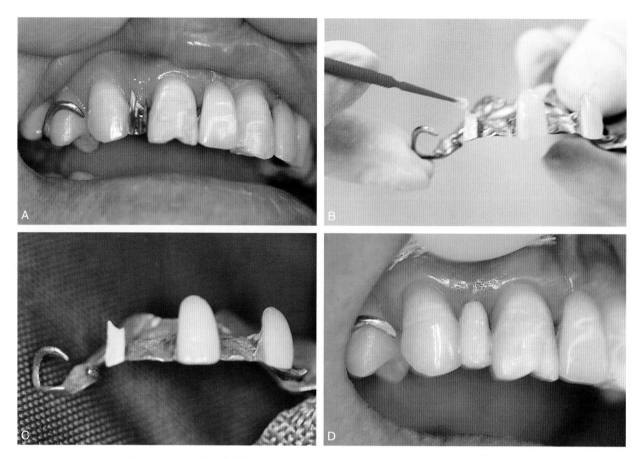

图 14-0-8 过小牙缝的修复,在义齿金属支架上直接堆积复合树脂形成人工牙
A. 过小牙间隙,人工牙面易脱落,在金属支架上制作人工牙支架和机械固位装置 B. 在支架上涂抹金属表面处理剂和粘接剂 C. 涂抹充足的遮色树脂层 D. 用分层堆积的方法堆积复合树脂,完成人工牙外形

本章要点和临床应用提示

　　树脂粘接在可摘义齿中的应用主要体现在覆盖义齿根内附着体的粘固以及可摘义齿金属基托组织面的粘接树脂重衬。临床中最常用的根上附着体是磁性附着体和按扣附着体。由于使用根上附着体的适应证为有一定松动度的孤立基牙,在彻底根管治疗后在龈上 1mm 处截冠留牙根,所以根内桩的长度短,固位形较差,需要用树脂水门汀粘固。粘固时注意根管内用乙醇干燥、涂抹牙本质表面处理剂和粘接剂,选用双重固化或自固化树脂水门汀。

　　金属基托的重衬和在金属支架上堆积树脂进行塑形,需要选用专用的金属表面处理剂,然后使用粘接剂和具有粘接性能的基托用树脂。

(姜 婷)

参 考 文 献

1. Gonda T, Yang TC, Maeda Y. Five-year multicenter study of magnetic attachments used for natural overdenture abutments. J Oral Rehabil, 2013, 40 (4):258-262.

2. Hasegawa M, Umekawa Y, Nagai E, et al. Retentive force and magnetic flux leakage of magnetic attachment in various keeper and magnetic assembly combinations. J Prosthet Dent, 2011, 105 (4): 266-271.

3. Akin H, Coskun ME, Akin EG, et al. Evaluation of the attractive force of different types of new-generation magnetic attachment systems. J Prosthet Dent, 2011, 105 (3): 203-207.

4. Maeda Y, Nakao K, Yagi K, et al. Composite resin root coping with a keeper for magnetic attachment for replacing the missing coronal portion of a removable partial denture abutment. J Prosthet Dent, 2006, 96 (2): 139-142.

5. Kokubo Y, Fukushima S. Magnetic attachment for esthetic management of an overdenture. J Prosthet Dent, 2002, 88 (3): 354-355.

6. Saygili G, Sahmali S. Retentive forces of two magnetic systems compared with two precision attachments. J Oral Sci, 1998, 40 (2): 61-64.

7. Svetlize CA, Bodereau EF Jr. Comparative study of retentive anchor systems for overdentures. Quintessence Int, 2004, 35 (6): 443-448.

8. Epstein DD, Epstein PL, Cohen BI, et al. Comparison of the retentive properties of six prefabricated post overdenture attachment systems. J Prosthet Dent, 1999, 82 (5): 579-584.

9. Naert IE, Bevers L, Nijs L. A clinical study of an intracoronal fixed partial denture attachment system. Quintessence Int, 1993, 24 (6): 397-403.

附 录

常见的粘接剂和树脂水门汀的类型和特点

常见的树脂粘接剂：

商品名	生产厂商	组成	粘接性单体	特点
Clearfil SE Bond	可乐丽 Kuraray		MDP	自酸蚀 牙髓生物安全性好
Clearfil Mega Bond	可乐丽 Kuraray	自酸蚀表面处理剂 self-Primer 粘接剂 Bond	MDP	自酸蚀
Unifil Bond	GC	自酸蚀牙本质表面处理剂 self-Primer 粘接剂	4-MET	自酸蚀
	松风	FB 牙本质表面处理剂 Primer A、B FB Bond 粘接剂	4 AET 4 AETA	表面处理剂 AB 液混合
Single Bond	3M	35% 磷酸酸蚀剂 单瓶装粘接剂 Single Bond		单组分粘接剂
Tokuso MacBond II	德山 Tokuyama	Primer A、B 粘接剂	MAC 10	
All Bond II	Bisco			

常见的树脂水门汀：

商品名	生产厂商	组成	粘接性单体	特点
Panavia F，Panavia 21 帕纳碧亚	可乐丽 Kuraray	ED Primer A、B 液 A、B 双糊剂水门汀 OxiGuard 防氧化剂 Alloy Primer ED 凝胶 ED Gel	MDP	复合树脂类水门汀 自酸蚀、双重固化、耐久粘接强度高
Super Bond C&B 超级粘接剂 C&B	Sun Medical	红色釉质表面处理液 绿色牙本质表面处理液 （10-3 溶液） 树脂聚合体粉末 液状单体 催化剂 贵金属处理剂 V Primer 硅烷偶联剂 Porcelain D Liner	4- META	MMA/PMMA 类水门汀 化学固化、粉液型、流动性好、弹性好、牙髓生物安全性好、对各种材质尤其是金属修复体粘接强度高，用于松动牙固定、粘接义齿固定、近髓时的粘接效果良好
RelyX Unicem	3M	粉液隔离胶囊		复合树脂类水门汀 自酸蚀一体型粉液胶囊、混和需专用机器、双重固化、简化操作
Variolink Ⅱ 瓷贴面套装	Vivadent Ivoclar	37% 磷酸 硅烷偶联剂 表面处理剂 Primer 单瓶装粘接剂 试色糊剂 树脂水门汀糊剂		复合树脂类水门汀 双重固化 具有丰富的试色糊剂和水门汀糊剂
瓷贴面套装 Veneer 套装	3M	37% 磷酸 硅烷偶联剂 自酸蚀粘接剂 试色糊剂 树脂水门汀糊剂		复合树脂类水门汀 自酸蚀、简化操作
LinkMax	GC	树脂水门汀糊剂 自酸蚀牙本质表面处理剂 Primer A、B 金属处理液 Metal Primer Ⅱ 复合树脂处理剂 Composite Primer	4 MET	复合树脂类水门汀 自酸蚀、双重固化
	松风	酸蚀剂 牙本质表面处理剂 Primer（单瓶） 树脂聚合体粉末 液状单体 防氧化剂	4-AET	粉液型（复合树脂型）、双重固化

图书在版编目（CIP）数据

实用口腔粘接修复技术图谱 / 姜婷主编 . —北京：
人民卫生出版社，2018

ISBN 978-7-117-27603-0

Ⅰ. ①实… Ⅱ. ①姜… Ⅲ. ①牙 - 美容术 Ⅳ.
①R783

中国版本图书馆 CIP 数据核字（2018）第 241913 号

| 人卫智网 | www.ipmph.com | 医学教育、学术、考试、健康，
购书智慧智能综合服务平台 |
| 人卫官网 | www.pmph.com | 人卫官方资讯发布平台 |

实用口腔粘接修复技术图谱

主　　编：姜　婷
出版发行：人民卫生出版社（中继线 010-59780011）
地　　址：北京市朝阳区潘家园南里 19 号
邮　　编：100021
E - mail：pmph @ pmph.com
购书热线：010-59787592　010-59787584　010-65264830
印　　刷：北京汇林印务有限公司
经　　销：新华书店
开　　本：889×1194　1/16　　印张：17
字　　数：479 千字
版　　次：2019 年 2 月第 1 版　2019 年 2 月第 1 版第 1 次印刷
标准书号：ISBN 978-7-117-27603-0
定　　价：218.00 元

打击盗版举报电话：010-59787491　E-mail：WQ @ pmph.com
（凡属印装质量问题请与本社市场营销中心联系退换）